临床实习指导手册丛书

临床医学实习指导手册

主　编　王燕艳　王荣德　余少培
副主编　吴宗妍　张　磊
编　者　(按姓氏笔画排序)
王纯伦（安康职业技术学院）
王荣德（安康职业技术学院）
王燕艳（安康职业技术学院）
代向红（安康职业技术学院）
李　垒（安康职业技术学院）
杨成林（安康职业技术学院）
吴宗妍（安康职业技术学院）
余少培（安康职业技术学院）
张　磊（安康职业技术学院）
张立梅（安康职业技术学院）
陈莎莎（安康职业技术学院）
陈雪花（安康职业技术学院）
谭世余（安康职业技术学院）

華中科技大學出版社
http://www.hustp.com
中国·武汉

内 容 提 要

本书参照人才培养方案和助理医师实践考核大纲编写，可作为学生在校实训指导和临床实习指导，以便学生在实训和实习时，能够按照统一的要求、标准、顺序、内容和方法进行练习。

图书在版编目(CIP)数据

临床医学实习指导手册/王燕艳，王荣德，余少培主编. —武汉：华中科技大学出版社，2019.8

ISBN 978-7-5680-5420-1

Ⅰ.①临… Ⅱ.①王… ②王… ③余… Ⅲ.①临床医学-手册 Ⅳ.①R4-62

中国版本图书馆 CIP 数据核字(2019)第 163120 号

临床医学实习指导手册 王燕艳 王荣德 余少培 主编

Linchuang Yixue Shixi Zhidao Shouce

策划编辑：史燕丽

责任编辑：孙基寿

封面设计：刘 婷

责任校对：阮 敏

责任监印：周治超

出版发行：华中科技大学出版社(中国·武汉) 电话：(027)81321913

武汉市东湖新技术开发区华工科技园 邮编：430223

录 排：华中科技大学惠友文印中心

印 刷：武汉华工鑫宏印务有限公司

开 本：880mm×1230mm 1/32

印 张：12.375 插页：4

字 数：347 千字

版 次：2019 年 8 月第 1 版第 1 次印刷

定 价：49.90 元

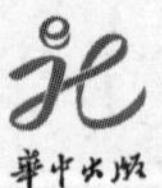

前　言

高职高专医学教育是高等医学教育的重要组成部分。进一步推进高职高专医学教育综合改革，全面提高医学教育质量，培养优秀的基层医疗卫生人才是高职高专医学教育改革发展最核心、最紧迫的任务。医学教育实践性很强，实践教学是保障医学教育质量的重要环节和必要手段，全面提高高职高专临床专业、医学影像技术专业、医学检验专业(简称“三种专业”)学生的临床操作能力是我国基层卫生事业发展的基础和教育质量持续改进的生命线。一名合格的基层医生、医务工作者，扎实的医学知识和精湛的临床技能是必备的专业修养。为了提高教学质量，提高学生的实际动手能力，培养适合基层医疗岗位的实用性医学人才，使实训更加贴近就业岗位的实际工作，使“三种专业”的教学规范化，为提高学生的业务素质，参照人才培养方案和助理医师实践考核大纲，我们对“三种专业”教学环节进行改革，特编写了本书。本书是一本临床医学实习指导手册，可作为学生在校实训指导和临床实习指导，以便学生在实训和实习时能够按照统一的要求、标准、顺序、内容和方法进行练习。

王燕艳

目　录

第一章 体格检查

全身体格检查遵循的基本原则如下。

(1) 全身体格检查的内容务求全面系统。

(2) 全身体格检查的顺序应是从头到足分段进行的。

(3) 遵循全身检查内容和顺序的基本原则。

(4) 体格检查应适应特殊情景的需要,面对具体病例应特别注意原则的灵活性。

(5) 全身体格检查的顺序(以卧位病人为例):一般状况和生命体征→头颈部→前、侧胸部(心肺)$\xrightarrow{\text{病人取坐位}}$后背部(包括肺、脊柱、肾区、骶部)$\xrightarrow{\text{卧位}}$腹部→四肢→肛门直肠→外生殖器→神经系统(最后站位)。

(6) 强调边查边想,正确评价,边问边查,核实补充。

(7) 掌握检查的进度和时间,一般应尽量在 30～40 分钟内完成。

第一节 内科常规系统查体的内容

一、全身基本情况

测量体温、脉搏、呼吸、血压。

观察发育、营养、意识状态、表情面容、体位姿态、皮肤黏膜等。

头部:由上而下检查头颅、头发、眼、耳、鼻、口腔。

颈部:外形两侧是否对称,有无颈静脉怒张及异常颈部活动脉搏动,气管位置有无偏移,甲状腺有无肿大,颈部活动度及有无抵抗,颈部有无淋巴结肿大(顺序触摸枕后、颌下、颈前后三角区、锁骨上窝)。

胸部:观察胸廓外形,胸壁及乳房,触诊腋窝淋巴结有无肿大。先查前胸及两侧腋部,然后再查背部。一般先查心脏,后查肺部。

二、肺脏

视诊:观察呼吸动度两侧是否对称,呼吸频率和节律。

触诊:先检查胸廓扩度,再检查语颤,最后检查胸膜摩擦感。

叩诊:自上而下,左右对比,沿着肋间对两肺野进行叩诊。两侧腋区可左右分开叩诊,一般先叩左腋区,然后叩肺下界,至少应叩出右侧锁骨中线上的肺肝界,必要时分别叩诊锁骨中线、腋中线和肩胛下角线上的肺下界和肺下界的移动度。

听诊:自上而下,左右进行对比进行听诊。应听取呼吸音的性质和强度有无异常,有无啰音、胸膜摩擦音等。最后听诊语音传导。

三、心脏

视诊:心前区有无局限性隆起,心尖搏动(位置、范围、强度),心前区及上腹剑突下有无心脏搏动。

触诊:先触心尖部进一步验证视诊心尖搏动所见,再触诊整个心前区有无异常搏动和震颤。肺气肿者要触诊上腹部剑突下有无心脏搏动。

叩诊:先左后右,自下向上叩出心浊音界。

听诊:可按二尖瓣区→主动脉瓣区→主动脉瓣第二听诊区→肺动脉瓣区→三尖瓣区的顺序进行叩诊。首先在二尖瓣区记数心率,观察节律是否整齐。然后每个听诊区仔细听诊心音,有无额外心音、心包摩擦音,并注意比较主动脉瓣第二听诊区(A_2)与肺动脉瓣区第二心音(P_2)的强度。

四、腹部

视诊:观察腹部外形、呼吸运动,有无腹壁静脉曲张,皮疹及手术瘢痕、胃肠蠕动波等。

触诊：病人仰卧屈膝，放松腹肌。先进行浅部触诊，了解腹壁紧张度，有无压痛及明显包块等。再做深部触诊，有压痛的部位放在最后触诊并应检查有无反跳痛。触诊通常自左下部开始。继而进行肝脾触诊，一般先触肝脏后触脾脏，脾脏触诊先取仰卧位，后取右侧卧位。最后触诊腹股沟淋巴结有无肿大，必要时对其他腹部脏器如胆囊、肾脏或其他病变部位进行仔细触诊。

叩诊：叩肝区叩击痛，可疑腹水者叩移动性浊音。

听诊：听肠鸣音，有无血管杂音。

五、脊柱四肢

有无畸形、运动障碍、按压和叩击棘突有无叩压痛、两肾区（肋脊角）有无叩压痛。有无杵状指（趾）、指甲的形状及颜色（有无反甲苍白、发绀），下肢有无压陷性水肿等。

六、神经系统

生理反射：按肱二头肌反射→肱三头肌反射→膝腱反射→跟腱反射顺序进行检查。昏迷病人查角膜反射。腹壁及提睾反射根据需要选择检查。

病理反射：巴宾斯基征，霍夫曼征。

脑膜刺激征：克尼格征，颈项强直及布鲁津斯基征。

第二节　系统体格检查基本操作方法和记录示例

一般检查

按以下顺序和正规方法逐项完成各项检查。

一、体温、脉搏、呼吸、血压的测量

（一）体温测量（学生只操作腋测法）

1. 腋测法 腋窝要干燥，如出汗潮湿，需将腋窝擦干。将体温计水银柱甩至 36 ℃以下，把体温计水银端放在腋窝顶部，令病人夹紧腋窝 5～10 分钟后，取出观察。注意体温计水银端必须紧密接触腋窝皮肤。

2. 口测法 将体温计水银柱甩至 36 ℃以下，将体温计水银端放在病人舌下，嘱病人紧闭口唇。3～5 分钟后，取出观察。注意测量前不可饮水（包括热水或冷水）。不可用牙齿咬住体温计。

（二）脉搏测量

1. 找到桡动脉搏动 在前臂屈面桡侧近腕关节处用食指中指和无名指找到桡动脉搏动，然后观察以下内容。

（1）速率：测量每分钟脉搏次数，脉搏规则者可测半分钟之脉搏次数乘以 2。脉搏不规则者，必须测量 1 分钟。

（2）节律：是否规则，有无间歇。

（3）强弱：动脉壁的硬度和弹性。

（4）水冲脉的检查方法：将病人上肢抬高过头，触诊桡动脉，若脉搏洪大，骤起骤落，为水冲脉。

（5）奇脉（吸停脉）的检查方法：先在平静呼吸时触诊桡动脉，再嘱病人深吸气，若吸气时脉搏显著减弱或消失，即为奇脉。

2. 找出以下动脉搏动的部位

（1）颞动脉：颧骨上方靠近耳廓前缘处。

（2）颌外动脉：下颌角之前方 2～3 cm 处。

（3）股动脉：腹股沟内侧大腿根部。

（4）足背动脉：足背正中稍偏内侧，踝关节前 3～4 cm 处。

（三）呼吸的测量

用眼观察胸廓或腹壁的呼吸运动。

测量呼吸时要分散病人注意力，避免病人注意自己的呼吸而引起呼吸不自然而造成人为的呼吸异常。

1. 速率　测量一分钟呼吸的次数。每一吸一呼为1次。

2. 节律　是否规则。

3. 深度　吸气或呼气时间长短。

（四）血压的测量

（1）测血压前应嘱被检者安静休息5～15分钟。

（2）坐位测量时，肱动脉位置应与第四肋同高。卧位测量时，肱动脉与腋中线同高。

（3）测量右臂，将该臂裸露，血压计袖带下缘在肘窝上2 cm处。袖带缚扎需平整，松紧适度（以能插入2个手指为宜）。用鼓形听诊器体件平放在肱动脉搏动最明显处，不要压得过重，也不要将听诊器体件塞到袖带下面。

（4）将血压计水银柱开关拨到"开"位置，并将橡皮气球旋钮扭到关闭。左手扶住听诊器体件，右手握住气球，向袖带内打气，直至动脉搏动音消失，再继续打气使水银柱再上升20～30 mmHg。然后旋动气球旋钮缓缓放气，水银柱下降速度以2～6 mmHg为宜。当听到第一声动脉搏动音时，记下压力表上的读数即为收缩压。继续放气，当动脉搏动音消失时，压力表上的读数即为舒张压。对个别动脉搏动音持续不消失者，则以明显变调作为舒张压的标志，但应当加以注明。

（5）下肢血压测量方法：被测者取俯卧位，血压计袖带束于大腿，下缘在腘窝上3～4 cm处，听诊器体件放在腘窝正中。其方法同上肢测量。

二、一般情况检查

（一）发育

以年龄、智力和体格成长状态（身高、体重及第二性征）之间的关系来衡量。用良好、中等、不良来表示。做以下发育指标的测量。

1. 胸围 以软尺测量乳头水平之胸廓周径。正常约等于身高的1/2。

2. 指距 两上肢水平展开,手指伸直,测两手中指尖之间的距离。正常约等于身高。

3. 坐高 端坐,两眼向前平视,测头顶至两坐骨结节连线水平的距离。正常坐高约等于下肢的长度。

4. 下肢长度 两下肢伸直,测量髂前上棘经髌骨内缘至内踝尖的长度。

(二) 营养

根据皮肤、皮下脂肪、肌肉、毛发的情况来衡量。以良好、中等、不良来表示。

(三) 意识状态

正常人意识清楚,查体合作。

(四) 体位

正常人为自动体位。

(五) 面容与表情

正常表情安详。

(六) 皮肤

1. 颜色 有无苍白、潮红、发绀、黄染、色素沉着等。

2. 弹性 长取手背、上臂内侧及腹部,用食指和拇指将皮肤捏起后放开。正常人在松手后皮肤皱褶立即展平消失。若松手后皮肤皱褶不能很快展平,表示皮肤弹性差。

3. 水肿 按压下肢胫骨前,如有凹陷,称凹陷性水肿。

4. 皮疹及出血斑点 有无皮疹、出血点及分布部位。

5. 其他 瘢痕、蜘蛛痣、毛发分布等。

(七) 浅淋巴结

检查淋巴结应按一定顺序进行,以免遗漏。

1. 颈部淋巴结 病人颈部稍前倾,颈肌放松,分别触摸耳后、乳头区、枕骨下区、颈前三角区、颈后三角区。

2. 颌下淋巴结　病人稍低头，下颌内收。检查者双手拇指固定于病人面颊部，其余四指深入下颌角的下颌骨内进行触摸。

3. 锁骨上淋巴结　检查者站在病人背后，以四指紧贴颈根部，沿锁骨上窝进行滑行触诊。

4. 腋窝淋巴结　病人两臂自然下垂，肌肉放松，用四指触诊。注意触摸腋窝顶部及内侧壁。

5. 滑车上淋巴结　病人肘关节轻度屈曲放松，检查者一手扶住病人前臂，另一手四指在肘关节附近、内侧和后上方进行触诊。

6. 腹股沟淋巴结　病人仰卧，两腿伸展，用四指由腹股沟内侧向外侧滑行触诊。

如触到淋巴结时，要注意并记录其数目、大小、硬度，有无压痛及活动度等。

一般检查记录示例

【例一】

体温 36.5 ℃　脉搏 80 次/分　呼吸 16 次/分　血压 120/70 mmHg

一般状况：发育营养良好，意识清楚，自动体位，查体合作。

皮肤黏膜：全身皮肤黏膜无苍白、发绀、黄染、水肿。无皮疹及出血点。弹性良好。

淋巴结：全身浅表淋巴结未触及。

【例二】

体温 38 ℃　脉搏 90 次/分　呼吸 20 次/分　血压 120/70 mmHg。

一般状况：发育良好，营养不良，神志清楚，平卧位，自动体位，慢性病容，表情痛苦，查体合作。

皮肤黏膜：苍白、弹性差。胸腹部有散在出血点，臀部可见三处瘀斑（约 0.5 cm×1.0 cm）。皮下脂肪少，无蜘蛛痣，毛发分布无异常。

淋巴结：左锁骨上窝可触及 2 个淋巴结，直径 1 cm×1.5 cm，质硬，无压痛，与周围组织无粘连。

头颈部检查

一、头部检查

由上而下，顺序检查头颅、头发、眼、耳、鼻、口腔。

（一）头颅

1. 视诊 观察头颅外形有无畸形，头发的色泽和分布，有无脱发，有无瘢痕等。

2. 触诊 检查有无肿、压痛、局限性凹陷、骨痂等。

（二）眼

1. 眉毛 有无脱落。

2. 眼睑 有无水肿、下垂，双眼裂是否等宽，有无睑内翻、外翻。有无倒睫。

3. 结合膜及巩膜 观察结合膜有无充血、出血斑点，沙眼滤泡瘢痕，巩膜有无黄染、疱疹，球结膜有无充血、水肿、出血等。检查方法如下。

(1) 先令病人向上看，用两拇指将两侧下睑轻向下拉，暴露并观察下部巩膜及下睑结合膜。

(2) 翻转上睑，观察上部巩膜及上睑结合膜。翻上睑的方法：令病人眼向下看，检查者用拇指和食指捏住上睑边缘，使眼睑略离开眼球，然后向下向前轻拉，再向上捻转，最后用拇指将已翻转的眼睑压在眶上缘。观察完毕后，松开手指，令病人向上看，上睑即自行复原。注意，翻上睑前后均应洗手。

4. 角膜 用瞳孔笔光自角膜外侧方照向瞳孔（侧照法），观察角膜是否透明，有无溃疡、浑浊、白斑、云翳等。

5. 瞳孔

(1) 观察瞳孔的大小（以毫米计算），两侧大小是否相等，瞳孔的形态是否为正圆形。

(2) 对光反射:手电光直照瞳孔,被照瞳孔立即缩小,移去光源后瞳孔立即恢复原形,称直接对光反射。光照一侧瞳孔,对侧未被照射的瞳孔亦同时缩小,称间接对光反射。检查间接对光反射时,用一手掌挡在两眼中间,以免光线照到对侧眼。

(3) 调节与辐辏反射:嘱病人注视 1 m 以外的手指,然后将手指迅速移至眼前 15～20 cm 处,此时瞳孔较前缩小,称为调节反射。同时两眼球因注视眼前手指而向内聚合,称为辐辏反射。

6. 眼球运动及眼球震颤的检查

(1) 眼球运动:检查者置手指于受检查者眼前 40 cm,嘱受检者固定头位,眼球随手指移动,一般按左→左上→左下,右→右上→右下 6 个方向的顺序进行。检查每个方向都要从中位开始,正常运动不受限制。

(2) 眼球震颤:眼球震颤是指眼球不自主的快速而又节律的往返运动。检查方法,首先令病人向正前方向注视,观察有无眼球震颤。以后令病人头部固定不动,检查者伸一手指在病人眼前约 45 cm处,嘱病人注视并跟随检查者的手指移动。检查者先水平方向来回移动数次,然后停在左侧或右侧,观察是否出现眼球震颤。再上下垂直方向来回移动数次后,停在上方或下方,观察是否出现眼球震颤。必要时还可以进行右上左下和左上右下方向的检查。如出现眼球震颤,应注明震颤的方向,如水平、垂直、斜角等。

7. 视力检查　一般询问病人的视力如何。必要时用视力表测试。

(三) 耳

1. 分泌物　观察耳廓有无畸形,外耳道有无分泌物。有分泌物者应注意分泌物的性质,如脓性、血性、浆液性等。

2. 压痛　用手指用力按压乳突观察有无压痛。

3. 听力　可通过交谈和询问了解病人的听力。必要时进行专科检查。

(四) 鼻

1. 分泌物　观察鼻外形及鼻道有无分泌物及分泌物的性质。

2. 鼻道通畅度 用手指按住对侧鼻孔后，令病人用鼻吸气，观察鼻道是否通畅。

3. 副鼻窦有无压痛

(1) 额窦：用手指按压眶上稍偏内侧。

(2) 筛窦：用拇指按压鼻根与眼角内上方之间。

(3) 上颌窦：两手固定于病人的两侧耳后，将两拇指分别置于左右颧部向后按压。

(五) 口腔

从外向内逐项检查。

1. 口唇 观察口唇的颜色，有无疱疹、皲裂等。

2. 口腔 令病人张口，进行以下观察。

口腔黏膜：用压舌板拨开两颊，观察口腔黏膜有无红肿、溃疡。并于上颌第二磨牙对面的颊黏膜上找到腮腺导管开口。

齿龈：有无红肿、溢脓、色素沉着。

牙齿：有无龋齿、缺齿、义齿、残根等。

舌：令病人伸舌，观察舌质(包括舌的颜色，有无裂纹和溃疡)、舌苔(包括舌苔的颜色、厚薄、润燥)、舌的运动(伸舌有无偏斜、有无舌肌震颤等)。

3. 咽部 令病人张口发“啊—”音。用压舌板压舌前1/3处，观察咽部有无充血，咽及软腭黏膜有无出血斑点，发音时双侧腭弓的运动情况(是否对称)，扁桃体有无肿大，如有肿大要判明肿大的程度(扁桃体有无充血、脓苔、伪膜、溃疡、瘢痕等)。

二、颈部检查

病人取舒适的端坐位，暴露颈肩部。

1. 颈部外形 观察两侧是否对称。

2. 气管位置是否居中 以右手食指和环指尖分别放于两侧胸锁关节上，中指对准气管正中，观察中指、食指、环指间的间隙是否相等。相等者表示气管位置正中。如两侧空隙不相等，则表示气管偏向空隙较小的一侧。

3. 甲状腺　视诊与触诊结合进行。

(1) 单手触诊法:检查者右手拇指置于环状软骨下气管右侧,将甲状腺轻推向左侧,其余食、中、环三指触摸甲状腺左叶,换手检查右叶。

(2) 检查者站在病人前面,以右手拇指置于甲状软骨下气管右侧向左轻推右叶,右手三指触摸甲状腺左叶,换手检查右叶。

(3) 检查者站在病人背后,检查左叶时,右手食指和中指在甲状软骨下气管右侧向左轻推甲状腺右叶,左手食、中、环三指触摸甲状腺,同法检查右侧,并嘱病人配合吞咽动作,随吞咽上下移动者为甲状腺。

触到肿大的甲状腺,要判明肿大的程度、质地,有无结节、压痛,有无震颤,听诊有无血管杂音。

4. 颈血管检查

(1) 观察坐位与卧位时的颈静脉:正常坐位无颈静脉充盈,卧位颈静脉可见,但其充盈水平不超过锁骨上缘至下颌角连线之下2/3处。

(2) 颈动脉搏动:正常人看不见明显的颈动脉搏动。如看到明显的颈动脉搏动,为颈动脉搏动增强。

5. 颈部活动度　令病人仰卧去枕,医生一手置病人枕骨下,将头向上抬,使颈部屈曲,另一手轻按病人胸骨上段。正常人屈颈时颈部柔软无抵抗,如有明显抵抗则为颈项强直。

头颈部检查记录示例

【例一】

头颅:无畸形,头发黑有光泽。

眼:眉毛无脱落,无倒睫,眼睑无水肿,结膜不充血,巩膜无黄染,角膜透明,瞳孔圆形,两侧等大,对光反射存在,眼球运动自如。

耳:耳廓无畸形,外耳道无分泌物,乳突无压痛,听力正常。

鼻:通气好,无分泌物,副鼻窦无压痛。

口腔:唇不发绀,无疱疹皲裂。口腔黏膜无溃疡。牙齿排列整齐，无龋齿、缺齿及义齿。牙龈无红肿溢脓。舌质红润，舌苔薄白，舌运动无异常。咽不充血，扁桃体不肿大。

颈部：外形两侧对称，颈软无抵抗，气管居中，甲状腺不肿大，无颈静脉怒张及颈动脉异常搏动。

【例二】

头部：头颅无畸形，眼睑无水肿，结膜不充血，巩膜无黄染，角膜透明，瞳孔圆形等大，对光反射存在。外耳道无分泌物，乳突无压痛，听力正常。鼻通畅无分泌物，副鼻窦无压痛。唇红润、不发绀，口腔黏膜无溃疡，无龋齿、缺齿等，舌质淡红、舌苔薄白，伸舌无偏斜，咽不充血，扁桃体不肿大。

颈部：对称，颈软、无抵抗，气管居中，甲状腺不肿大，无颈静脉怒张及异常颈动脉搏动。

胸廓与肺部检查

一、辨认以下胸部体表标志及划线分区

（一）骨性标志

（1）胸骨角：胸骨柄与胸骨体连接处的嵴状隆起。第二肋软骨与此相连，为记数前肋的标志。

（2）第七颈椎棘突：颈部前屈，颈后第一个明显突起的棘突，是记数脊椎棘突的重要标志。

（3）肩胛下角：上臂自然下垂时，肩胛下角平第七肋骨或第七肋间，为记数背部肋骨的重要标志。

（二）胸部标志线

（1）前正中线：通过胸骨正中的垂直线。

（2）锁骨中线：通过锁骨中点（自胸锁关节至锁骨肩峰端连线的中点）的垂直线。注意，不是前正中线至锁骨肩峰端连线的中点。

(3) 腋前线:上臂外展,通过腋窝前皱襞的垂直线。

(4) 腋中线:通过腋前线与腋后线之间中点的垂直线。

(5) 腋后线:上臂外展,通过腋窝后皱襞的垂直线。

(6) 肩胛线:上臂自然下垂时,通过肩胛下角的垂直线。

(7) 肩胛下线:上臂自然下垂时,通过肩胛下角的水平线。

(三) 胸部窝区

(1) 胸骨上窝:胸骨柄上方之凹陷。

(2) 锁骨上窝:锁骨上方之凹陷。

(3) 肩胛上区:肩胛冈以上之区域,上界为斜方肌上缘。

(4) 肩胛间区:肩胛骨内侧缘与椎柱之间和肩胛下线以上之区域。

(5) 肩胛区:上方为肩胛下线,下方为第十二胸椎水平线,两侧为腋后线,后正中线将肩胛下区分为左右两部分。

(6) 肩胛区:肩胛骨所在之部位。

二、胸廓与肺部检查

按视、触、叩、听的顺序,先查胸部(包括两腋区),再查后背部。检查部位要充分暴露。

(一) 前胸部检查

病人取仰卧位或端坐位。

1. 视诊

(1) 观察胸廓外形:两侧是否对称,有无桶状胸、扁平胸或鸡胸等异常胸廓或畸形。

(2) 胸壁:有无静脉曲张、瘢痕、肿块等。

(3) 乳房:女性乳房发育情况,有无肿块炎症。男性有无乳房发育。

(4) 呼吸运动:①记数每分钟的呼吸次数(计数呼吸次数时,不要引起病人的注意,以免造成呼吸不自然而影响呼吸次数的正确记数)。②呼吸节律:是否规则。③呼吸类型:是胸式呼吸为主,还是腹式呼吸为主。④两侧呼吸动度是否对称。

2. 触诊

（1）胸廓扩张度：以两手掌分别置于病人胸廓中下部两侧对称的部位，两拇指在正中线处相遇且平行，并使皮肤稍松弛。嘱病人深呼吸，观察两手随病人呼吸时活动的幅度。吸气时两手活动幅度对称，即为胸廓扩张度对称。如一侧在吸气时活动幅度较对侧为小即为该侧胸廓扩张度减低。

（2）语颤：①方法：医生将两手掌或手掌尺侧，放于病人胸壁被检查的部位，嘱病人发拉长的“衣—”音，此时手掌感到的震颤即为语颤。②自锁骨下开始自上而下，左右对比地进行检查，检查的部位应遍及全胸部，不可有疏漏。③正常人胸部左右对称的部位，语颤可有轻度的差异，如右上比左上略强，前胸上部较下部略强，但此种生理性差异是很小的，有人可不明显。

（3）胸膜摩擦感：双手掌置于被检者侧胸部，嘱其深呼吸，触诊胸膜摩擦感。

3. 叩诊

直接叩诊法：用手指并拢的右手掌面轻拍检查部位。

间接叩诊法：为常用的主要叩诊法，正确的叩诊要注意以下几点。①垫指（左手中指第二指节）要紧贴叩诊部位，其他四指翘起，不与中指及胸壁接触。②用右手中指尖端垂直叩击垫指，叩击时要腕、掌、指关节活动，叩击力量要均匀一致，不可忽轻忽重。③叩击后立即弹离垫指，不可停留在垫指上。

按肺野、肺界、肺下界的顺序进行叩诊。

（1）叩肺野：正常肺野叩诊呈清音。肺野叩诊顺序：①自上而下（自锁骨下开始逐肋叩至肺下界）；②左右对比；③沿着肋间（垫指与肋间平行，不在肋骨上叩诊）；④叩诊两腋区及胸部时，令病人将两手抱头，充分暴露腋区。

（2）叩肺界：

①肺上界及肺尖叩诊：病人取端坐位，医生站在病人背后，用间接叩诊法，自斜方肌前缘锁骨上窝中央开始分别向内外两侧叩

诊，当由清音转为浊音时，分别为肺尖清音带的内界和外界，此清音带（Kronig 氏峡）的宽度即为肺尖清音带的宽度。正常值：4～6 cm。

②肺下界叩诊：一般要求叩出右锁骨中线上之肺肝界。由右锁骨中线上、第二肋间开始，逐渐向下叩诊至叩诊音由清音变浊音时，则该肋间为右肺肝界。必要时分别叩出左右锁骨中线，腋中线及背部肩胛下角线上的肺下界。叩肺肝界时病人应保持平静浅呼吸。

4. 听诊

（1）顺序：自肺尖开始，自上而下，左右对比，对整个肺野包括两腋区进行全面听诊。

（2）内容：①呼吸音是否正常，有无局部呼吸音异常增强、减弱或消失（注意与其他部位比较，主要与对侧相应部位比较）；②有无病理性呼吸音；③有无干湿啰音、哮鸣音、捻发音等；④必要时听语音传导；⑤有无胸膜摩擦音。

（3）注意：①听诊时嘱病人微张口做较深而均匀的呼吸；②除注意听诊吸气音外，不要忽略呼气音的听诊；③听到异常呼吸音或啰音等时要注意其种类（性质）和分布范围。

（二）背部检查

病人取端坐位，两手置胸前，充分暴露背部。除特殊情况如极度衰竭、昏迷等不能坐起的病人外，不采取侧卧位或俯卧位检查背部。

背部检查亦按视、触、叩、听的顺序进行。

1. 视诊

（1）背部胸廓有无畸形，如驼背、一侧或局限的隆起或塌陷。

（2）背部呼吸运动是否对称。

2. 触诊　主要为触语颤，方法与顺序同前胸部，自上而下，左右对比进行。但背部只在肩胛区和肩胛下区检查语颤，不在肩胛骨上查语颤。

3. 叩诊

(1) 叩诊肺野:顺序和方法同前胸部,不同之处如下。①叩诊只在肩胛间区及肩胛下区进行,即不在肩胛上叩诊肺野;②肩胛间区叩诊时垫指与脊柱平行,叩肩胛下区时,垫指仍与肋间平行,在肋间叩诊。

(2) 肺下界移动度的检查:一般检查右侧,必要时检查两侧。方法:①先在平静呼吸时,自肩胛下角下一肋间开始,在右肩胛下角线上叩出肺下界,为平静呼吸肺下界;②再令病人做最大限度深吸气后屏气,迅速自平静呼吸肺下界开始叩出下移之肺下界,划水平线加以标记;③在令病人最大限度深呼气后屏气,迅速叩出上移之肺下界,划水平线标记;④测量最大吸气与最大呼气时肺下界的距离,即为肺下界移动度,正常为 6～8 cm。

4. 听诊 内容顺序方法同前肺部,自肩胛间区上部开始自上而下,左右对比,对整个背部肺野进行全面听诊。但一般不在肩胛骨上(即肩胛区)听诊。

胸廓与肺部检查记录示例

【例一】

胸部

胸廓:形态正常,两侧对称,胸壁无压痛和静脉曲张,乳房发育良好。

肺部

视诊:呼吸均匀,两侧胸廓扩张度相等,不受限制。

触诊:两侧语颤相等,无胸膜摩擦感。

叩诊:两肺叩诊清音,肺肝界右锁骨中线第五肋间,肺下界移动度 6 cm。

听诊:两肺呼吸音清晰,未闻及干、湿啰音及胸膜摩擦音。

【例二】

胸廓:胸廓对称无畸形。

肺部

视诊:肋间隙无增宽与变窄,呼吸浅快,右上胸部呼吸运动降低。

触诊:右前胸第四肋以上语颤增强,未触及胸膜摩擦感。

叩诊:右前胸第四肋以上呈浊音,余肺野均呈清音。

听诊:右上胸部呼吸音减弱,可闻及支气管呼吸音及细小湿啰音。未闻及胸膜摩擦音。

心脏检查

病人取仰卧位,医生站在病人右侧。

一、视诊

1. 心前区　心前区有无局限性隆起。

2. 心尖搏动情况　心前区胸骨左缘及上腹部剑突下有无心脏搏动。

(1) 位置:在第几肋间,在锁骨中线内或外几厘米。

(2) 范围:直径有几厘米。

(3) 强度:体会正常心尖搏动的强度。

二、触诊

1. 心尖　右手五指并拢,用食指、中指、无名指触摸心尖搏动部位。最后用中指尖找到搏动最强点,作为心尖搏动的位置,并观察搏动的范围和强度,如心尖搏动看不清者,应在左侧第六肋间腋中线开始,自外向内、自上向下逐肋间仔细查找心尖搏动。左侧心前区各肋间均未触及,则需检查右前胸各肋间。若仍未触及,则为心尖搏动触不清。正常的心尖搏动为一短促轻微的冲击感。当心尖搏动抬起后停留片刻才落下(心尖搏动滞留感),或明显增强,使手指发生肉眼可见的抬起(抬举样心尖搏动)时,是左心室肥大的体征。

2. 震颤　用并拢的手指或手掌尺侧紧贴胸壁,分别触摸心尖区的整个心前区,检查有无震颤。

3. 心包　注意有无心包摩擦感。

三、叩诊

叩诊的目的是确定心浊音界。

（一）叩诊方法

用间接叩诊法，叩诊用力要轻而均匀，以能分辨清浊音变化为度。被检者坐位时，垫指与心界边缘平行，被检者仰卧位时，垫指与肋间平行，紧贴肋间隙，从肺部向心脏方向叩诊。

（二）叩诊的顺序和内容

1. 顺序　先左后右，自下而上，由外向内，沿着肋间进行叩诊。

2. 内容

（1）心左界：自心尖搏动所在肋间开始，由呈清音的部位开始自外向内，由下向上逐肋进行叩诊直至第二肋间。若心尖搏动不清，则应从第六肋进行叩诊，一般应从呈明确清音的部位开始进行叩诊，第四、五肋间应从腋中线开始，其他肋间从腋前线开始。当叩诊音由清变浊时，即为该肋间的新浊音界，在该处肋间划一垂直线加以标记，以便测量。

（2）心右界：先沿右锁骨中线，自上而下叩出肺肝界，然后自肺肝界上一肋间，自外向内叩出心浊音界，直至第二肋间。叩诊与标记方法同心左界。

3. 心浊音界的测量　用硬质厘米尺，测量各肋间心浊音界标记线至前正中线的厘米数。如用软尺，必须将尺拉直成水平位进行测量。若将尺贴在胸壁成弧形，则测量的距离将比实际距离增大。

4. 记录　按所画表格记录。

右/cm	肋间	左/cm
	Ⅱ	
	Ⅲ	
	Ⅳ	
	Ⅴ	

(1) 罗马数字Ⅱ、Ⅲ、Ⅳ、Ⅴ代表肋间数。

(2) 心左界记于右侧空格,心右界记于左侧空格。

(3) 必须测量左锁骨中线至前左锁骨中线距前正中线的距离(cm),并将数值记录于表格下方。

四、听诊

(一) 顺序

均自二尖瓣区(心尖部)开始。可按二尖瓣区→主动脉瓣区→主动脉瓣第二听诊区→肺动脉瓣区→三尖瓣区的顺序进行听诊。

(二) 听诊内容

1. 心率　记录每分钟心跳次数。

2. 节律　心律是否规则,有无间歇,如不规则,注意其与呼吸有无关系。

3. 心音

(1) 每次心跳的心音强度是否相等。

(2) 区别第一心音与第二心音。

①第一心音与第二心音距离短,第二心音至下一心动周期第一心音距离长。

②心尖区第一心音较强,肺动脉瓣区第二心音较强而清晰。

③听诊同时,触诊颈动脉,与颈动脉搏动同时发生的心音为第一心音。桡动脉搏动发生在第一心音之后,故不能以桡动脉搏动来判断第一心音。

④听诊同时触心尖搏动,与心尖搏动同时发生的心音为第一心音。

⑤寸移法:先听肺动脉瓣区,该区清晰而较强的心音恒为第二心音,然后心中默记此节律,将听诊器体件逐步移至心尖区,借以帮助确定心尖区的第一心音和第二心音。

(3) 第一心音有无异常增强,减弱和分裂。

(4) 第二心音有无异常增强,减弱或分裂。肺动脉瓣区若听到第二心音分裂，注意其与呼吸的关系(吸气末期清楚还是呼气末期清楚)。

(5) 除第一、第二心音外，有无第三心音，如有第三心音，它是什么?(第三心音? 心音分裂? 奔马律? 开瓣音? ……)

(6) 比较主动脉瓣区与肺动脉瓣区第二心音的强度。

4. 杂音 有无杂音，如听到杂音应明确以下几点。

(1) 哪个部位(瓣膜区)杂音最强?

(2) 是收缩期杂音还是舒张期杂音?

(3) 强度为几级?

(4) 性质：是吹风样还是隆隆样? 是柔和的还是粗糙的?

(5) 杂音是否传导：二尖瓣区的收缩期杂音要注意是否向腋区传导? 主、肺动脉瓣区的收缩期杂音要注意是否向颈部传导? 主动脉区的舒张期杂音要注意是否向心尖区传导?

(6) 其他：杂音的持续时间长短；杂音的强度与呼吸、运动、体位的关系?

5. 心包摩擦音 有无心包摩擦音。

(三) 心脏的听诊要求

除心率、节律外，在每个听诊区均应明确以下几个问题。

(1) 第一心音听到没有? 有无异常增强、减弱或分裂?

(2) 第二心音听到没有? 有无异常增强、减弱或分裂? 如有分裂，是在吸气末期还是在呼气末期分裂明显?

(3) 除第一、第二心音之外，有无第三心音? 如有第三心音，它是什么?

(4) 有无杂音? 如有杂音，按杂音听诊要点，听清该杂音的特征。

心脏检查记录示例

【例一】

心脏

视诊：心前区无局限性隆起，心尖搏动位于第五肋间胸骨中线内 1.5 cm 处，搏动范围 1.5 cm×1.5 cm。

触诊：心尖搏动位置同视诊，无异常增强，未触及震颤及心包摩擦感。

叩诊：心浊音界不扩大，如表所示。

右/cm	肋间	左/cm
	Ⅱ	2.0
2.0	Ⅲ	3.5
2.0	Ⅳ	5.0
	Ⅴ	7.0

左锁骨中线距正中线 9 cm。

听诊：心率 75 次/分，律齐，心音无异常增强、减弱和分裂。肺动脉瓣区第二心音（P2）＞主动脉瓣第二听诊区心音（A2）。各瓣膜区未闻及杂音及心包摩擦音。

【例二】

心脏

视诊：心尖搏动在第六肋间左锁骨中线外 2 cm 处，搏动范围直径 3 cm。胸骨左缘 3～4 肋间可见心脏搏动。

触诊：心尖搏动同视诊，心尖区可触及舒张期震颤。未触及心包摩擦感。

叩诊：心浊音界向右侧及左下扩大，如表所示。

右/cm	肋间	左/cm
	Ⅱ	3.0
3.0	Ⅲ	6.5
5.0	Ⅳ	7.0
	Ⅴ	9.0
	Ⅵ	11.0

左锁骨中线距正中线 8.5 cm。

听诊：心率 110 次/分，节律绝对不规则，心音强弱不等，P2 亢进分裂，P2＞A2，心尖区可闻及舒张期隆隆性杂音及Ⅲ级粗糙吹风样全收缩期杂音，向左腋下传导。其他瓣膜区未闻及杂音。

腹部检查

一、腹部分区

病人仰卧，充分暴露腹部。

1. 四区法 以脐为中心，横竖各画一条相互交叉的垂直线与水平线，将腹部分为右上、右下、左上、左下4个区。

2. 九区法 在两侧胸廓下缘和两侧髂前上棘之间各划一水平线，在两侧髂前上棘至前正中线之中点上各画一垂直线，将腹部划分为右上腹部(右季肋部)、上腹部、左上腹部(左季肋部)，右侧腹部(右腰部)、脐部(中腹部)、左侧腹部(左腰部)、右下腹部(右髂部)、下腹部、左下腹部(左髂部)等9个区。

二、腹部检查

(一) 视诊

仰卧，充分暴露腹部。

(1) 观察腹部外形：正常腹部平坦，有无明显凹陷、膨隆或局限性隆起。腹壁高于肋缘至耻骨的水平面为腹部膨隆，腹壁低于上述水平面为腹壁凹陷。

(2) 有无腹壁静脉曲张、手术瘢痕等。如有腹壁静脉曲张，要检查曲张静脉的血流方向。

(3) 观察腹部呼吸运动，也就是有无随呼吸的腹壁起落运动。

(4) 有无胃、肠蠕动波。

(5) 测量腹围：用皮尺经脐水平绕腹一周，在平静浅呼吸时，测其周径，用厘米表示。如腹壁呼吸运动显著，可取吸气与呼气时的中间值。

（二）触诊

病人仰卧屈膝、放松腹肌，医生站于病人右侧，手要温暖，用力要柔和。

1. 浅部触诊法　一般按左下→左上→右上→右下→脐部→腹下部的顺序进行触诊。触诊时右手指并拢，自然放在病人腹部，利用掌指关节和腕关节的力量轻柔地按压和抬起并在腹壁皮肤上滑动进行浅表触诊。了解腹壁紧张度，有无压痛和明显的包块。

2. 深部滑行触诊法　医生以并拢的右手指末端向腹腔深部加压，左手重叠在右手指背面帮助加压，连同该部的腹壁一起来回滑动。对于肠管或条索状的肿块，则应沿其长轴，在垂直方向来回滑动进行触诊。触及包块，则在包块上，做上下左右的滑动触诊。

3. 反跳痛检查　如有腹部压痛，应行反跳痛检查，即医生用手指按压有压痛的部位，稍停片刻，继而突然将手松开。再松手，瞬间病人感到局部疼痛加重，即为反跳痛阳性。试以阑尾压痛点做压痛与反跳痛检查。

4. 冲击触诊法　用手指并拢的右手，置于腹壁上，做数次急促而有力的冲击动作。用于凝有大量腹水时肝脾或腹腔包块的检查。如有肿大或包块，当受冲击浮动时即可被医生的手指触知。

5. 肝脏触诊

病人准备：仰卧屈膝，放松腹肌，微张口做较深的腹式呼吸。

检查方法：医生右手掌平放于右上腹、手指并拢，指尖朝向肋弓下缘。左手掌置病人右腰部自后方向前托起肝脏，左拇指固定于病人右肋缘。令病人微张口做较深的腹式呼吸。病人呼气时腹壁下落，触诊的右手随之向下加压。病人吸气时腹壁上抬，触诊的右手紧贴腹壁继续加压，以指尖向肋缘方向迎触肝下缘。此时膈肌下降，肝下缘下移而可被触知。先在右锁骨中线上脐水平以下开始触诊，如未触及肝脏，则逐步上移至肋缘下。再自正中线上开始由下向上触诊剑突下肝脏。如触到肝脏，应注意记录。

(1) 大小：测量右锁骨中线上肋缘至肝下缘的距离（厘米），记为“肋缘下×××cm”。在测量正中线剑突下端至肝下缘的距离时，记为“剑突下×××cm”。

(2) 质地：分为质软、质中、质硬三级。

(3) 压痛：分为无压痛、轻压痛、显著压痛三级。

(4) 其他：表面情况（光滑或结节不平）、边缘（锐利或圆钝、整齐或不规则）、有无搏动等。

6. 脾脏触诊

(1) 病人先仰卧位，医生左手掌置病人左腰部从后向前将腰部托起，右手于左肋缘下进行触诊，方法同肝脏触诊。

(2) 病人改用侧卧位，右下肢稍伸直，左下肢轻度屈髋屈膝，医生左手仍置于病人左腰部，右手于左肋缘下进行触诊，此位置较易触到轻度肿大的脾脏。触到脾脏应记录其大小（肋下缘×××cm），显著肿大者应采用三线测量法并加以记录，或画图表示。还应注意其质地、压痛、有无脾切迹等。

7. 莫非(Murphy)征检查法 医生左手掌放在病人右肋缘部，用左手拇指在腹直肌外缘与肋弓交界点（即胆囊压痛点）加压，然后嘱病人深吸气。急性胆囊炎时，发炎的胆囊在吸气下降时触及加压的拇指，引起疼痛并使病人突然屏气，即为莫非征阳性。

8. 肾脏触诊 被检者平卧或立位，两腿屈曲并深呼吸，触诊右肾时左手掌托住其腰部向上推起，右手掌平放在右上腹部，手指方向大致平行于右肋缘，于被检者深吸气时双手夹触；触诊左肾时，左手越过被检者前方而托住左腰部，右手掌横置于右上腰，依前法双手触诊左肾。

(三) 叩诊

1. 腹部各区叩诊 一般均呈鼓音。但因各部肠管含气量的不一，鼓音的程度可略有差异。

2. 移动性浊音检查法 对腹水或疑有腹水的病人应检查移动性浊音。病人取仰卧位，先叩脐周呈鼓音，叩诊两侧腹部呈浊音或实音。然后嘱病人转为侧卧位，上侧的叩音区变为鼓音，下侧浊音区升高。即为移动音浊音阳性，为腹水的重要体征。分别取左侧卧位和右侧卧位检查，观察浊音变化情况。

3. 叩击痛

(1) 肝区叩击痛检查:医生左手掌垫于病人肝区,右手握拳,以尺侧用中等力量叩击左手背。正常肝区无叩击痛。

(2) 肾区叩击痛:医生左手掌垫于肾区(肋脊角),右手握拳以中等力量叩击左手背,分别叩击左右两肾区。正常肾区无叩击痛。

(四) 听诊

1. 肠鸣音　听诊器体件置于脐周,听诊 3～5 分钟。注意肠鸣音的次数、音响的强度和音调。正常每分钟 4～5 次。大于 10 次/分为增强或亢进,3～5 分钟 1 次为减弱,5 分钟以上听不到肠鸣音为消失。

2. 血管杂音　听诊剑突下及脐周附近。正常人听不到杂音。

3. 振水音　病人仰卧,将听诊器体件置于病人上腹部,医生用稍弯曲、并拢的手指在病人上腹部迅速地冲击,如听到胃内气体与液体的撞击声,称振水音。正常人清晨空腹或禁饮食 6～8 小时后不应有振水音,如仍有振水音,为胃排空机能障碍,胃内有液体潴留之征,见于幽门梗阻、胃扩张。正常人餐后或大量饮水后,可有振水音。

腹部检查记录示例

【例一】

腹部

视诊:腹部平坦,两侧对称,无腹部静脉曲张、手术瘢痕,未见蠕动波。

触诊:腹壁柔软,无压痛及反跳痛,肝脾未触及。

叩诊:肝上界右锁骨中线第五肋间,无移动性浊音,肝区无叩击痛。

听诊:肠鸣音正常存在,未闻及血管杂音。

【例二】

腹部

视诊:腹部膨隆,腹围 80 cm,轻度腹壁静脉曲张,未见蠕动波。

触诊:腹软无压痛,肝脏触诊时在锁骨中线肋下缘可触及2 cm、剑突下 3 cm,质中,无压痛,搏动感不明显。

叩诊:肠鸣音正常存在,未闻及血管杂音。

【例三】

腹部:腹平软无压痛、无腹壁静脉曲张及手术瘢痕,肝脾未触及、肝区无叩击痛,移动性浊音阴性,肠鸣音正常,未闻血管杂音,无振水音。

注:如肺部检查中已记录了肺肝界,则在腹部叩诊检查时可不再记录肝上界。

脊柱、四肢和神经系统检查

一、脊柱、四肢检查

(一) 脊柱

病人端坐位,颈部稍前屈,两手抱胸前或直立位,两上肢自然下垂。

(1) 观察脊柱外形,注意脊柱胸段有无后凸,腰段有无前凸,并用手指沿脊柱棘突以适当压力从上向下划压,皮肤即可划出一条红线,以此观察脊柱有无侧弯。

(2) 用右手拇指,从第七颈椎棘突开始,自上而下,逐个按压棘突和棘突间隙,观察有无压痛,棘突间距是否均匀,有无异常突起或凹陷及成角畸形等,再用叩诊锤,按同样顺序自上而下逐个叩击脊柱棘突,观察有无叩击痛。正常棘突无叩击痛。

(3) 医生以左手掌面置于病人头顶,右手握拳以小鱼际用中等力量叩击左手背,检查脊柱有无传导痛。正常脊柱无传导痛。

(4) 脊柱运动检查:病人直立,然后令病人躯干做前曲、后伸(仰)、侧弯动作。继而医生用两手固定病人骨盆,令病人做左右旋转躯干运动。正常人生理范围内活动不受限(正常颈部前屈、后伸、测弯各可达 45°,旋转 60°。腰部在固定骨盆时可前屈 45°,后伸

35°,左右侧弯各 30°,旋转 45°)。

(二) 四肢

充分暴露肢体,两肢放于相同的位置,先查上肢,再查下肢。

(1) 各关节有无红肿、畸形、活动障碍。

(2) 两上肢和下肢长度是否相等。上肢长度:自肩峰至中指尖端的长度。下肢长度:自髂前上棘经髌骨内缘至内踝尖的长度。

(3) 有无一侧肢体肌肉萎缩。

(4) 有无杵状指(趾)、反甲。

(5) 按压下肢胫前、踝关节周围、足背部有无压陷性水肿。

(6) 震颤的检查:令病人两上肢向前平行上举至水平位,手掌向下,两手指用力分开,于两手背上平放一张薄纸。如有细小震颤即可见纸发生轻细的振动。震颤见于甲状腺功能亢进,亦见于神经官能症病人。

二、神经系统检查

(一) 神经反射

1. 生理反射

1) 浅反射　刺激皮肤黏膜引起的反射。

(1) 角膜反射:用细棉絮从侧方轻触病人角膜,正常双眼睑急速闭合。双侧分别检查。

(2) 腹壁反射:用竹签轻划腹壁皮肤,引起局部腹壁肌肉收缩,分别检查两侧上、中、下腹壁反射。

①上腹壁反射:沿肋缘下自外向内迅速轻划,正常者可引起该侧上部腹壁肌肉收缩。

②中腹壁反射:沿脐水平自外向内迅速轻划至近正中线,止常者可引起该侧中腹部腹壁肌肉收缩。

③下腹壁反射:沿腹股沟上缘自外向内迅速轻划,正常者可引起该侧局部腹壁肌肉收缩。

(3) 提睾反射:用竹签自下而上轻划大腿根部皮肤,正常者可引起同侧睾丸迅速上提。

2）深反射　刺激肌腱骨膜所引起的反射。

（1）肱二头肌反射：病人肘关节稍屈曲，前臂稍内旋，医生以左手掌托住肘关节，左手拇指压在肱二头肌腱上，用叩诊锤叩打该拇指，正常者可引起肱二头肌收缩，使肘关节出现快速屈曲动作。

（2）肱三头肌腱反射：病人肘关节屈曲，医生左手托住病人肘关节，用叩诊锤直接叩击鹰嘴上方的肱三头肌腱。正常者可引起肱三头肌收缩而出现肘关节快速伸展动作。

（3）桡骨膜反射：病人肘关节自然下垂半屈曲。医生轻托腕部然后以叩诊锤叩击桡骨茎突上方。正常者可引起前臂旋前及屈肘动作。

（4）膝腱反射：病人坐位时，两小腿自然下垂，卧位时医生用左手在腘窝部托起下肢，使髋、膝关节稍屈曲。用叩诊锤叩击髌骨下方的股四头肌腱。正常者可引起股四头肌收缩，出现快速的小腿伸展动作。

（5）跟腱反射：病人仰卧位，髋膝关节稍屈曲，下肢呈外旋外展位置，医生左手托住病人足掌并稍向足背屈曲，右手用叩诊锤叩击跟腱。正常者可引起腓肠肌收缩而出现踝关节伸展，足向跖面屈曲动作。

2. 病理反射　主要出现于锥体束病变，故又称锥体束征。

（1）巴宾斯基(Babinski)征：用竹签由足跟开始沿足底外侧经小趾根部划向蹲趾侧。正常蹲趾及其他四趾均跖屈。阳性表现为蹲趾背屈，其余四趾扇形分开。这是最重要的锥体束征。

其他足部病理反射：其刺激部位不同而阳性反应的表现和意义均与巴宾斯基征相同，称为巴宾斯基征的等位征，常用的有如下几种。

①奥本汉姆(Oppenhiem)征：用拇指和食指沿病人胫骨前缘由上向下用力滑压。

②戈登(Gordon)征：用手握住并捏压腓肠肌。

③查多克(Chaddok)征：用竹签沿足背外侧自踝关节下方向前

划至跖掌关节处。

(2) 霍夫曼(Hoffmann)征：上肢的锥体束征。医生左手握住病人手腕，右手食指和中指挟住病人中指并稍向上方提起，以拇指指甲急速弹刮病人中指指甲。病人其余各指不动为阴性。阳性表现为弹刮病人指甲时，病人拇指屈曲内收，其余三指亦有轻微掌屈动作。

(3) 阵挛：

①髌阵挛：病人仰卧，下肢伸直放松。医生用拇指与食指持髌骨上端迅速而有力地向下推动并维持一定的推力。若股四头肌发生节律性收缩而使髌骨呈节律性上下运动，为髌阵挛阳性。

②踝阵挛：病人仰卧位，髋膝关节稍屈曲。医生一手托住病人小腿或腘窝部，另一手握住病人足掌前端，骤然用力使踝关节呈持续性节律性伸屈运动，为踝阵挛阳性。

(二) 脑膜刺激征

1. 颈项强直　病人仰卧去枕，两腿伸直，放松颈部。医生右手掌置病人胸上部，左手掌托住病人枕部做被动屈颈动作。正常颈软无抵抗。如颈肌有抵抗感，甚至强硬不能前屈为阳性。

2. 克尼格(Kernig)征　病人仰卧，屈髋屈膝成直角，医生左手扶住膝部，右手托住病人足跟抬高小腿。正常抬腿可达135°以上。若小腿抬高不能超过135°，抬腿时有抵抗感并沿坐骨神经发生疼痛为阳性。有时还引起对侧下肢髋膝关节屈曲。

3. 布鲁津斯基(Brudzinski)征　病人仰卧，双下肢自然伸直，医生右手置于病人胸部，左手掌托住病人枕部做被动屈颈动作。阳性表现为两膝、髋关节自行屈曲。

(三) 共济运动检查

1. 指鼻试验　病人先向前伸直前臂，然后用手指反指自己的鼻尖，先睁眼做，后闭眼再做，先慢后快。共济失调者指不准且手指左右摇摆。

2. 指指实验　嘱被检者伸直食指，屈肘，然后伸直前臂以食指触碰对面检查者的食指,先睁眼做,后闭眼做,若总偏向一侧,则提示该侧小脑或迷路有病变。

3. 跟膝胫试验 病人仰卧位,先令病人先将一下肢抬高继而将足跟对准放在对侧膝盖上,然后足跟沿对侧胫骨前缘下滑,反复数次,再做另一侧。共济失调者动作不准,左右摇摆,不能准确完成以上动作。

4. 闭目难立(Romberg)征 令病人两足并拢直立,两臂向前平伸,先睁眼,后闭眼。若病人出现摇摆不稳或倾倒为阳性。阳性者可分为以下几种。

(1) 感觉共济失调:睁眼能站稳或轻度摇晃,闭眼后加重或倾倒。

(2) 小脑性共济失调:睁眼时即明显摇晃倾倒。

(3) 前庭性共济失调:睁眼或闭眼均站立不稳,并伴有眩晕、呕吐、眼球震颤等。

脊柱、四肢神经系统检查记录示例

【例一】

脊柱:无畸形及运动障碍,棘突无叩击痛。

四肢:四肢无畸形及杵状指(趾),关节无红肿及运动障碍,下肢无压陷性水肿。

神经系统:生理反射存在,无异常增强及减弱,病理反射及脑膜刺激征均阴性。

【例二】

脊柱四肢:无畸形,关节无红肿及运动障碍,无杵状指(趾),下肢轻度压陷性水肿。

神经系统:左侧上下肢肌张力增,左上肢肌力"0"级,左下肢肌力 2 级,无明显肢体肌肉萎缩,左侧腹壁及提睾反射消失,左侧肱二、三头肌反射、膝腱反射、跟腱反射亢进,右侧正常。左侧巴宾斯基(Babinski)征、奥本汉姆(Oppenhiem)征、霍夫曼(Hoffmann)征、戈登(Gordon)征阳性。左侧踝阵挛阳性。脑膜刺激征阴性。

第三节　临床规范查体提纲

（1）被检者取卧位，检查者持托盘（体温表、血压计、软尺、直尺、瞳孔笔、消毒棉签、压舌板、笔），带听诊器，叩诊锤，步入病房，站病人右侧，问候病人，告知查体注意事项，六步洗手法洗手。

（2）取体温表，放置于病人左腋窝下（10 分钟）。

（3）测病人右手之脉搏，数 1 分钟；测呼吸频率。

（4）测病人右手肱动脉之血压。注意被检手臂与右心房同一水平；气袖下缘距肘窝2～3 cm；听诊器体件放在肱动脉上；取动脉搏动消失时的压力值为舒张压；连测两次，取其最低值。

（5）取出体温表，看刻度，体温表放入托盘内。

（6）观察被检者发育、营养、体型、面容、表情和体位。观察头部皮肤和头颅外形。触诊头部有无压痛、包块；检查头发。

（7）检查眉毛、眼睑；翻转眼睑，观察眼睑结膜、穹隆结膜与球结膜。

（8）观察瞳孔，两侧对照。瞳孔笔光线由外向内移动，直接照射瞳孔；用手隔开两眼。再次用瞳孔笔光线照射瞳孔，观察对侧瞳孔的反应。然后，以同法检查右侧直接和间接对光反射。

（9）检查者伸右臂，竖食指，距受检者眼前约 40 cm 处，嘱被检者注视，告知勿转动头，先查左眼，后查右眼。手指按水平方向外→外上→外下→水平向内→内上→内下，共六个方向。检查每个方向时，都要从中位开始。

（10）嘱被检者注视 1 m 外的食指，然后将食指迅速移近眼球（距眼球 20 cm 处），检查调节反射。再将 1 m 外的食指缓慢移近眼球，查辐辏反射。

（11）嘱被检者向内上方注视，用棉签毛由角膜外缘轻触被检者的角膜，同时观察对侧眼睑闭合反应。先查左侧，后查右侧。

（12）查耳廓、外耳道（双手将耳道拉直）、乳突、先左后右。

(13) 查鼻腔。双手查额窦(眼眶上方稍内,向后按压)、筛窦(鼻部与眼内角处,向内后方按压)、上颌窦(左右眶下缘向后按压)。

(14) 唇,用棉签检查口腔黏膜、牙齿、牙龈。取瞳孔笔和压舌板,检查咽部及扁桃体。嘱被检者伸舌。

(15) 颈部皮肤视诊,观察颈静脉和颈动脉,先左后右。观察甲状腺。

(16) 头颈部淋巴结触诊(双手),耳前→耳后→乳突区→枕骨下区→颈后三角→颈前三角。胸锁乳突肌深部滑动触诊颈前三角时让被检者头稍低,偏向检查侧。

(17) 甲状腺触诊,先查左叶,左手拇指轻推环状软骨及气管向对侧,右手拇指在气管旁,食指、中指在胸锁乳突肌后缘,使甲状腺在二指之间,以拇指滑动触摸来确定甲状腺状态。同法检查右叶,检查时嘱被检者做吞咽动作。

(18) 触诊气管,判断有无气管移位。

(19) 听诊血管性杂音(左、右)。如甲状腺肿大,则听诊。

(20) 解开衣服,充分暴露前胸。视诊皮肤、呼吸运动、胸廓外形。蹲下平视心前区是否隆起,观察心尖搏动及异常搏动。

(21) 触诊锁骨上淋巴结(双)和腋下淋巴结(先左后右),检查者左手握住被检者左腕向外上屈肘外展抬高约 45°,右手指并拢,掌面贴近胸壁向上逐渐达腋窝顶部滑动触诊,然后,依次触诊腋窝后→内→前壁,再翻掌向外,使被检者上臂下垂,触诊腋窝外侧壁同法查右腋下淋巴结。

(22) 胸壁触诊(皮下气肿、压痛)。女性触诊乳房,先查健侧,后查患侧。由外上部沿顺时针方向由浅入深触诊(左乳房),最后触诊乳头。右乳房则由外上部沿逆时针方向触诊。

(23) 查胸廓扩张度(女性不查前胸),双手大拇指平行,并使皮肤稍松弛,让被检者做深吸气。上胸部、下胸部各一次。

(24) 检查者用双手掌置被检者胸部,嘱其发长音“一”,两手交叉一次,左右对比。查上、中、下三个部位。

(25) 双手掌置被检者胸部,嘱其深吸气,触诊胸膜摩擦感。

(26) 触诊心尖搏动,手掌触诊心尖部和心底部震颤及心包摩擦感、剑下搏动。

(27) 查胸部叩诊音分布,右手拇指(扳指)平贴肋间隙,与肋骨平行,由第一肋间至第四肋间,按由外向里,两侧对照,上下对照的原则叩诊。

(28) 肺下界叩诊,按右锁骨中线、左侧腋中线、右侧腋中线顺序叩诊二条线。自上而下,由清音到浊音做标记。

(29) 心脏叩诊,先叩左界,从心尖搏动处肋间,由外至里,自下而上至第二肋间,并做标记。右界:沿右锁骨中线,自上而下,叩出肝上界,由其上一肋间,由外向里、自下而上叩至第二肋间,做标记。然后,用直尺测量心浊音界距前正中线的距离。

(30) 肺部听诊:腋中线、腋前线和锁骨中线三条线,注意呼吸音、啰音和胸膜摩擦音,嘱病人做深吸气动作,并左右对照。

(31) 听觉语音检查上、中、下三个部位,做两侧对比。

(32) 心脏听诊:在心尖部听诊心率(1 分钟)、心律,注意心音和杂音。听诊顺序按逆时针方向进行:二尖瓣区→主动脉瓣区→主动脉瓣第二听诊区→肺动脉瓣区→三尖瓣区。必要时结合体位,注意传导方向,与呼吸的关系等。听诊心包摩擦音。

(33) 嘱被检者坐起,稍转向检查者,暴露背部,视诊皮肤。

(34) 触诊胸廓扩张度(下胸部),方法同前,触觉语颤(下胸部),方法同前。

(35) 肩胛间区及背部叩诊音分布,部位:肩胛间区脊柱两侧 4 个部位,腋后线、肩胛下角线,左右各 4 点。

(36) 肺上界:自左侧斜方肌前缘中点开始,逐渐向外,由清音变浊,将手指翻起,在其中点做一标记,再由中点向内叩诊,至浊音处做另一标记。测量此两点间的距离。右侧肺上界叩诊方法相同。

(37) 肺下界及肺下界移动度:先叩肺下界,在肩胛下角线上自上而下叩出平静呼吸时的肺下界,做标记,扳指在原位不动。嘱被检者做深吸气后屏住呼吸，自原位向下叩诊，在由清音变浊音处标记。当被检着恢复平静呼吸时，嘱被检者做深呼气后屏住呼吸，迅速于肩胛下角线上由清音至浊音叩出肺下界，并做标记。测量深吸气至深呼气时两个标记的距离，即为肺下界移动度。

(38) 听诊肩胛间区及肺部（背部）呼吸音、啰音、听觉语音，均为双侧、对称。部位同叩诊。

(39) 嘱被检者活动颈部及脊柱。查脊柱弯曲度、压痛、直接和间接叩击痛。

(40) 触肋脊点和肋腰点压痛，查肾区叩击痛。

(41) 让被检者躺下，平卧、屈膝、充分暴露腹部。视诊皮肤、呼吸运动、腹壁静脉、蠕动波等。蹲下平视，腹部是否平坦。

(42) 触诊腹股沟淋巴结。

(43) 腹部浅触诊，自左下腹开始，逆时针方向，再做深触诊，右下腹麦氏点处查反跳痛。

(44) 双手触诊法检查肝脏。右锁骨中线从右髂窝开始，与呼吸同步。然后在前正中线触诊肝脏，从脐部开始，自下而上，与呼吸运动配合。剑下肝脏测量以腹上角顶端为起点。肝脏肿大者做肝颈静脉回流征检查。

(45) 脾脏触诊，先取卧位，检查者采用双手触诊法，自脐部向左上，随呼吸运动节律触诊。必要时让被检者右侧卧位，屈曲左下肢使腹部皮肤松弛，再做触诊。

(46) 莫非征检查：以左手掌平放于被检者右肋缘以上部位，左手大拇指置于腹直肌外缘与肋弓交界处，其余四指与肋弓垂直交叉。然后嘱被检者做深呼吸。如在吸气过程中因疼痛而突然中断吸气动作，为莫非征阳性；有压痛而无吸气停止，称胆囊压痛。

(47) 脾区、肝区叩击痛检查。

(48) 腹部叩诊分布检查。移动性浊音的叩诊：被检者取平卧位，先从脐部向右侧叩诊，直至变为浊音，叩诊扳指位置固定，嘱被检者向左侧翻身做侧卧位，再次叩诊，听取音调之变化。如出现浊音区随体位变动而变动之现象，为移动性浊音阳性。

(49) 液波震颤检查。检查者左手掌轻贴被检者右侧腹壁，用右手并拢的指尖叩击右侧腹部，如左手掌有被冲击感，则让另一人将手掌尺侧缘压在脐部正中线上，再叩击对侧腹壁，辨别是否仍有冲击感。

(50) 取棉签做上、中、下腹壁反射检查。注意上腹壁反射检查沿肋弓自外向内轻划腹壁；下壁反射检查则沿腹股沟刺激腹壁，左右对比。

(51) 听诊肠鸣音(1 分钟)及血管杂音。

(52) 视诊上肢皮肤。检查者上臂内侧肘上 3～4 cm 皮肤弹性。检查滑车上淋巴结，检查者握住被检者手腕，抬至胸前，右手掌向上，小指抵在肱骨内上髁，无名指、中指、食指合拢在肱二头肌与肱三头肌沟中纵行、横行滑动触摸。然后检查对侧。

(53) 周围血管征：毛细血管搏动、水冲脉；听诊枪击音及杜氏双重音。注意双侧。

(54) 活动上肢(关节活动)，测肌张力(做伸屈动作)。

(55) 查肱二头肌反射、肱三头肌反射、桡骨膜反射和霍夫曼征检查。

(56) 暴露下肢，视诊皮肤，触诊胫骨前缘内侧有无压陷性水肿，测双侧足动脉。

(57) 活动下肢，测肌张力。

(58) 做膝腱反射、跟腱反射、巴宾斯基征、奥本汉姆征、戈登征检查。

(59) 查颈项是否强直，有无抵抗。做克尼格征和布鲁津斯基征检查。

(60) 盖好被子，收拾完毕，告别被检者。

(王燕艳)

参考文献

[1] 魏武,许有华.诊断学[M].7版,北京:人民卫生出版社,2014.

[2] 万学红,卢雪峰.诊断学[M].9版,北京:人民卫生出版社,2018.

[3] 陈红.中国医学生临床技能操作指南[M].2版,北京:人民卫生出版社,2014.

第二章 病历书写

第一节 病历书写的基本要求

（一）内容真实，书写及时

病历必须客观、真实地反映病情和诊疗经过，不能臆想和虚构。这不仅关系到病历质量，也反映出医师的品德和作风。内容的真实来源于认真仔细的问诊，全面细致的体格检查，客观的分析和正确科学的判断。

病历应按各种文件完成时间的要求及时书写。门（急）诊病历及时书写，入院记录应于病人入院后24小时内完成。危急病人的病历应及时完成，因抢救危急病人未能及时书写病历的，应在抢救结束后6小时内据实补记，并注明抢救完成时间和补记时间。

各项记录应注明时间，一律使用阿拉伯数字书写日期和时间，采用24小时制记录。

（二）格式规范，项目完整

病历具有特定的格式，临床医师必须按规定格式进行书写。如门（急）诊病历记录分为初诊病历记录和复诊病历记录，有其特定的格式。入院记录格式分为传统式入院记录和表格式入院记录两种，两者记录的格式和项目基本上是一致的。前者系统而完整，经多年实践证明无论是资料储存还是人才培训都是十分有用的；后者简便、省时，便于计算机管理，有利于病历的规范化。

（1）各种表格栏内必须按项认真填写，无内容者画“/”或“——”。

（2）每张记录用纸均须完整填写眉栏（病人姓名、住院号、科别、床号）及页码，以避免与其他病人混淆。

(3) 度量衡单位一律采用中华人民共和国法定计量单位。

(4) 各种检查报告单应分门别类按日期顺序整理好归入病历。

(三) 表述准确,用词恰当

要运用规范的汉语和汉字书写病历,要使用通用的医学词汇和术语,力求精练、准确,语句通顺、标点正确。

(1) 规范使用汉字,以《新华字典》为准,避免错别字。两位数以上的数字一律用阿拉伯数字书写。

(2) 病历书写应当使用中文和医学术语,通用的外文缩写和无正式中文译名的症状、体征、疾病名称、药物名称可以使用外文,但为避免不必要的纠纷,除如"CT"等已为众所周知的外文缩写外,建议在诸如医患沟通记录、各类知情同意书、病危(重)通知书、出院记录等需告知患方有关诊断或诊疗方案的医疗文书中,仍应使用中文书写。

(3) 疾病诊断、手术、各种治疗操作的名称书写和编码应符合《国际疾病分类》(ICD－10、ICD－9－CM－3)的规范要求。病人述及的既往所患疾病名称和手术名称应加引号。

(四) 字迹工整,签名清晰

病历书写字迹要清晰、工整,不可潦草,以便于他人阅读。

(1) 病历书写应当使用蓝黑墨水或碳素墨水,需复写的病历资料可用蓝色或黑色油水的圆珠笔。计算机打印的病历应当符合病历保存的要求。

(2) 各项记录书写结束时应在右下角签全名,字迹应清楚易认。

(3) 某些医疗活动需要的"知情同意书"还应有病人或其授权人(法定代理人)签字。

(五) 审阅严格,修改规范

上级医务人员有审查修改下级医务人员所书写病历的责任。

(1) 实习医务人员、试用期医务人员书写的病历,应当经过本医疗机构注册的医务人员审阅、修改并签名。审查修改应保持原记录清楚可辨，并注明修改时间。上级医师审核签名应在署名医师的左侧，并以斜线相隔。

(2) 进修医务人员由接收进修的医疗机构根据其胜任本专业工作实际情况认定后书写病历。

(3) 病历书写过程中出现错字时，应当用双线画在错字上，保留原记录清楚、可辨，注明修改时间，并由修改人签名。不得采用刮、粘、涂等方法掩盖或去除原来的字迹。

(六) 法律意识，尊重权利

在书写病历时应注意体现病人的知情权和选择权，医务人员应当将治疗方案、治疗目的、检查和治疗中可能发生的不良后果以及对可能出现的风险和预处理方案如实告知病人或家属，并在病历中详细记载，由病人或授权人(法定代理人)签字确认，以保护病人的知情权。诊疗过程中应用新的治疗方法、输血、麻醉、手术等多种治疗手段，治疗过程中可能发生的不良后果，均需与病人或授权人(法定代理人)充分沟通，并将结果记录在案，病人对诊疗方法自主决定应签字确认，充分体现病人的自主选择权。在充分尊重病人权利，贯彻“以人为本”的人文理念的同时，医务人员也保存了相关证据，有利于保护医患双方的合法权利。

(1) 对按照有关规定须取得病人书面同意方可进行的医疗活动(如特殊检查、特殊治疗、手术实验性临床医疗等)，应当由病人本人签署同意书。病人不具备完全民事行为能力的，应当由其法定代理人签字；病人因病无法签字的，应当由其授权的人员签字；为抢救病人，在法定代理人或被授权人无法及时签字的情况下，可由医疗机构负责人或者被授权的负责人签字。

(2) 因实施保护性医疗措施不宜向病人说明情况的，应当将有关情况告知病人近亲属，由病人近亲属签署知情同意书，并及时记录。病人无近亲属或者病人近亲属无法签署同意书的，由病人的法定代理人或者关系人签署同意书。

第二节　病历书写的格式与内容

住院病历

住院病历内容包括住院病案首页、入院记录、病程记录、手术同意书、麻醉同意书、输血治疗知情同意书、特殊检查(特殊治疗)同意书、病危(重)通知书、医嘱单、辅助检查报告单、体温单、医学影像学检查资料、病理资料等。

一、入院记录的内容和格式

入院记录是指病人入院后,由经治医师通过问诊、查体、辅助检查获得的有关资料,并对这些资料归纳分析书写而成的记录。可分为入院记录、再次或多次入院记录、24 小时内入出院记录、24 小时内入院死亡记录。

入院记录、再次或多次入院记录应当于病人入院后 24 小时内完成;24 小时内入出院记录应当于病人出院后 24 小时内完成,24 小时内入院死亡记录应当于病人死亡后 24 小时内完成。

(一) 入院记录的内容

1. 一般项目　一般项目包括姓名、性别、年龄、民族、婚姻状况、出生地、职业、工作单位、住址、入院时间、记录时间、病史陈述者(应注明与病人的关系),需逐项填写,不可空缺。

2. 主诉　主诉是指促使病人就诊的主要症状(或体征)及持续时间。主诉多于一项则按时间发生的先后顺序列出,并记录每个症状的持续时间。主诉要简明精练,1～2 句,20 字左右。在一些特殊情况下,疾病已明确诊断,住院目的是为进行某项特殊治疗(手术、化疗)者可用病名,如白血病入院定期化疗。

3. 现病史　现病史是指病人患病后的全过程,包括疾病的发生、演变、诊疗等方面的详细情况，应当按时间顺序书写。现病史是住院病历书写的重点内容，经整理分析后，围绕主诉进行描写，主要内容如下：

（1）起病情况及患病的时间；

（2）主要症状特点；

（3）病因与诱因；

（4）病情的发展与演变；

（5）伴随症状；

（6）诊疗经过；

（7）病程中的一般情况。

4. 既往史　既往史是指病人过去的健康和疾病情况。内容包括既往一般健康状况、疾病史、传染病病史、预防接种史、手术外伤史、输血史、食物或药物过敏史等。具体地讲一般有如下几项：

（1）既往健康状况；

（2）急性传染病、地方病、职业病病史；

（3）预防接种史；

（4）手术、外伤史；

（5）中毒及输血史；

（6）过敏史。

5. 系统回顾

（1）呼吸系统：有无咳嗽、咳痰、咯血、胸痛、发热、胸闷、气喘、憋气、盗汗、结核病病史等。

（2）循环系统：有无心悸、气短、发绀、心前区痛、晕厥、下肢水肿、高血压病史及心脏病病史。

（3）消化系统：有无食欲不振、反酸、嗳气、呕吐、呕血、吞咽困难、腹痛、腹胀、腹泻及黑便、有无黄疸和皮肤瘙痒史。

（4）泌尿生殖系统：有无尿急、尿频、尿痛、血尿、脓尿、尿路不畅、乳糜尿等，有无夜尿增多以及颜面水肿史。

（5）血液系统：有无苍白、乏力、皮下淤血、淤斑、紫癜及出血点，有无鼻衄、齿龈出血等出血倾向等。

（6）内分泌及代谢：有无发育畸形，巨人或矮小症状，性功能改变，第二性征变化及性格的改变；有无闭经、泌乳、肥胖等改变；有无营养障碍、多饮、多食、多尿、视野缺损等情况；有无皮肤色素沉着、毛发分布异常等。

（7）运动骨骼系统：有无关节红、肿、热、痛和活动障碍；有无关节畸形、脊柱畸形、运动障碍等。

（8）神经系统：有无头痛、头晕、眩晕、共济失调、抽搐；有无肢体痉挛、肌肉萎缩、瘫痪等；有无精神障碍史。

6. 个人史　个人史记录出生地及长期居留地，生活习惯及有无烟酒嗜好，常用药物，职业，工作条件，有无工业毒物、粉尘、放射性物质接触史，有无冶游史。具体地讲，一般有如下几项：

（1）出生地及居留地；

（2）工作性质，有无毒物接触史；

（3）烟酒嗜好史（有烟酒嗜好者应记录其具体情况）；

（4）有无冶游史。

7. 婚姻史　婚姻史记录婚姻状况、结婚年龄、配偶健康状况、子女状况、性生活情况等。

8. 月经及生育史　女性病人月经史应记录初潮年龄、行经期天数、间隔天数、末次月经时间（或闭经年龄）等情况。记录格式为

$$\text{初潮年龄}\frac{\text{行经（天数）}}{\text{间隔（天数）}}\text{月经时间（或绝经期年龄）}$$

并记录月经量、颜色，有无血块、痛经、白带等情况。

9. 生育史　按下列顺序写明：足月分娩数—早产数—流产或人流数—存活数。并记录计划生育措施。对妇产科病人，应按其专科要求记述。

10. 家族史

（1）父母、兄弟、姐妹及子女的健康情况，有无与病人类似的疾病。如已死亡，应记录死亡原因及年龄。

（2）家族中有无结核病、肝炎、性病等传染性疾病。

（3）有无家族性遗传性疾病，如糖尿病、血友病等。

11. 体格检查　应当按照系统循序进行书写。内容包括体温、脉搏、呼吸、血压(格式如下),一般情况,皮肤、黏膜,全身浅表淋巴结,头部及其器官,颈部,胸部(胸廓、肺部、心脏、血管),腹部(肝、脾等),直肠肛门,外生殖器,脊柱,四肢,神经系统等。专科体格检查情况应当根据专科需要记录专科特殊情况。

体温________℃;脉搏________次/分;呼吸________次/分;血压________/mmHg

1) 一般情况　发育(正常、异常),营养(良好、中等、不良),体型(肥胖或消瘦,如体型异常者应测身高及体重),体位和姿势(自动、被动、强迫),表情(焦虑、欣快、痛苦),面色(红润、晦暗等),神志(意识清楚、嗜睡、昏睡、浅昏迷、深昏迷),步态(正常、慌张、醉汉或拖曳),语言情况(清晰、流利或吟诗样、失语),精神状态;对检查是否合作,回答是否切题,是否有慢性病容或恶病质。皮肤、黏膜:色泽(正常、潮红、发绀、黄染),是否有脱水、多汗、皮疹、出血点或丘斑疹,有无瘢痕、黏膜溃疡、皮下结节或肿块、瘘管、血管症、蜘蛛痣、色素沉着等,并明确记述其部位、大小及程度。也要记录毛发,必要时做皮肤划痕检查。

2) 淋巴结　全身及局部表浅淋巴结有无肿大,如有肿大应注明部位(颈部颌下、耳后、锁骨上凹、腋下、肘部及腹股沟部等),数量、大小、硬度、活动度,有无粘连及压痛,局部皮肤有无红、肿、热、痛、瘘管或瘢痕。

3) 头部及其器官

(1) 头颅:有无畸形、肿物、压痛、头发(疏密、色泽、分布),有无头癣、瘢痕。

(2) 眼:眉毛(有无脱落)、睫毛(倒睫)、眼睑(水肿、下垂)、眼球(活动情况,震颤、斜视)、结膜(充血、水肿、苍白、出血、滤泡)、巩膜黄染,角膜(混浊、瘢痕、反射),瞳孔(大小,两侧是否等大、等圆),对光反应如何,鼻泪管是否通畅。

(3) 耳:耳廓形状、外耳道是否通畅,有无分泌物,乳突有无压痛等。

(4) 鼻:有无畸形、中膈偏曲或穿孔,鼻甲是否肥大,有无阻塞、分泌物、出血或通气不顺畅,副鼻窦有无压痛,嗅觉是否灵敏等。

(5) 口腔:呼气气味,口唇(颜色、疱疹、皲裂、溃疡),牙齿(龋齿、缺齿、义齿、残根,并注明其位置)。齿龈:色泽、肿胀、溢脓、出血、铅线、红线、萎缩。舌:形态、舌质、舌苔、溃疡、运动、舌肌萎缩或震颤、伸舌居中或偏斜。口腔黏膜:有无发疹、出血、溃疡,腮腺导管口情况。扁桃体:大小,有无充血和分泌物、假膜。咽:充血及反射;有无腺样体增生等,软腭运动情况,悬雍垂是否居中。吞咽有无呛咳。喉:发音情况。

(6) 颈部:是否对称,有无抵抗强直、压痛、肿块,活动是否受限。颈动脉有无异常搏动及杂音,颈静脉有无怒张。气管位置是否居中。甲状腺:大小,如有肿大应描述其形态、硬度、压痛,有无结节、震颤及杂音。

4) 胸部　胸廓是否对称,有无畸形,局部隆起、凹陷、压痛。呼吸:深度,是否受限。乳房:大小,是否有红肿、橘皮样外观、压痛、结节、肿块等。胸壁有无水肿、皮下气肿、肿块或静脉有无怒张及回流方向异常。

5) 肺脏

(1) 望诊:呼吸类型、胸式或胸腹式活动度(两侧对比是否对称)、呼吸速度和特征、肋间隙(增宽、变窄、隆起或凹陷)。

(2) 触诊:语颤、摩擦音、皮下气肿、捻发音。

(3) 叩诊:叩诊音(清音、浊音、鼓音、实音,异常者应注明部位)。肺肝浊音界、肺下界、呼吸时肺下缘移动度。

(4) 听诊:呼吸音的性质(肺泡音、支气管肺泡音、管性呼吸音)、强度(减弱、增强、消失),有无干、湿啰音,语音传导是否异常,有无胸膜摩擦音、哮鸣音。

6) 心脏

(1) 望诊:心前区是否有异常搏动及隆起,心尖搏动位置和特点(范围、强度)。

(2) 触诊:心尖搏动的性质及位置(最强点),有无震颤或摩擦感(部位、时间和强度)。

(3) 叩诊:心脏左右浊音界,可用左右第二、三、四、五肋间隙距正中线的距离(厘米)表示,并在下图标明锁骨中线距正中线的距离。

右侧/cm	肋间	左侧/cm
	Ⅱ	
	Ⅲ	
	Ⅳ	
	Ⅴ	

左锁骨中线距正中线××厘米。

(4) 听诊　心率、心律、心音(增强、减弱、分裂、P2 与 A2 的比较、额外心音、奔马律)。杂音的部位、性质,心动周期间的传导方向,何处最响,强度。心包摩擦音、心律不齐时应比较心率和脉率。

(5) 血管　桡动脉的脉率、节律(规则、不规则、脉搏短绌),奇脉位置(左右),桡动脉搏动情况,动脉壁的性质、紧张度、硬度。股动脉及肱动脉有无枪击音。

(6) 周围血管征　毛细血管搏动征,射枪音、水冲脉,动脉有无异常搏动,Duroziez 征。

7) 腹部

(1) 望诊:对称、大小、膨隆、凹陷、呼吸运动、皮疹、色素、条纹、瘢痕、体毛、脐疝、静脉曲张与其血流方向、胃肠蠕动波,腹围测量(有腹水或腹部包块时)。

(2) 触诊:腹部柔软、紧张、有无压痛、反跳痛(压痛部位及程度),拒按或喜按,有无移动性浊音,包块(部位、大小、形状、软硬度、压痛、移动度)。肝脏:大小、质地(柔软、中等、硬、坚硬)、边缘钝或锐、压痛。表面是否光滑,有无结节,如有腹水扪诊不满意时,可用浮沉法探知其大小。胆囊:可否触及大小、形态、压痛。脾脏:可否触及其大小、硬度、压痛、表面光滑度及边缘钝或锐,如明显增大,应用图表示,并记录以下三条线:第一线是AB线,是左锁骨中线与肋下缘的交点至脾下缘的垂直距离;第二线是AC线,是自锁骨中线与肋下缘的交点至脾尖(最远的边缘)的距离;第三线是DE线,是脾的最右缘至脐(或正中线)的水平距离,脾右缘过脐者记为正数,未过脐者记为负数,尚需注意其硬度、表面光滑度及触痛等。肾脏:双手触诊肾的大小、硬度、压痛、移动度。膀胱:膨胀者记其上界,输尿管有无压痛点。

(3) 叩诊:鼓音、肝脾浊音界(上界以肋间计,下界以厘米计),有无移动性浊音、肾区叩击痛。

(4) 听诊:肠鸣音(正常、增强、减弱、消失);有无气过水声、血管杂音,并记录其部位及性质等。

8) 直肠肛门　有无肛裂、痔疮、脱肛、肛瘘、溃疡、尖锐湿疣等,必要时进行直肠指检(狭窄、包块、压痛、前列腺肿大及压痛),或肛门镜检查。

9) 外生殖器　根据病情需要检查。

10) 脊柱　有无畸形,如侧突、前突、后突,有无强直、叩压痛,运动度是否受限,脊柱两侧肌肉有无紧张、压痛。

11) 四肢　有无畸形,如杵状指、指或趾畸形,四肢肌力、肌张力如何,有无压痛,有无外伤、骨折、肌萎缩。关节有无红肿、热、痛、压痛、积液、脱臼,活动度如何,有无畸形(强直),下肢有无水肿、静脉曲张、溃疡、瘢痕、象皮腿等。

12) 神经系统

(1) 生理反射:浅反射(腹壁反射、跖反射、提睾反射),深反射(肱二头肌反射、肱三头肌反射、桡骨膜反射、膝腱反射及跟腱反射)。

(2) 病理反射:霍夫曼征、巴宾斯基征、戈登征、查多克征。

(3) 脑膜刺激征:颈项强直、克尼格征、布鲁津斯基征。

(4) 专科检查:除小儿内科和成人内科系统外,外科、耳鼻咽喉头颈外科、眼科、妇产科、口腔科、介入放射科、神经精神科等专科均应书写专科检查。主要记录与本专科有关的体征,全面体格检查相应项目不必重复书写，只写“见××专科情况”。

13）辅助检查　病人入院之前所做的与本次疾病相关的主要实验室检查及器械检查。应分类按检查时间顺序记录检查结果，如检查为其他医疗机构所做，应当写明该机构名称及检查号。

14）病历摘要　简明扼要、高度概括病史要点，体格检查、实验室及器械检查的重要阳性和具有重要鉴别诊断意义的阴性结果，字数以不超过 300 字为宜。基本内容如下。

(1) 病人姓名、性别、年龄、职业。

(2) 主诉及入院时间和方式。

(3) 现病史概括(包括主要症状特点，疾病发展经过，有鉴别意义的阴性症状)。

(4) 简介既往史、个人史、家族史(无特殊)。

(5) 主要体征项目应该有生命征，心、肺、腹部检查中的望、触、叩、听诊内容，全部阳性体征及有重要鉴别意义的阴性体征。

(6) 实验室检查及器械检查主要报告阳性结果。

15）诊断　诊断名称正确，分清主次，顺序排列，主要疾病在前，次要疾病在后，并发症列于有关主病之后，伴发病排列在最后。诊断应尽可能包括病因诊断、病理解剖诊断和功能诊断，对一时难以肯定的诊断，可以在病名后加“?”。一时查不清病因的疾病可暂以某症状待诊或待查作为诊断，并应在其后注明一两个可能性较大或待排除疾病的病名，如“发热待查，肠结核?”。在临床诊疗过程中，诊断包含初步诊断和修正诊断。完整大病历由实习生完成，诊断一律写“初步诊断”。

16）医师签名

书写入院记录的意识在初步诊断的右下角签全名，字迹应清楚易认。

(二) 再次或多次入院记录

再次或多次入院记录是指病人因同一种疾病再次或多次住入同一医疗机构时书写的记录。要求及内容基本同入院记录。主诉是记录病人本次入院的主要症状(或体征)及持续时间。现病史中要求首先对本次住院前历次有关住院诊疗经过进行小结，然后再书写本次入院的现病史。

（三）24 小时内入出院记录或 24 小时内入院死亡记录

病人入院不足 24 小时出院，可书写 24 小时内入出院记录。内容包括病人姓名、性别、年龄、职业、入院时间、主诉、入院情况、入院诊断、诊疗经过、出院情况、出院诊断、出院医嘱、医师签全名。

病人入院不足 24 小时死亡的，可写 24 小时内入院死亡记录，内容和 24 小时内入出院记录基本相同，只是将出院诊断项改为死亡原因、死亡诊断。

二、病程记录

病程记录是指在入院记录之后，对病人病情和诊疗过程所进行的连续性记录。内容包括病人的病情变化情况、重要的辅助检查结果及临床意义、上级医师查房意见、会诊意见、医师分析讨论意见、所采取的诊疗措施及效果、医嘱更改及理由、向病人及其近亲属告知的重要事项等。病程记录除了要真实及时外，还要有分析判断和计划总结，注意全面系统、重点突出、前后连贯。病程记录应反映诊断的过程和健康问题的管理。条理清晰、组织严谨的病程记录能反映出主管医师的诊疗水平甚至全院的诊疗水平。病程记录的内容及要求如下。

（一）首次病程记录

首次病程记录是指病人入院后由经治医师或值班医师书写的第一次病程记录，应当在病人入院 8 小时内完成。首次病程记录的内容包括病例特点、拟诊讨论（诊断依据及鉴别诊断）、诊疗计划等。

（1）病例特点：应当在对病史、体格检查和辅助检查进行全面分析、归纳和整理之后写出本病例特征，包括阳性发现和具有鉴别诊断意义的阴性症状和体征等。

(2) 拟诊讨论(诊断依据及鉴别诊断):根据病例特点,提出初步诊断和诊断依据;对诊断不明的写出鉴别诊断并进行分析;并对下一步诊治措施进行分析。

(3) 诊疗计划提出具体的检查及治疗措施安排。

(二) 日常病程记录

日常病程记录是指对病人住院期间诊疗过程的经常性、连续性记录。由经治医师书写,也可以由实习医务人员或试用期医务人员书写,但应有经治医师签名。书写日常病程记录时,首先标明记录时间,另起一行记录具体内容。对病危病人应当根据病情变化随时书写病程记录,每天至少 1 次,记录时间应当具体到分钟。对病重病人,至少 2 天记录一次病程记录。对病情稳定的病人,至少 3 天记录一次病程记录。

(三) 上级医师查房记录

上级医师查房记录是指上级医师在查房时对病人病情、诊断、鉴别诊断、当前治疗措施、疗效的分析,以及下一步诊疗意见的记录,属于病程记录的重要内容,代表上级医师及本医院的医疗水平。上级查房(主任医师、主治医师、住院医师)记录是原卫生部规定的必做项目,下级医师应在查房后及时完成,在病程记录中要明确标记,并另起一行。书写过程中应注意以下几点。

(1) 书写上级医师查房记录时,应在记录日期后,注明上级医师的姓名及职称。

(2) 下级医师应如实记录上级医师的查房情况,尽量避免写"上级医师同意诊断、治疗"等无实质内容的记录。记录内容应包括对病史和体征的补充、诊断依据、鉴别诊断的分析和诊疗计划。

(3) 主治医师首次查房记录至少应于病人入院 48 小时内完成;主治医师常规查房记录间隔时间视病情和诊治情况确定;对疑难、危重抢救病例必须及时由科主任或具有副主任医师以上专业技术任职资格医师查房的记录。

(4) 上级医师的查房记录必须由查房医师审阅并签名。

（四）疑难病例讨论记录

疑难病例讨论记录是指由科主任或具有副主任医师以上专业技术任职资格的医师主持、召集有关医务人员对确诊困难或疗效不确切病例讨论的记录。内容包括讨论日期、主持人、参加人员姓名及专业技术职务、具体讨论意见及主持人小结意见等。

（五）交（接）班记录

交（接）班记录是指病人经治医师发生变更之际，交班医师和接班医师分别对病人病情及诊疗情况进行简要总结的记录。交班记录应当在交班前由交班医师书写完成；接班记录应当由接班医师于接班后 24 小时内完成。

（1）交班记录紧接病程记录书写，接班记录紧接交班记录书写，不另立专页，但需在横行适当位置标明“交班记录”或“接班记录”字样。

（2）交班记录应简明扼要地记录病人的主要病情、诊断治疗经过、手术病人的手术方式和术中发现，计划进行而尚未实施的诊疗操作、特殊检查和手术，病人目前的病情和存在问题，今后的诊疗意见、解决方法和其他注意事项。

（3）接班记录应在复习病历及有关资料的基础上，再重点询问和体格检查，力求简明扼要，避免过多重复，着重书写今后的诊断治疗的具体计划和注意事项。

（六）转科记录

转科记录是指病人住院期间需要转科时，经转入科室医师会诊并同意接收后，由转出科室和转入科室医师分别书写的记录。转科记录包括转出记录和转入记录。转出记录由转出科室医师在病人转出科室前书写完成（紧急情况除外）；转入记录由转入科室医师于病人转入后 24 小时内完成。转科记录内容包括入院日期、转出或转入日期，转出转入科室，病人姓名、性别、年龄、主诉、入院情况、入院诊断、诊疗经过、目前情况、目前诊断、转科目的及注意事项或转入诊疗计划、医师签名等。

（七）阶段小结

阶段小结是指病人住院时间较长，由经治医师每月所做的病情及诊疗情况的总结。阶段小结的内容包括入院日期、小结日期，病人姓名、性别、年龄、主诉、入院情况、入院诊断、诊疗经过、目前情况、目前诊断、诊疗计划、医师签名等。

交(接)班记录、转科记录可代替阶段小结。

（八）抢救记录

抢救记录是指病人病情危重，采取抢救措施时需做的记录。因抢救急危病人、未能及时书写病历的，有关医务人员应当在抢救结束后 6 小时内据实补记，并加以注明。内容包括病情变化情况、抢救时间及措施、参加抢救的医务人员姓名及专业技术职称等。记录抢救时间应当具体到分钟。

（九）有创诊疗操作记录

有创诊疗操作记录是指在临床诊疗活动过程中进行的各种诊断、治疗性操作(如胸腔穿刺、腹腔穿刺等)的记录，应当在操作完成后即刻书写。内容包括操作名称、操作时间、操作步骤、结果及病人一般情况，记录操作过程是否顺利、有无不良反应、术后注意事项及是否向病人说明，操作医师签名。

（十）会诊记录(含会诊意见)

会诊记录(含会诊意见)是指病人在住院期间需要其他科室或者其他医疗机构协助诊疗时，分别由申请医师和会诊医师书写的记录。会诊记录应另页书写，内容包括申请会诊记录和会诊意见记录。申请会诊记录应当简要载明病人病情及诊疗情况、申请会诊的理由和目的，申请会诊医师签名等。常规会诊意见记录应当由会诊医帅在会诊申请发出后 48 小时内完成，急会诊时会诊医师应当在会诊申请发出后 10 分钟内到场，并在会诊结束后即刻完成会诊记录。会诊记录内容包括会诊意见、会诊医师所在的科别或者医疗机构名称、会诊时间及会诊医师签名等。申请会诊医师应在病程记录中记录会诊意见执行情况。

（十一）术前小结

术前小结是指在病人手术前，由经治医师对病人病情所做的总结。内容包括简要病情、术前诊断、手术指征、拟施手术名称和方式、拟施麻醉方式、注意事项，并记录手术者术前查看病人相关情况等。

（十二）术前讨论记录

术前讨论记录是指因病人病情较重或手术难度较大，手术前在科主任或具有副主任医师以上专业技术任职资格的医师主持下，对拟施手术方式和术中可能出现的问题及应对措施所作的讨论。讨论内容包括术前准备情况、手术指征、手术方案、可能出现的意外及防范措施、参加讨论者的姓名及专业技术职务、具体讨论意见及主持人小结意见、讨论日期、记录者签名等。

（十三）麻醉术前访视记录

麻醉术前访视记录是指在麻醉实施前，由麻醉医师对病人拟施麻醉进行风险评估的记录。麻醉术前访视可另立单页，也可在病程中记录。内容包括姓名、性别、年龄科别、病案号，病人一般情况、简要病史、与麻醉相关的辅助检查结果、拟行手术方式、拟行麻醉方式、麻醉适应证及麻醉中需注意的问题、术前麻醉医嘱、麻醉医师签字并填写日期。

（十四）麻醉记录

麻醉记录是指麻醉医师在麻醉实施中书写的麻醉经过及处理措施的记录。麻醉记录应当另页书写，内容包括病人一般情况、术前特殊情况、麻醉前用药、术前诊断、术中诊断、手术方式及日期、麻醉方式、麻醉诱导及各项操作开始及结束时间、麻醉期间用药名称、方式及剂量、麻醉期间特殊或突发情况及处理、手术起止时间、麻醉医师签名等。

（十五）手术记录

手术记录是指手术者书写的反映手术一般情况、手术经过、术中发现及处理等情况的特殊记录，应当在术后24小时内完成。特殊情况下由第一助手书写时，应有手术者签名。手术记录应当另页书写，内容包括一般项目（病人姓名、性别、科别、病房、床位号、住院病历号或病案号）、手术日期、术前诊断、术中诊断、手术名称、手术者及助手姓名、麻醉方法、手术经过、术中出现的情况及处理等。

（1）术时病人体位，皮肤消毒方法，无菌巾的铺盖，切口部位、方向、长度，解剖层次及止血方式。

（2）探查情况及主要病变部位、大小，与邻近脏器或组织的关系；肿瘤应记录有无转移、淋巴结肿大等情况，如与临床诊断不符合时，更应详细记录。

（3）手术的理由、方式及步骤，应包括离断、切除病变组织或脏器的名称及范围；修补、重建组织与脏器的名称；吻合口大小及缝合方法；缝线名称及粗细号数；引流材料的名称、数目和放置部位；吸引物的性质及数量。手术方式及步骤，必要时可绘图说明。

（4）术毕敷料及器械的清点情况。

（5）送检化验。培养、病理标本的名称及病理标本的肉眼所见情况。

（6）术中病人耐受情况，失血量，输血量，术中用药，特殊处理和抢救情况。

（7）术中麻醉情况，麻醉效果是否满意。

（十六）手术安全核查记录

手术安全核查记录是指由手术医师、麻醉医师和巡回护士三方，在麻醉实施前、手术开始前和病人离室前，共同对病人身份、手术部位、手术方式、麻醉及手术风险、手术使用物品清点等内容进行核对的记录。输血的病人还应对血型、用血量进行核对。手术安全核查记录应由手术医师、麻醉医师和巡回护士三方核对、确认并签字。

（十七）手术清点记录

手术清点记录是指巡回护士对手术病人术中所用血液、器械、敷料等的记录，应当在手术结束后即时完成。手术清点记录应当另页书写，内容包括病人姓名、住院病历号（或病案号）、手术日期、手术名称、术中所用各种器械和敷料数量的清点核对、巡回护士和手术器械护士签名等。

（十八）术后（首次）病程记录

术后首次病程记录是指手术者或第一助手医师在病人术后即时完成的病程记录。记录内容包括手术时间、术中诊断、麻醉方式、手术方式、手术简要经过、术后处理措施、术后应当特别注意观察的事项等。术后病程记录应连续3天，以后按病程记录规定进行记录。伤口愈合情况及拆线日期等也应在术后病程记录中反映。

（十九）麻醉术后访视记录

麻醉术后访视记录是指麻醉实施后，由麻醉医师对术后病人麻醉恢复情况进行访视的记录。麻醉术后访视记录可另立单页，也可在病程中记录。内容包括姓名、性别、年龄、科别、病案号，病人一般情况、麻醉恢复情况、清醒时间、术后医嘱、是否拔除气管插管等，如有特殊情况应详细记录，麻醉医师签字并填写日期。

（二十）出院记录

出院记录是指经治医师对病人此次住院期间诊疗情况的总结，应当在病人出院后24小时内完成。内容主要包括入院日期、出院日期、入院情况、入院诊断、诊疗经过、出院诊断、出院情况、出院医嘱、医师签名等。出院记录一式两份，另立专页并在横行适中位置标明“出院记录”，其中正页归档，附页交予病人或其近亲属，如系表格式专页，按表格项目填写。出院记录由经治医师书写，主治医师审核并签字。

（二十一）死亡记录

死亡记录是指经治医师对死亡人住院期间诊断和抢救经过的记录，应当在病人死亡后24小时内完成。内容包括入院日期、死亡时间、入院情况、入院诊断、诊疗经过（重点记录病情演变、抢救经过)、死亡原因、死亡诊断等。记录死亡时间应当具体到分钟。死亡记录另立专页并在横行适当位置标明“死亡记录”。死亡记录由经治医师书写,科主任或具有副主任医师以上专业技术任职资格的医师审核并签字。

(二十二)死亡病例讨论记录

死亡病例讨论记录是指在病人死亡一周内,由科主任或具有副主任医师以上专业技术职务资格的医师主持,对死亡病例进行讨论、分析的记录。内容包括讨论日期、主持人及参加人员姓名、专业技术职务、具体讨论意见及主持人小结意见、记录者的签名等。

三、同意书

根据《中华人民共和国执业医师法》《医疗机构管理条例》《医疗事故处理条例》和《医疗美容服务管理办法》,凡在临床诊治过程中,需行手术治疗、特殊检查、实验性临床医疗和医疗美容的病人,应对其履行告知义务,并详尽填写同意书。

经治医师必须亲自使用通俗语言向病人或其授权人、法定代理人告知病人的病情、医疗措施、目的、名称、可能出现的并发症及医疗风险等,并及时解答其咨询。同意书必须经病人或其授权人法定代理人签字,医师签全名。同意书一式两份,医患双方各执一份。由病人授权人或其法定代理人签字的,应提供授权人的授权委托书。

(一)手术同意书

手术同意书是指手术前,经治医师向病人告知拟施手术的相关情况,并由病人签署是否同意手术的医学文书。内容包括术前诊断、手术名称、术中或术后可能出现的并发症、手术风险、病人签署意见并签名、经治医师和术者签名等。

(二)麻醉同意书

麻醉同意书是指麻醉前,麻醉医师向病人告知拟施麻醉的相关情况，并由病人签署是否同意麻醉意见的医学文书。内容包括病人姓名、性别、年龄、病案号、科别、术前诊断、拟施手术方式、拟施麻醉方式，病人基础疾病及可能对麻醉产生影响的特殊情况，麻醉中拟行的有创操作和监测，麻醉风险、可能发生的并发症及意外情况，病人签署意见并签名、麻醉医师签名并填写日期。

（三）输血治疗知情同意书

输血治疗知情同意书是指输血前，经治医师向病人告知输血的相关情况，并由病人签署是否同意输血的医学文书。内容包括病人姓名、性别、年龄、科别、病案号、诊断、输血指征、拟输血成分、输血前有关检查结果、输血风险及可能产生的不良后果、病人签署意见并签名、医师签名并填写日期。

（四）特殊检查、特殊治疗同意书

特殊检查、特殊治疗同意书是指在实施特殊检查、特殊治疗前，经治医师向病人告知特殊治疗的相关情况，并由病人签署是否同意检查、治疗的医学文书。内容包括特殊检查、特殊治疗项目名称、目的、可能出现的并发症及风险、病人签名、医师签名等。

四、病历记录中其他记录和文件

（一）病危（重）通知书

病危（重）通知书是指因病情危、重时，由经治医师或值班医师向病人家属告知病情，并由患方签名的医疗文书。内容包括病人姓名、性别、年龄、科别，目前诊断及病情危重情况，患方签名、医师签名并填写日期。一式两份，一份交患方保存，另一份归入病历中保存。

（二）医嘱单

医嘱是指医师在医疗活动中下达的医学指令。医嘱单分为长期医嘱单和临时医嘱单。长期医嘱单内容包括病人姓名、科别、住院病历号（或病案号）、页码起始日期和时间、长期医嘱内容、停止日期和时间、医师签名、执行时间、执行护士签名。临时医嘱单内容包括医嘱时间、临时医嘱内容、医师签名、执行时间、执行护士签名等。医嘱内容及起始、停止时间应当由医师书写。医嘱内容应当准确、清楚,每项医嘱应当只包含一个内容,并注明下达时间,应当具体到分钟。医嘱不得涂改。需要取消时,应当使用红色墨水标注"取消"字样并签名。

一般情况下,医师不得下达口头医嘱。因抢救急危病人需要下达口头医嘱时,护士应当复诵一遍。抢救结束后,医师应当立即据实补记医嘱。

(三) 辅助检查报告单

辅助检查报告单是指病人住院期间所做各项检验、检查结果的记录。内容包括病人姓名、性别、年龄、住院病历号(或病案号)检查项目、检查结果、报告日期、报告人员签名或者印章等。

(四) 体温单

体温单为表格式,以护士填写为主。内容包括病人姓名、科室、床号、入院日期住院病历号(或病案号)、日期、手术后天数、体温、脉搏、呼吸、血压、大便次数、液体出入量、体重、住院周数等。

五、住院病案首页

住院病案首页是医务人员使用文字、符号、代码、数字等方式,将病人住院期间相关信息精练汇总在特定表格中形成的病历数据摘要。住院病案首页是病案中信息最集中、最重要、最核心的部分,内容包括病人基本信息、住院过程信息、诊疗信息、费用信息等。住院病案首页由经治医师于病人出院或死亡后 24 小时内完成,经病案编码员审核编码后上传至与医疗保险机构及医疗行政管理机构联网的信息平台。医疗保险机构通过住院病案首页信息,审核医疗行为的合理性与必需性,并作为统筹支付的重要依据。医疗行政管理机构通过住院病案首页信息反映出的疾病严重程度、治疗的复杂性和可用资源的丰富性,评价医疗机构和专科的医疗服务水平。住院病案首页填写要求客观、真实、及时、规范、完整。

住院病案首页应当使用规范的疾病诊断和手术操作名称。疾病诊断、手术、各种治疗操作的名称书写和编码应符合《国际疾病分类》(ICD－10、ICD－9－CM－3)的规范要求,疾病诊断依据和手术相关记录应在病案中可追溯。推荐采用国际流行的“SOAP”模式,即从首次病程记录开始分别按主观资料(subjective information,S)、客观资料(objective data,O)、评估(assessment,A)、计划(plan,P)方式,记录病人本次住院诊疗过程中的主诉及所有相关问题,列出充分的诊断依据,做出完整的疗效评价和处理计划。这种记录方式条理清晰、避免遗漏,便于住院病案首页填写时资料的提取与审核。

门(急)诊病历

门(急)诊病历内容包括门(急)诊病历首页、病历记录、化验单(检验报告)、医学影像检查资料等。

一、门(急)诊病历首页

内容应当包括病人姓名、性别、出生年月日、民族、婚姻状况、职业、工作单位、住址、药物过敏史等项目。门诊手册封面内容应当包括病人姓名、性别、年龄、工作单位或住址、药物过敏史等项目。

二、门(急)诊病历记录

分为初诊病历记录和复诊病历记录。

初诊病历记录书写内容应当包括就诊时间、科别、主诉、现病史、既往史,阳性体征、必要的阴性体征和辅助检查结果,诊断及治疗意见和医师签名等。

复诊病历记录书写内容应当包括就诊时间、科别、主诉、病史、必要的体格检查和辅助检查结果、诊断、治疗处理意见和医师签名等。

急诊病历书写就诊时间应当具体到分钟。

应当由接诊医师在病人就诊时及时完成。

三、急诊留观记录

急诊留观记录是急诊病人因病情需要留院观察期间的记录，重点记录观察期间病情变化和诊疗措施，记录简明扼要，并注明病人去向。抢救危重病人时，应当书写抢救记录。门（急）诊抢救记录书写内容及要求按照住院病历抢救记录书写内容及要求执行。

电子病历

传统的书写病历、纸质版的表格式病历作为病例资料库，其信息采集、传递存储和管理利用都存在着许多不便之处。有了信息处理和智能化服务功能的计算机信息系统技术，医院可以创建电子病历系统，从而提高医疗效率和管理效能。以电子病历为核心的医院信息化建设是公立医院改革的重要内容之一。

一、电子病历的概念

电子病历系统是指医疗机构内部支持电子病历信息的采集、存储、访问和在线帮助，并围绕提高医疗质量保障医疗安全、提升医疗效率而提供信息处理和智能化服务功能的计算机信息系统，既包括应用于门（急）诊、病房的临床信息系统，也包括检查、检验、病理、影像、心电图、超声等医技科室的信息系统。

只使用文字处理软件编辑、打印的病历文档，不属于电子病历。

二、电子病历的功能

（1）让病历书写者按照“病历书写基本规范”格式及内容“写出”病历，随后可以打印出完整病历，并保留文本以供他用。系统设置了一些录入编辑及支持功能,使“写作”更方便,还可以提供临床试验病例及教学病例标识、查阅相关知识库等。

(2) 电子病历系统可为病人建立个人信息数据库(包括姓名、性别、出生年月、民族婚姻状况、职业、工作单位、住址、有效身份证件号码、社会保障号码或医疗保险号码、联系电话等),授予唯一标识号码并确保与病人的医疗记录相对应。

(3) 可对医嘱下达、传递及执行进行管理,并能校正医嘱使之完整合理;提供药物、耗材、诊疗项目;对医嘱的医保政策符合性进行自动检查和提示;具有药品应用的管理功能等。

(4) 具有检验报告的管理功能,特别是危急结果提示功能,影像展现及测量功能等。

(5) 具有展现功能,如以趋势图展现病人的生命体征、历次检查结果等。

(6) 电子病历系统可为病历质量监控、医疗卫生服务信息及数据统计分析、医疗保险费用审核等提供技术支持,包括医疗费用分类查询、手术分级管理、临床路径管理、单病种质量控制、平均住院日、术前平均住院日、床位使用率、合理用药监控、药物占总收入比例等医疗质量管理与控制指标的统计,利用系统优势建立医疗质量考核体系,提高工作效率,保证医疗质量,规范诊疗行为,提高医院管理水平。

(7) 电子病历系统还可以不断扩展,如传染病上报、区域医疗信息对接共享等。

三、电子病历的书写和管理

(1) 电子病历书写按照原卫生部《病历书写基本规范》执行。

(2) 电子病历系统为操作人员提供专有的身份识别手段,并设置有相应权限,操作人员对本人身份标识的使用负责。医务人员采用身份标识登录电子病历系统完成操作并确认后,系统限制医务人员电子签名。实习医务人员、试用期医务人员记录的病历,应经过在本医疗机构合法执业的医务人员审阅、修改并予电子签名确认。医务人员修改时，电子病历系统应进行身份识别、保存历次修改痕迹、标记准确的修改时间和修改人信息。

(3) 门(急)诊电子病历记录以接诊医师录入确认即为归档，归档后不得修改。

(4) 住院病历在病人出院时经上级医师审核后归档。归档后的电子病历由电子病历管理部门统一管理，必要时可打印纸质版本，打印的纸质版本需统一规格、字体、格式等。

(5) 电子病历系统应具有严格的复制管理功能，不同病人的信息不得复制。

(6) 病人诊疗活动过程中产生的非文字资料，如CT、磁共振、超声等影像学检查信息和心电图、录音、影像等，应纳入电子病历系统管理，确保随时调阅、内容完整。对于目前还不能电子化的知情同意书、植入材料条形码等医疗信息资料，可采取措施使之信息化后纳入电子病历并留存原件。

(王燕艳)

参考文献

[1] 魏武，许有华. 诊断学[M]. 7版，北京：人民卫生出版社，2014.

[2] 万学红，卢雪峰. 诊断学[M]. 9版，北京：人民卫生出版社，2018.

[3] 陈红. 中国医学生临床技能操作指南[M]. 2版，北京：人民卫生出版社，2014.

第三章　常用诊疗操作技术

第一节　胸膜腔穿刺术

一、目的

检查胸腔积液的性质、抽液减压或通过穿刺胸膜腔内给药。

二、适应证

1. 诊断性穿刺　主要用于采取胸腔积液，从而可进行胸腔积液的常规、生化、微生物学以及细胞学检测，明确积液的性质，寻找引起积液的病因。

2. 治疗性穿刺

(1) 抽出胸膜腔内的积液、积气，减轻液体和气体对肺组织的压迫，使肺组织复张，缓解病人的呼吸困难等症状。

(2) 抽吸胸膜腔的脓液，进行胸腔冲洗，治疗脓胸。

(3) 胸膜腔给药，可向胸腔注入抗生素等药物。

三、禁忌证

(1) 体质衰弱病情危重难以耐受穿刺术者。

(2) 对麻醉药物过敏者。

(3) 凝血功能障碍、严重出血倾向的病人，在未纠正前不宜穿刺。

(4) 有精神疾病或不合作者。

(5) 疑为胸腔棘球蚴病病人，穿刺可引起感染扩散，不宜穿刺。

(6) 穿刺部位或附近有感染。

四、准备

(1) 熟悉病情,与病人家属谈话,告知检查目的、大致过程、可能出现的并发症等,并签署知情同意书。

(2) 操作者准备:戴口罩、帽子,规范洗手。

(3) 物品准备:胸腔穿刺包、无菌手套、5 mL 及 50 mL 注射器、治疗盘、2%利多卡因、0.5%碘伏、棉签或无菌棉球、纱布、胶布、标本容器。

五、操作步骤

(1) 嘱病人取坐位面向椅背,两前臂置于椅背上,前额伏于前臂上。不能起床病人和气胸病人可取半坐位,病人前臂上举抱于枕部。

(2) 穿刺点应选择在胸部叩诊实音(或鼓音)最明显部位。抽取胸腔积液时常选择肩胛线或腋后线第 7、8 肋间隙;有时也选腋中线第 6、7 肋间隙或腋前线第 5 肋间隙。包裹性积液可结合 X 线或超声检查确定,穿刺点用蘸甲紫(龙胆紫)的棉签或其他标记笔在皮肤上标记。抽取胸腔积气时一般选择锁骨中线第 2 肋间。

(3) 常规消毒皮肤,以穿刺点为中心进行消毒,直径 15 cm 左右,消毒两次。

(4) 打开一次性使用胸腔穿刺包,戴无菌手套,覆盖消毒洞巾,检查胸腔穿刺包内物品,注意胸穿针与抽液用注射器连接后是否通畅,同时检查是否有漏气情况。

(5) 助手协助检查并打开 2%利多卡因安瓿,术者以 5 mL 注射器抽取 2%利多卡因 2~3 mL,在下一肋骨上缘的穿刺点自皮至胸膜壁层进行局部浸润麻醉。

(6) 术者以左手食指与中指固定穿刺部位的皮肤,右手将穿刺针后的胶皮管用血管钳夹住,然后进行穿刺,再将穿刺针在麻醉处缓缓刺入,当针锋抵抗感突然消失时,再接上注射器,松开止血钳,抽吸胸腔内积液,抽满后再次用血管钳夹闭胶管,然后取下注射器，将液体注入弯盘中，以便计量或送检。助手用止血钳协助固定穿刺针，以防针刺入过深损伤肺组织。根据需要抽液完毕后可注入药物。

(7) 抽吸结束后拔出穿刺针，局部消毒，覆盖无菌纱布，稍用力压迫片刻，用胶布固定后嘱病人静卧。

六、注意事项

(1) 操作前应向病人说明穿刺目的，消除顾虑；对精神紧张者，病情允许时可于术前半小时给予地西泮 10 mg，或可待因 0.03 g 以镇静止痛。

(2) 操作过程中应密切观察病人的反应，如有头晕、面色苍白、出汗、心悸、胸部压迫感或剧痛、晕厥等胸膜过敏反应，或出现连续性咳嗽、气短、咳泡沫痰等现象时，立即停止抽液，并皮下注射 0.1%肾上腺素 0.3～0.5 mL，或进行其他对症处理。

(3) 一次抽液不应过多、过快。进行诊断性抽液时，取 50～100 mL 即可。减压抽液时，首次不超过 600 mL，以后每次不超过 1000 mL。如为脓胸，每次尽量抽尽，疑有化脓性感染时，助手用无菌试管留取标本，行涂片革兰染色镜检、病原体培养及药敏试验。检查肿瘤细胞，至少需要 50 mL，并应立即送检，以免细胞自溶。

(4) 严格无菌操作，操作过程中要始终保持胸膜负压，防止空气进入胸腔。

(5) 应避免在第 9 肋间以下穿刺，以免穿透膈肌损伤腹腔脏器。

(6) 操作前、后测量病人生命体征，操作后嘱病人卧位休息 30 分钟。

(7) 对于恶性胸腔积液，可注射抗肿瘤药物或硬化剂诱发化学性胸膜炎，促使脏层与壁层胸膜粘连，闭合胸腔，防止胸腔积液重新积聚。

（谭世余）

第二节　腹膜腔穿刺术

一、目的

通过腹腔穿刺抽取腹水，用以协助诊断和治疗疾病。

二、适应证

(1) 抽取腹水进行各种实验室检验，以便寻找病因，协助临床诊断。

(2) 对于因大量腹水引起严重胸闷、气促、少尿等症状，使病人难以忍受的，可适当抽放腹水以缓解症状。

(3) 腹腔内给予药物或腹膜透析。

(4) 各种诊断或治疗性腹腔置管。

三、禁忌证

(1) 有肝性脑病先兆者。

(2) 粘连型腹膜炎、棘球蚴病、卵巢囊肿。

(3) 腹腔内巨大肿瘤(尤其是动脉瘤)。

(4) 腹腔内病灶被内脏粘连包裹。

(5) 胃肠高度胀气。

(6) 腹壁手术瘢痕区或明显肠袢区。

(7) 妊娠中后期。

(8) 躁动、不能合作者。

四、准备

(1) 熟悉病情，与病人家属谈话，并签署知情同意书。查血常规、凝血功能，必要时查心、肝、肾功能，穿刺前一周停服抗凝药，腹腔胀气明显者服泻药或清洁灌肠。

(2) 操作者准备:戴口罩、帽子,规范洗手。

(3) 物品准备:腹腔穿刺包、无菌手套、5 mL 及 50 mL 注射器、治疗盘、2%利多卡因、0.5%碘伏、棉签或无菌棉球、纱布、胶布、皮尺、腹带、标本容器。

五、操作步骤

(1) 术前先嘱病人排空尿液,以免穿刺时损伤膀胱。

(2) 放液前应测量腹围、脉搏、血压和检查腹部体征,以观察病情变化。

(3) 扶病人坐在靠椅上,或平卧、半卧、稍左侧卧位。

(4) 选择适宜穿刺点,一般常选于左下腹部脐与左髂前上棘连线中外 1/3 交点处,也有取脐与耻骨联合中点上 1 cm,偏左或偏右 1.5 cm 处的,或侧卧位脐水平线与腋前线或腋中线之延长线的交点。对少量或包裹性腹水,常需在 B 超指导下定位穿刺。

(5) 穿刺部位常规消毒,消毒 2 次,范围以穿刺点为中心直径 15 cm,第二次的范围不要超越第一次的范围。戴无菌手套,铺消毒洞巾。自皮肤至腹膜壁层用 2%利多卡因逐层做局部浸润麻醉。

(6) 术者左手固定穿刺处皮肤,右手持针经麻醉处逐步刺入腹壁,待感到针尖抵抗感突然消失时,表示针尖已穿过腹膜壁层,即可行抽取和引流腹水,并置腹水于消毒试管中以备做检验用,诊断性穿刺可直接用无菌的 20 mL 或 50 mL 注射器和 7 号针头进行穿刺。大量放液时可用针尾连接着橡皮管的 8 号或 9 号针头,助手用消毒血管钳固定针头并夹持橡皮管,用输液夹子调整放液速度,将腹水引流入容器中计量或送检。腹水不断流出时,应将预先绑在腹部多头绷带逐步收紧,以防腹压骤然降低,内脏血管扩张而发生血压下降甚至休克等现象,放液结束后拔出穿刺针,盖上消毒纱布,并用多头绷带将腹部包扎,如遇穿刺孔继续有腹水渗漏时,可用蝶形胶布封闭。

(7) 术后测量血压、脉搏、腹围。交代病人注意事项。医疗垃圾分类处理。

六、注意事项

（1）术中应密切观察，如发现头晕、恶心、心悸、气促、脉搏增快、面色苍白应立即停止操作，并作适当处理。

（2）腹腔放液不宜过快过多，治疗性放液，一般初次不宜超过1000 mL，以后一般每次放液不超过3000～6000 mL。肝硬化病人一次放腹水一般不超过3000 mL，过多放液可诱发肝性脑病和电解质紊乱，但在输注大量白蛋白的基础上，也可以大量放液，一般放腹水1000 mL补充白蛋白6～8 g。

（3）在放腹水时若流出不畅，可将穿刺针稍做移动或变换体位。

（4）大量腹水病人，为防止腹腔穿刺后腹水渗漏，在穿刺时注意勿使皮肤至腹膜壁层位于同一条直线上，方法是当针尖通过皮肤到达皮下时，即在另一手协助下稍向周围移动一下穿刺针尖，然后再向腹腔刺入。

（5）术后应严密观察有无出血和继发感染的并发症。严格无菌操作，以防腹腔感染。

（谭世余）

第三节　骨髓穿刺术

一、目的

骨髓穿刺液常用于血细胞形态学检查，也可用于造血干细胞培养、细胞遗传学分析及病原生物学检查等，以协助临床诊断、观察疗效和判断预后等。

二、适应证

（1）各种血液病的诊断、鉴别诊断及疗效观察。

（2）不明原因的红细胞、白细胞、血小板数量或形态学异常者。

（3）不明原因的肝、脾、淋巴结肿大或长期发热者。

（4）某些寄生虫病或传染病需要通过骨髓细菌培养或涂片寻找致病菌。

三、禁忌证

（1）穿刺部位有感染者。

（2）严重出血的血友病。

四、准备

（1）熟悉病情，与病人家属谈话，告知检查目的、大致过程、可能出现的并发症等，并签署知情同意书。

（2）操作者准备：戴口罩、帽子，规范洗手。

（3）物品准备：骨髓穿刺包、无菌手套、5 mL 及 20 mL 或 50 mL 注射器、治疗盘、2%利多卡因、0.5%碘伏、棉签或无菌棉球、纱布、胶布、载玻片。

五、操作步骤

（1）选择穿刺部位：①髂前上棘穿刺点：髂前上棘后 1～2 cm 处，该处骨面平坦，易于固定，操作方便，危险性极小。②髂后上棘穿刺点：骶椎两侧、臀部上方突出的部位。③胸骨穿刺点：胸骨柄、胸骨体相当于第 1、2 肋间隙的部位。此处胸骨较薄，且其后有大血管和心房，穿刺时务必小心，以防穿透胸骨而发生意外。但由于胸骨的骨髓液丰富，当其他部位穿刺失败时，仍需要进行胸骨穿刺。④腰椎棘突穿刺点：腰椎棘突突出的部位。

（2）体位：采用髂前上棘和胸骨穿刺时，病人取仰卧位；采用髂后上棘穿刺时，病人取侧卧位；采用腰椎棘突穿刺时，病人取坐位或侧卧位。

(3) 麻醉:常规消毒局部皮肤,操作者戴无菌手套,铺无菌洞巾。然后用2%利多卡因做局部皮肤、皮下和骨膜麻醉。

(4) 固定穿刺针长度:将骨髓穿刺针的固定器固定在适当的长度上。髂骨穿刺约1.5 cm,胸骨穿刺约1.0 cm。

(5) 穿刺:操作者左手拇指和食指固定穿刺部位,右手持骨髓穿刺针与骨面垂直刺入,若为胸骨穿刺则应与骨面成30°~40°刺入。当穿刺针针尖接触骨质后,沿穿刺针的针体长轴左右旋转穿刺针,并向前推进,缓缓刺入骨质。当突然感到穿刺阻力消失,且穿刺针已固定在骨内时,表明穿刺针已进入骨髓腔。如果穿刺针尚未固定,则应继续刺入少许以达到固定为止。

(6) 抽取骨髓液:拔出穿刺针针芯,接上干燥的注射器(10 mL或20 mL),用适当的力量抽取骨髓液。当穿刺针在骨髓腔时,抽吸时病人感到有尖锐酸痛,随即便有红色骨髓液进入注射器。抽取的骨髓液一般为0.1~0.2 mL,若用力过猛或抽吸过多,会使骨髓液稀释。如果需要做骨髓液细菌培养,应在留取骨髓液计数和涂片标本后,再抽取1~2 mL,以用于细菌培养。

若未能抽取骨髓液,则可能是针腔被组织块堵塞或“干抽”,此时应重新插上针芯,稍加旋转穿刺针或再刺入少许。拔出针芯,如果针芯带有血迹,再次抽取即可取得红色骨髓液。

(7) 涂片:将骨髓液滴在载玻片上,立即做有核细胞计数和制备骨髓液涂片数张。

(8) 加压固定:骨髓液抽取完毕,重新插入针芯。左手取无菌纱布置于穿刺处,右手将穿刺针拔出,并将无菌纱布敷于针孔上,按压1~2分钟后,再用胶布加压固定。

六、注意事项

(1) 骨髓穿刺前应检查出血时间和凝血时间,有出血倾向者应特别注意,血友病病人禁止骨髓穿刺检查。

(2) 骨髓穿刺针和注射器必须干燥,以免发生溶血。

(3) 穿刺针针头进入骨质后要避免过大摆动，以免折断穿刺针。胸骨穿刺时不可用力过猛、穿刺过深，以防穿透内侧骨板而发生意外。

(4) 穿刺过程中，如果感到骨质坚硬，难以进入骨髓腔时，不可强行进针，以免断针。应考虑为大理石骨病的可能，及时行骨骼 X 线检查，以明确诊断。

(5) 做骨髓细胞形态学检查时，抽取的骨髓液不可过多，以免影响骨髓增生程度的判断、细胞计数和分类结果。

(6) 行骨髓液细菌培养时，需要在骨髓液涂片后，再抽取 1～2 mL 骨髓液用于培养。

(7) 由于骨髓液中含有大量的幼稚细胞，极易发生凝固。因此，穿刺抽取骨髓液后立即涂片。

(8) 送检骨髓液涂片时，应同时附送 2～3 张血涂片。

(9) 严格无菌操作，避免医源性感染。

(谭世余)

第四节　腰椎穿刺术

一、目的

腰椎穿刺术常用于检查脑脊液的性质，对诊断脑膜炎、脑炎、脑血管病变、脑瘤等神经系统疾病有重要意义。也可测定颅内压力和了解蛛网膜下腔是否阻塞等，有时也用于鞘内注射药物。

二、适应证

(1) 中枢神经系统炎症性疾病的诊断与鉴别，如化脓性脑膜炎、结核性脑膜炎、病毒性脑膜炎、真菌性脑膜炎、乙型脑炎等。

(2) 脑血管意外的诊断与鉴别包括脑出血、脑梗死、蛛网膜下腔出血等。

(3) 肿瘤性疾病的诊断与治疗，如脑膜白血病的诊断及药物鞘内注射。

(4) 测定颅内压力和了解蛛网膜下腔是否阻塞等。

(5) 椎管内给药。

三、禁忌证

(1) 可疑颅内高压、后颅窝占位性病变、脑疝形成者。

(2) 休克、衰竭或濒危。

(3) 准备进行脊髓造影或气脑造影者。

(4) 穿刺部位有感染。

(5) 有严重的凝血功能障碍或出血倾向者。

四、准备

(1) 熟悉病情，与病人家属谈话，告知检查目的、大致过程、可能出现的并发症等，并签署知情同意书。

(2) 操作者准备：戴口罩、帽子，规范洗手。

(3) 物品准备：腰椎穿刺包、无菌手套、5 mL 注射器、治疗盘、2%利多卡因、0.5%碘伏、棉签或无菌棉球、纱布、胶布。

五、操作步骤

(1) 病人侧卧于硬板床上，背部与床面垂直，头部尽量向前胸屈曲，两手抱膝紧贴腹部，使躯干尽可能弯曲呈弓形；或由助手在术者对面用一手挽病人头部，另一手挽双下肢腘窝处并用力抱紧，使脊柱尽量后凸以增宽椎间隙，便于进针。

(2) 确定穿刺点，通常以双侧髂嵴最高点连线与后正中线的交会处为穿刺点，此处，相当于第 3～4 腰椎棘突间隙，有时也可在上一或下一腰椎间隙进行。

(3) 常规消毒皮肤后戴无菌手套，铺洞巾，用 2%利多卡因自皮肤到椎间韧带做逐层局部麻醉。

(4) 术者用左手固定穿刺点皮肤，右手持穿刺针以垂直背部、针尖稍斜向头部的方向缓慢刺入，成人进针深度为4～6 cm，儿童为2～4 cm。当针头穿过韧带与硬脑膜时，有阻力突然消失落空感。此时可将针芯慢慢抽出(以防脑脊液迅速流出，造成脑疝)，可见脑脊液流出。

(5) 放液前先接上测压管测量压力。正常侧卧位脑脊液压力为 80～180 mmHg。若继续做压颈试验或梗阻试验，以了解蛛网膜下腔有无阻塞，即在测初压后，由助手先压迫一侧颈静脉约 10 秒，再压另一侧，最后同时按压双侧颈静脉。正常时压迫颈静脉后，脑脊液压力立即迅速升高一倍左右，解除压迫后 10～20 秒，迅速降至原来水平，称为梗阻试验阴性，表示蛛网膜下腔通畅；若压迫颈静脉后，不能使脑脊液压升高，则为梗阻试验阳性，表示蛛网膜下腔完全阻塞；若施压后压力缓慢上升，放松后又缓慢下降，表示有不完全阻塞。但是，颅内压增高者，禁做此试验，以免发生脑疝。

(6) 撤去测压管，收集脑脊液 2～5 mL 送检；如需做培养，应用无菌试管留标本。

(7) 术毕，将针芯插入后一起拔出穿刺针，覆盖消毒纱布，用胶布固定。

(8) 去枕平卧 4～6 小时，以免引起术后低颅压头痛。

六、注意事项

(1) 严格掌握禁忌证，凡疑有颅内压升高者必须先做眼底检查，如有明显视乳头水肿或有脑疝先兆者，禁忌穿刺。凡病人处于休克、衰竭或濒危状态以及局部皮肤有炎症、穿刺点附近脊柱有结核病灶或颅后窝有占位性病变者均列为禁忌。

(2) 穿刺时病人如出现呼吸、脉搏、面色异常等症状时，立即停止操作，并做相应处理。

(3) 鞘内给药时，应先放出等量脑脊液，然后再将等量置换性药液注入。

(4) 严格无菌操作,避免医源性感染。

(谭世余)

参考文献

[1] 魏武,许有华. 诊断学[M]. 7 版. 北京:人民卫生出版社,2014.

[2] 万学红,卢雪峰. 诊断学[M]. 9 版. 北京:人民卫生出版社,2018.

[3] 陈红. 中国医学生临床技能操作指南[M]. 2 版. 北京:人民卫生出版社,2014.

[4] 方向明,陈周闻. 医学生临床技能操作规范[M]. 杭州:浙江大学出版社,2014.

第五节　成人徒手心肺复苏术

一、目的

恢复病人自主呼吸和自主循环。

二、适应证

各种原因导致的心搏、呼吸骤停。

三、用物准备

弯盘、纱布、瞳孔笔。

四、步骤

(1) 评估现场环境:环顾四周,检查环境。

(2) 判断意识:轻拍肩膀,大声呼叫病人。

(3) 呼叫帮助,拨打 120,并要求携带除颤仪及其他急救设备。

(4) 判断循环及呼吸:触摸颈动脉同时观察有无胸廓起伏。(判断时间 5～10 秒)

(5) 若无颈动脉搏动及自主呼吸,立即摆放复苏体位:去枕仰卧于硬板床上,头颈躯干在同一轴线,双手置于身体两侧。

(6) 记录抢救开始时间。

(7) 确定按压部位:两乳头连线与胸骨交点处。

(8) 胸外按压:深度至少 5 cm,频率至少 100 次/分,按压、放松频率相同,连续按压 30 次(图 3-1)。

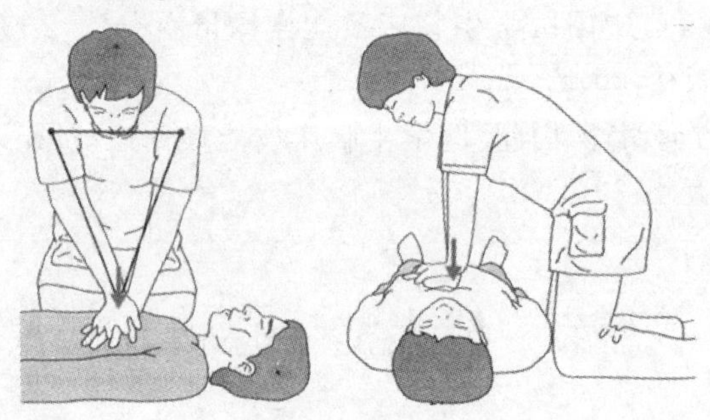

图 3-1　胸外按压

(9) 观察病人口鼻,如有异物,头偏向一侧清理,取出活动义齿,头部复位。

(10) 开放气道:仰头抬颌(下颌角与耳垂连线与床面垂直)(图 3-2)。

(11) 人工呼吸:潮气量 400～600 mL,吹气与出气频率相同,连续吹气 2 次。

(12) 胸外按压和人工呼吸 5 个循环(30∶2)。

(13) 判断复苏效果:颈动脉搏动恢复,自主呼吸恢复,面色口唇皮肤转红润,瞳孔由散大缩小,平均动脉压大于 60 mmHg,复苏成功。

(14) 记录抢救结束时间。

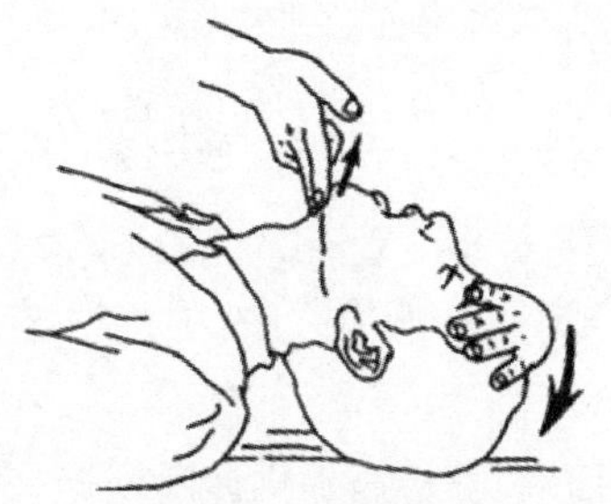

图 3-2　仰头抬颌

(15) 整理衣物，保暖，头偏向一侧。

(16) 整理用物。

五、注意事项

(1) 按压中断时间不得超过 10 秒。

(2) 按压过程中注意观察病人面部表情。

(3) 按压放松时要保证胸廓完全回弹。

(4) 人工呼吸时应包紧口唇，捏紧鼻翼以防漏气，换气时松开鼻翼让病人出气。

（陈莎莎　王燕艳）

参考文献

[1] 于学忠，黄子通. 急诊医学[M]. 北京：人民卫生出版社，2015.

[2] 申文龙，张年萍. 急诊医学[M]. 3 版. 北京：人民卫生出版社，2014.

[3] 沈洪，刘中民. 急诊与灾难医学[M]. 2 版. 北京：人民卫生出版社，2013.

[4] 万学红，卢雪峰. 诊断学[M]. 8 版. 北京：人民卫生出版社，2013.

第六节　心电图机操作步骤

一、目的

为心律失常、冠心病等疾病提供诊断依据。

二、适应证

(1) 胸痛、胸闷、上腹不适等可疑急性心肌梗死或急性肺栓塞者。

(2) 心律不齐可疑期前收缩、心动过速或传导阻滞者。

(3) 黑蒙、晕厥、头晕等可疑窦房结功能降低或病态窦房结综合征者。

(4) 了解某些药物对心脏的影响。

(5) 了解某些电解质异常对心脏的影响。

(6) 心肌梗死的演变与定位。

(7) 心脏手术或大型手术的术前、术后检查及术中监测。

(8) 心脏起搏器植入前、植入后及随访。

(9) 各种心血管疾病的临床监测、随访。

(10) 原发性高血压、先天性心脏病、风湿性心脏病、肺源性心脏病。

(11) 心血管系统以外的其他系统危重症病人的临床监测。

(12) 对心脏可能产生影响的疾病,如急性传染病以及呼吸系统、血液系统、神经系统、内分泌系统及肾脏疾病等。

(13) 运动医学及航天医学。

(14) 正常人群体检。

(15) 心血管疾病的科研与教学。

三、用物准备

心电图机、酒精、棉签。

四、步骤

(1) 室内要求保持温暖,接通心电图机电源,保证可靠接地,心电图机及检查床旁不要摆放其他电器。

(2) 对于检查者做好解释工作,消除紧张情绪。请被检者仰卧于检查床上,解开上衣,袜子脱至足跟露出脚踝,全身放松,两手置于身侧,平静呼吸。

(3) 安放电极部位皮肤,用酒精擦拭以除去污垢及脱脂。

(4) 按如下要求安放电极。

肢体导联:

右上肢→红色、左上肢→黄色、左下肢→绿色、右下肢→黑色

胸导联(图 3-3):

V_1:胸骨右缘第四肋间

V_2:胸骨左缘第四肋间

V_3:V_2 与 V_4 连线的中点

V_4:左锁骨中线与第 5 肋间交点处

V_5:左腋前线与 V_4 同一水平

V_6:左腋中线与 V_4 同一水平

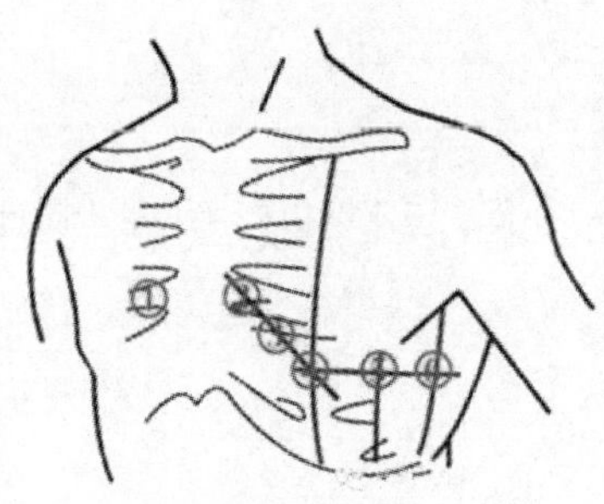

图 3-3　胸导联

(5) 连接完成后,再核对一遍有无遗漏,设置走纸速度为 25 mm/s,定准电压为 10 mm/mV,观察显示屏上波形稳定,按下开始键,心电图机自动按照标Ⅰ、标Ⅱ、标Ⅲ、aVR、aVL、aVF、V_1～

V_6的顺序自动记录心电图。

(6) 检查导联是否完整,无误后关闭电源开关,然后撤除导线,整理被检者衣物。

五、注意事项

(1) 为避免交流电和外来电的干扰,心电图机附近不宜有大型的带电设备。

(2) 尊重病人隐私,保证检查环境的私密性。

(3) 如遇心律失常时应长程记录,一般选择Ⅱ导联。

(4) 室内温度适宜(18 ℃以上),以避免肌肉震颤而引起伪差。为避免基线漂移,描记时病人不宜说话、移动肢体及过度呼吸。

(陈莎莎　王燕艳)

参考文献

[1] 万学红,卢雪峰. 诊断学[M]. 8 版. 北京:人民卫生出版社,2013.

[2] 魏武,许有华. 诊断学[M]. 7 版. 北京:人民卫生出版社,2014.

第七节　简易呼吸气囊使用步骤

一、目的

对无自主呼吸或自主呼吸微弱的病人进行辅助通气,以改善机体缺氧。

二、适应证

无自主呼吸或自主呼吸微弱者。

三、用物准备

面罩、呼吸气囊、储氧袋、连接管、氧气装置、纱布 2 块。

四、步骤

(1) 正确连接面罩与气囊。

(2) 拆卸床头稳妥竖立于床头正下方。

(3) 简易呼吸器囊与氧气连接。

(4) 调节氧流量 8～10 L/min。

(5) 站于病人头端,使用 EC 手法(图 3-4),食指与拇指固定面罩紧扣于病人口鼻部,其余三指牵拉下颌骨使病人仰头以开放气道(下颏与耳垂连线与床面垂直)。

(6) 规律挤压气囊,观察胸廓起伏。

送气量:400～600 mL/次(1 L 球囊的 1/2～2/3)。

送气:放气为 1∶(1.5～2.0)。

(7) 自主呼吸恢复,连接吸氧装置。

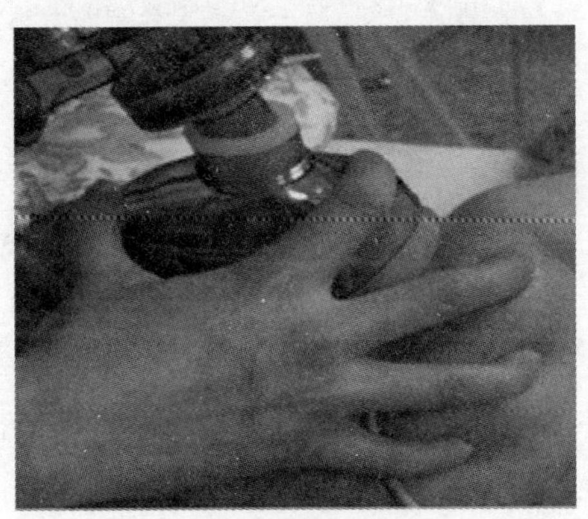

图 3-4　连接吸氧装置

(8) 擦净病人口鼻、面部。

(9) 安装床头。

(10) 整理用物。

五、注意事项

(1) 如病人口鼻内有异物应先将病人头偏向一侧清理异物,再通气。

(2) 选择恰当的面罩尺寸,面罩要紧扣口鼻,以免漏气。

(3) 若病人有微弱的自主呼吸应与之同步给予人工通气。

(陈莎莎　王燕艳)

参考文献

[1] 于学忠,黄子通.急诊医学[M].北京:人民卫生出版社,2015.

[2] 申文龙,张年萍.急诊医学[M].3版.北京:人民卫生出版社,2014.

[3] 沈洪,刘中民.急诊与灾难医学[M].2版.北京:人民卫生出版社,2013.

[4] 万学红,卢雪峰.诊断学[M].8版.北京:人民卫生出版社,2013.

第八节　除颤仪操作步骤

一、目的

终止室颤和无脉性室性心动过速,以期恢复有效循环。

二、适应证

室颤和无脉性室性心动过速。

三、用物准备

除颤仪、电极片、电极导线、导电膏、弯盘、酒精纱布(2块)、干纱布(2 块)。

四、操作步骤

(1) 连接除颤仪电源。

(2) 病人仰卧位,暴露胸廓,清洁皮肤。

(3) 将电极导线与电极片连接,将监护电极贴于胸壁正确位置。

右肩锁关节:红(R)　　左侧第一肋间:黄(L)

胸骨左缘剑突水平:绿(F)

(4) 选择导联,调节振幅,根据病情设置报警界限。

(5) 心电图显示室颤,将导电膏涂于一电极板上,另一电极板与其对合,均匀涂抹导电膏。

(6) 打开除颤仪电源,设置到非同步位置"除颤",调节除颤仪能量至所需读数(双相波选择 200 J,单相波选择 360 J)开始充电。

(7) 左手持电极板放置在右锁骨下胸骨右缘,右手持电极板放置在左腋中线第 5 肋间,并用力下压,使电极板与胸壁紧密接触。

(8) 充电完毕,嘱周围人员离开病人和病床,两手拇指同时按压手柄放电按钮进行除颤。

(9) 放电完毕,观察心电监护仪评估病人,若心律转为窦性,除颤成功;若心律未转复,立即实施 5 个循环 CPR,再次除颤。

(10) 除颤结束,移开电极板,调至监护模式。

(11) 清洁电极板并正确归位。

(12) 清洁病人胸壁皮肤,摆放病人舒适体位。

(13) 整理用物。

五、注意事项

(1) 除颤时,电极板不能放在心电图导联线和电极片上,粘贴心电图电极片时应事先避开除颤电极板的位置。两电极板之间的距离至少相距 10 cm。

(2) 过多的胸毛会影响电极板和胸壁的接触,使除颤效果下降,除颤前应予以剃除;病人躺在水中或胸部有水时会引起导电,造成除颤电流丧失,因此,应先将病人移至干燥处并擦干皮肤;除颤时操作者勿站在有水的地板上，以确保自身安全。病人胸部有药物贴膜时，应先行去除并擦拭干净。切忌将除颤电极板直接放在药物贴膜上面，这样导致除颤失败和局部皮肤灼伤。

(3) 除颤时的电流量受到胸壁阻抗的影响。当胸壁阻抗过高时，低能量的电击将不能产生足够的电流以成功除颤。为降低胸壁阻抗，应使用除颤专用导电糊而不要用超声检查用导电糊替代。涂导电糊时，应掌握合适的量，太少可致胸壁烧伤，太多则使电流分散而致除颤无效。理想的状况是将导电糊均匀地涂满电极板，放在胸壁时没有外溢。

(4) 放电时，在除颤电极板上施加一定的压力很重要，可使电极板和皮肤紧密接触，以减少胸壁的阻抗，提高除颤的效果。

(5) 严重低温、低氧、酸中毒及电解质紊乱等影响心肌代谢状况的因素可对除颤是否成功造成影响。

(6) 对于室颤病人，应尽可能减少最后一次按压和除颤的间隔时间，不要延搁除颤的实施。准备除颤的同时持续胸外按压。

(7) 放电前一定确认术者和周围人员与病人身体无接触。

(8) 除颤过程中和除颤成功后均应检测并记录心率、心律、呼吸、血压及神志等变化。

(陈莎莎　王燕艳)

参考文献

[1] 于学忠，黄子通. 急诊医学[M]. 北京：人民卫生出版社，2015.

[2] 申文龙，张年萍. 急诊医学(高职高专)[M]. 3版. 北京：人民卫生出版社，2014.

[3] 沈洪，刘中民. 急诊与灾难医学[M]. 2版. 北京：人民卫生出版社，2013.

[4] 万学红，卢雪峰. 诊断学[M]. 8版. 北京：人民卫生出版社，2013.

第九节 常见临床技能操作评分标准

病历书写评分标准

学号：	姓名：		性别：	
病人姓名：	住院号：	科室：		床号：
总分：100分 评 分 标 准	满分		扣分	得分
主诉（主要症状或体征及发病时间）	5			
现病史	20			
1.起病日期及方式，可能病因或诱因	4			
2.主要症状的系统描述，如部位、性质、持续时间、缓解或加重因素	4			
3.病情的发展及演变	4			
4.诊疗经过及效果	2			
5.与鉴别诊断相关的现病史	4			
6.发病后的一般情况	2			
其 他 病 史	5			
	男	女		
1.既往史	2	1		
2.个人史	1	1		
3.月经史	0	1		
4.婚姻生育史	1	1		
5.家族史	1	1		

续表

评分标准	满分		扣分	得分
体格检查(考查手法、体征准确性、查体顺序合理性)	内	外		
	20	15		
1. 一般检查(全身状况、皮肤、淋巴结)	3	2		
2. 头部检查(头颅、眼、耳、鼻、咽喉)	3	2		
3. 颈部检查(一般检查、气管、颈部血管、甲状腺)	3	2		
4. 胸部检查(胸壁、胸廓、乳房、肺、胸膜、心脏)	4	4		
5. 腹部检查(视、触、叩、听)	4	3		
6. 脊柱及四肢	1	1		
7. 神经系统检查(至少有两个生理反射和两个病理反射及脑膜刺激征)	2	1		
专科检查	5	10		
辅助检查(能明确诊断的检查在回答问题时提供):包括血尿便三大常规及不能确诊的其他化验,如脑脊液常规、X线、血生化、心电图等	10			
病历书写(规范性、是否与问诊查体时一致,错别字)	5			
诊断	10			
1. 主要诊断	5			
2. 次要诊断	3			
3. 排序(包括诊断规范)	2			
回答问题	20			
诊断依据	4			

续表

评 分 标 准	满分		扣分	得分
鉴别诊断	5			
治疗原则	5			
基础理论	6			
考核评语				
主考老师(签名)				
年　　月　　日				

心肺复苏术考核评分标准

学号:	姓名:	性别:

病人姓名:	住院号:	科室:	床号:

总分:100 分

评 分 标 准	满分	扣分	得分
一、判断有无意识	5		
二、判断是否需要复苏	10		
三、紧急呼叫	5		
四、胸外按压	30		
1. 按压部位正确	5		
2. 方法正确	10		

续表

评 分 标 准	满分	扣分	得分
3.按压频率正确	10		
4.人工呼吸与心脏按压比例正确	5		
五、口对口呼吸	15		
1.捏闭病人鼻翼下端	5		
2.吹气病人胸廓抬起	5		
3.吹气两次,每次吹1秒	5		
六、评估	5		
七、终末质量(动作顺序准确、连贯)	5		
八、人文关怀(操作结束整理、询问)	5		
九、提问20分(提问2～5个问题)	20		
问题1:			
问题2:			
问题3:			
问题4:			
问题5:			

考核评语	(包括:操作顺序、熟练程度、回答问题、人文关怀等)
主考老师(签名)	
	年　月　日

胸穿或腹穿术考核评分标准

学号：	姓名：	性别：	
病人姓名：	住院号：	科室：	床号：

总分：100 分

评 分 标 准	满分	扣分	得分
一、物品准备	10		
二、消毒	10		
1. 消毒顺序和范围	3		
2. 铺巾	3		
3. 消毒及铺巾过程中无菌观念	4		
三、部位	15		
1. 体位	5		
2. 穿刺点选择	5		
3. 局麻操作	5		
四、进针	15		
1. 穿刺针选择	3		
2. 穿刺针通畅	3		
3. 穿刺方向	5		
4. 观察病人反应及处理	4		
五、抽吸	15		
1. 抽液(气)量	5		

续表

评分标准	满分	扣分	得分
2.抽液(气)结束后处理	5		
3.观察病人反应及处理	5		
六、人文关怀(术前、术中、术后)	10		
七、提问25分(提问2～5个问题)	25		
问题1:			
问题2:			
问题3:			
问题4:			
问题5:			

考核评语	(包括:操作顺序、熟练程度、无菌观念、回答问题、人文关怀等)

主考老师(签名)

年　　月　　日

骨髓穿刺术考核评分标准

学号:	姓名:	性别:	
病人姓名:	住院号:	科室:	床号:

总分:100分

评分标准	满分	扣分	得分
一、物品准备	10		
二、消毒	10		

续表

评分标准	满分	扣分	得分
1. 消毒顺序和范围	3		
2. 铺巾	2		
3. 消毒及铺巾过程中无菌观念	5		
三、部位	10		
1. 体位	3		
2. 穿刺点选择	4		
3. 局麻操作	3		
四、进针	10		
1. 穿刺针选择	2		
2. 穿刺针通畅	2		
3. 穿刺方向	3		
4. 观察病人反应及处理	3		
五、抽吸骨髓	15		
1. 抽液量	6		
2. 抽液结束后处理	5		
3. 观察病人反应及处理	4		
六、推片	10		
1. 骨髓量	2		
2. 推片与玻片的角度	2		
3. 片的厚薄	3		
4. 片的头、体、尾	3		
七、人文关怀(术前、术中、术后)	10		
八、提问 25 分(提问 2～5 个问题)	25		
问题 1：			
问题 2：			

续表

评分标准		满分	扣分	得分
问题 3:				
问题 4:				
问题 5:				
考核评语	(包括:操作顺序、熟练程度、无菌观念、回答问题、人文关怀等)			
主考老师(签名)				
		年　月　日		

腰椎穿刺考核评分标准

学号:	姓名:	性别:	
病人姓名:	住院号:	科室:	床号:
总分:100 分			

评分标准	满分	扣分	得分
一、物品准备	10		
二、消毒	10		
1. 消毒顺序和范围	3		
2. 铺巾	2		
3. 消毒及铺巾过程中无菌观念	5		
三、部位	10		
1. 体位	3		
2. 穿刺点选择	4		
3. 麻醉操作	3		

续表

评分标准	满分	扣分	得分
四、进针	10		
1.穿刺针通畅	3		
2.穿刺方向	4		
3.观察病人反应及处理	3		
五、测脑压	10		
1.测压前注意事项	5		
2.测压	5		
六、放脑脊液	15		
1.取液量	3		
2.分管取	2		
3.取液结束后处理	5		
4.观察病人反应及处理	5		
七、人文关怀(术前、术中、术后)	10		
八、提问25分(提问2～5个问题)	25		
问题1：			
问题2：			
问题3：			
问题4：			
问题5：			
考核评语	(包括:操作顺序、熟练程度、无菌观念、回答问题、人文关怀等)		
主考老师(签名)			
	年　月　日		

心电图检查考核评分标准

学号：	姓名：	性别：	
病人姓名：	住院号：	科室：	床号：

总分：100 分

评分标准	满分	扣分	得分
一、准备工作	20		
1. 向病人说明检查目的	10		
2. 器械及物品准备	10		
二、操作方法	45		
1. 体位	5		
2. 皮肤的准备及正确安放电极	10		
3.（在心电图机）输入病人的性别、年龄	5		
4. 完整记录十二导联心电图	15		
5.（在心电图纸上）注明病人姓名、科室	5		
6. 出具心电图检查报告结果	5		
三、人文关怀	10		

续表

评分标准	满分	扣分	得分
四、提问 25 分(提问 2～5 个问题)	25		
问题 1：			
问题 2：			
问题 3：			
问题 4：			
问题 5：			
考核评语	(包括:操作顺序、熟练程度、无菌观念、回答问题、人文关怀等)		
主考老师(签名)			
	年　月　日		

(陈莎莎　王燕艳)

第四章 外科部分

第一节 洗手、穿脱手术衣、戴无菌手套

第一部分 洗 手

一、目的

洗手的目的是最大限度地清除操作者皮肤表面的细菌，防止细菌移位而污染手术切口。

二、操作前准备

(1) 进入手术室前，在更衣室换穿手术室准备的清洁鞋和衣裤，上衣的袖口须卷至上臂上 1/3 处。

(2) 戴好口罩及帽子，口罩要盖住鼻孔，帽子要盖住全部头发。

(3) 剪短指甲，并去除甲缘下积垢。取下戒指、手表和手镯等装饰品。

(4) 手臂皮肤破损有化脓感染时，不能参加手术。

(5) 材料准备，包括无菌毛刷、肥皂或洗手液、75%乙醇或 1∶1000新洁尔灭或 1∶2000 氯己定、无菌小毛巾

三、操作步骤

(一) 肥皂刷手法(此方法是传统方法，目前较少使用)

(1) 用肥皂和清水将手、前臂、肘部和上臂按通常方法冲洗一

遍。洗手可按六步洗手法。用流动水将双手充分浸湿，取适量皂液均匀涂抹至整个手掌、手背、手指和指缝，分六步依次搓揉双手至少 15 秒：①掌心相对，手指并拢，相互搓揉；②手心对手背沿指缝相互搓揉，交换进行；③掌心相对，双手交叉指缝相互搓揉；④右手握住左手大拇指旋转搓揉，交换进行；⑤弯曲手指使手指关节在另一手掌心旋转搓揉，交换进行；⑥将五指指尖并拢放在另一手掌心旋转搓揉，交换进行，最后在流动水下彻底冲洗双手。

(2) 用灭菌过的毛刷、软皂液刷洗手，自下而上、左右分段交替刷洗双手、前臂和上臂肘上 10 cm 处。刷洗动作应稍用力，再用水冲净肥皂液。用此方法，顺序刷洗 3 遍，共约 10 分钟。

(3) 刷洗完毕后用无菌小毛巾擦双手。将小毛巾斜对折成三角形，折叠处向上，挂在腕关节处，再牵住两角，旋转并由下而上地擦干一侧前臂、肘关节和部分刷洗过的上臂；调换另一面或用反面对折，同样方法擦干另一侧前臂、肘部和部分刷洗过的上臂。

(4) 将双手、前臂和肘部浸泡在 75%酒精桶内 5 分钟，浸泡范围到肘上 6 cm 处，浸泡消毒液亦可应用 1∶1000 新洁尔灭(浸泡 5 分钟)或 1∶2000 氯己定(浸泡 3 分钟)。手臂浸泡后保持拱手姿势，待其自然晾干。

(二) 洗必泰制剂洗手法(目前使用最多的方法)

洗手方法有如下几种：①肥皂水洗手法；②碘尔康洗手法；③丹尼尔洗手法；④洗必泰制剂洗手法等。

1. 第一步　清洁液(肥皂液、洗手液)洗手。取 3～5 mL 清洁液，然后按如下七步法洗手。

(1) 手指并拢掌心相互搓擦。

(2) 手心对手背沿指缝相互搓擦，互换进行。

(3) 掌心相对，两手交叉沿指缝相互搓擦。

(4) 双手相握搓擦，互换进行。

(5) 一手握另一手大拇指旋转搓擦，交换进行。

(6) 一手五指尖在另一手掌心半旋转搓擦，交换进行。

(7) 继续沿腕关节向上搓擦至肘关节上 10 cm。

顺口溜:内、外、夹、弓、大、立、腕。

2. 第二步 洗必泰制剂(灭菌王、术必泰、皮肤消毒液等)洗手,具体如下。

(1) 取浸湿洗必泰制剂(皮肤消毒液)的海绵块或小纱布2块。

(2) 分左、右两侧互换进行,反复搓擦掌心、手背指缝、指尖、腕关节、前臂至肘上6 cm处,随后清水冲洗干净。

(3) 取擦手巾两块,按清洁液洗手、擦干的步骤擦干,以上操作不能少于3分钟。

3. 第三步 取两块浸湿洗必泰制剂的海绵块或纱布,分左、右两侧均匀地擦手,前臂至肘上6 cm处一次。

4. 第四步 保持拱手姿势。双手远离胸部30 cm以外,向上不能高于肩部,向下不能低于剑突,手臂不能下垂。入手术时间用背部推开门或用感应门,手臂不可触及未消毒物品,否则需重新洗手。待自然风干后穿手术衣、戴手套等。

四、注意事项

(1) 洗必泰洗手法:搓手步骤如上,每个步骤至少搓五次,双手搓擦不少于15秒钟。双手稍低置,流水由手腕、手至指尖冲洗,然后擦干。

搓擦完毕,清水冲洗后,取两块无菌擦手巾,分左、右擦干手部,然后将擦手巾斜对角互折,擦至肘关节上10 cm,分左、右两侧进行。以上过程不能少于3分钟。

(2) 应特别注意指尖、甲缘和手掌等部的刷洗。

(3) 手臂上的肥皂必须冲净,用水冲洗时手指朝上,使水顺指尖方向流下,不可由肘部再流向前臂。

(4) 手伸入或离开乙醇桶时,手和手指不可碰到桶边。

(5) 已擦干的手只许牵住毛巾的两角,不可接触擦过臂部的毛巾面,而且旋转向上擦干时,手和毛巾都不可接触到未洗刷过的皮肤和衣物。

(6) 洗手消毒完毕后,保持拱手姿势,双手远离胸部30 cm以外，向上不能高于肩部，向下不能低于剑突，手臂不应下垂，也不可再接触未经消毒的物品，否则应重新洗手。

第二部分　穿脱手术衣、戴无菌手套

一、目的

穿脱手术衣、戴无菌手套的目的是隔绝手术室医护人员皮肤及衣物上的细菌，防止细菌移位到手术切口和皮肤引起污染。任何一种洗手方法都不能完全消灭皮肤深处的细菌，这些细菌在手术过程中逐渐移行到皮肤表面并迅速繁殖生长。因此，外科洗手之后仍不能直接接触无菌物品和手术切口，必须穿上无菌手术衣，戴上无菌手套，方可进行手术。

二、操作前准备

(1) 在穿无菌手术衣与戴无菌手套前，手术人员必须进行外科洗手，并经消毒液刷手和晾干。

(2) 无菌手术衣包应事先由巡回护士打开，无菌手套亦由巡回护士备好。

三、操作步骤

1. 穿手术衣、戴无菌手套

(1) 抓取一件折叠的手术衣，手不得触及下面的手术衣，远离胸前、手术台和其他人员，辨认手术衣的前后及上下，用双手分别提起手术衣的衣领两端，轻轻抖开手术衣，内面朝向自己，有腰带的一面向外。

(2) 将手术衣略向上抛起，顺势将双手同时插入袖筒，手伸向前，不可高举过肩，待巡回护士在后面协助穿衣，使双手伸出袖口(若为无接触戴手套，双手不伸出袖口)，不得用未戴手套的手拉衣袖或接触其他部位。

(3) 由巡回护士从背后系紧颈部和腰部的衣带。

(4) 戴无菌手套：

①常规戴无菌手套法：选用与自己手尺码相一致的无菌手套一副，由巡回护士拆开外包，术者取出内层套袋，用左手自手套袋内捏住两只手套套口的翻折部一并取出，先将右手伸入右手手套内，再用已戴好手套的右手手指插入左手手套的翻折部，以助左手伸入手套内。先后整理两个手术衣袖口，将手套翻折部翻回盖住手术衣袖口。注意在未戴手套前，手不能接触手套之外面；在戴手套后，手套外面不能接触皮肤。手套外面的润滑粉需用无菌盐水冲净。

②无接触戴手套法：穿上无菌手术衣后，双手伸进袖管处，手不伸出袖口，左手在袖口内手掌朝上摊平，右手隔着衣袖取无菌手套放于左手手掌上，手套的手指指向自己，各手指相对。左手四指隔着衣袖将手套的侧翻双层折边抓住，右手隔着衣袖将另一侧翻折边翻于袖口上，然后将单层折边向上提拉并包住左手。右手隔着衣袖向上提拉左手衣袖，左手伸出衣袖并迅速伸入手套内。同样方法戴右手手套。

(5) 解开并提起前襟的腰带，将右手的腰带递给已戴好手套的手术人员，或由巡回护士用无菌持物钳夹持，自身向左后旋转，使腰带绕穿衣者一周，穿衣者自行在左侧腰间系紧（某些一次性手术衣需要双手交叉提左右腰带略向后递送，由护士在身后给予系紧）。

(6) 穿好手术衣，戴好手套，在等待手术开始前，应将双手互握置于胸前。双手不可高举过肩、垂于腰下或交叉放于腋下。

2. 脱手术衣

(1) 他人帮助脱衣法：自己双手抱肘，由巡回护士将手术衣肩部向肘部翻转，然后向手的方向扯脱，这时手套的腕部就随着翻转于手上了。

(2) 单人脱手术衣法：左手抓住右肩手术衣，自上拉下，使衣袖翻向外。同法拉下左肩手术衣。脱下全部手术衣，使衣里外翻，保护手臂及洗手衣裤不被手术衣外面所污染。最后脱下手术衣扔于污衣袋中。

3. 脱手套法

(1) 手套对手套法脱下第1只手套:先用戴手套的手提取另一只手的手套外面脱下手套,不触及皮肤。

(2) 皮肤对皮肤法脱下第2只手套:用已脱手套的拇指伸入另一只戴手套的手掌部以下,并用其他各指协助,提起手套翻转脱下,手部皮肤不接触手套的外面。

四、注意事项

(1) 穿手术衣时,不得用未戴手套的手拉衣袖或接触他处,以免污染。

(2) 未戴手套的手不可接触手套外面。

(3) 穿上无菌手术衣和戴上无菌手套后的肩部以下、腰部以上、腋前线前及双上肢为无菌区。

(4) 脱手套时,手套的外面不能接触皮肤。

(5) 如果手术完毕手套未破,连续施行另一手术时,可不用重新刷手,仅需浸泡于乙醇或新洁尔灭溶液5分钟,用碘尔康或灭菌王涂擦手和前臂,再穿无菌手术衣和戴手套。但应采用下列更衣方法:先将手术衣自背部向前反折脱去,手套的腕部随之翻转于手上,然后用右手扯下左手手套至手掌部,再以左手指脱去右手手套,最后用右手手指在左手掌部推下左手手套。若前一次手术受到污染,则连接施行手术前应重新洗手。

五、相关知识

1. 传统后开襟手术衣穿法　前面部分介绍的是全遮盖式手术衣的穿法,除此之外还有传统后开襟手术衣法,步骤如下。

(1) 手臂消毒后,抓取手术衣,双手提起衣领两端,远离胸前、手术台,认清手术衣里外及上下,双手分别提起手术衣的衣领两端,抖开手面朝向自己。

(2) 将手术衣向空中轻掷,两手臂顺势插入袖内,并略向前伸。

(3) 由巡回护士在身后协助拉开衣领两角并系好背部衣带,穿衣者前伸出衣袖。可两手臂交叉将衣袖推至腕部,或用手插入另一侧手术衣袖口内面,将手术衣袖由手掌部推至腕部,避免手部接触手术衣外面。

(4) 穿上手术衣后,稍弯腰,使腰带悬空,两手交叉提起腰带中段,腰带不要交叉,将手术衣带递给巡回护士。

(5) 巡回护士从背后系好腰带,避免接触穿衣者的手指。

2. 湿手套法

(1) 手消毒后,趁湿戴手套,先戴手套,后穿手术衣。

(2) 从盛手套的盆内取湿手套一双,盛水于手套内。

(3) 左手伸入手套后,稍抬高左手,让积水顺腕部流出,戴好。然后左手入右手手套翻折部之外圈戴右手手套,稍抬起右手,使积水顺腕部流出(先戴右手套亦可)。

(4) 穿好手术衣,将手套翻折部位拉到袖口上,不可露出手腕。目前,许多医院使用经高压蒸汽灭菌的干手套或一次性无菌干手套,有条件的医院不宜使用湿手套。

第二节　切口消毒、铺巾

第一部分　切口消毒

一、目的

杀灭手术切口处及其周围皮肤上的细菌,防止皮肤细菌移位进入切口内,预防术后切口感染。

二、适应证

凡是需通过皮肤或黏膜进入手术区域进行操作的任何手术,

均需要对手术切口区域进行消毒。

三、操作前准备

1. 病人的准备　择期手术病人，手术前应对手术区进行清洗和备皮，范围较广的剃毛是皮肤准备的常规，但在具有强有效的消毒条件或美容手术时可免去剃发。对于头部手术应剃除一部分或全部头发。儿科手术除在头部者以外不必去毛。剃发时间以接近手术时间为佳，但不应在手术室内进行。与口腔相通的大手术，特别是需植骨或植皮者，应先做口腔洁治、龋齿充填和残根拔除，并用1∶5000高锰酸钾液或1∶1000氯已定溶液含漱；取皮及取骨区应在术前1日彻底清洁、备皮，以乙醇消毒后用无菌敷料包扎。

2. 操作者准备　操作者应剪短指甲，戴好口罩和帽子，完成手及手臂消毒，了解病人拟行手术方案及主刀者的切口设计。

3. 物品准备　需准备的物品包括消毒棉球或方纱若干，消毒剂，托盘1个，卵圆钳1把。

手术区常用的消毒药物包括以下几种。①碘伏：含有效碘0.5%的碘伏水溶液，常用于皮肤和手的消毒，同时也可用于口腔黏膜的术前消毒，其作用优于碘酊，具有消毒彻底、刺激性小、着色浅的优点，是目前手术区域最常用的消毒剂。②氯已定溶液：为广谱消毒剂，刺激性小，故使用广泛。皮肤消毒浓度为0.5%，以0.5%氯已定-乙醇(75%乙醇)消毒效果更佳；口腔内及创口消毒浓度为0.1%。③碘酊：杀菌力强，但刺激性大，在不同部位的使用浓度不同(消毒颌面颈部为2%，口腔内为1%，头皮3%)。使用后应予以脱碘。碘过敏者禁用。④75%乙醇：最常应用，消毒力较弱，故常与碘酊先后使用，起脱碘的作用。

四、操作步骤

1. 准备一　站在病人右侧，检查消毒区皮肤清洁情况。

2. 准备二　手臂消毒后(不戴手套)，从器械护士手中接过盛有浸蘸消毒液的消毒棉托盘和无菌卵圆钳。

3. 消毒顺序 清洁切口皮肤采用离心形消毒，即从手术野中心开始，逐步向周围皮肤无遗漏地涂布消毒液；感染创口或肛门、会阴部的消毒采用向心形消毒，即从手术区外周清洁区域逐步向感染创口或肛门、会阴部涂擦。

4. 消毒方式 环形或螺旋形消毒常用于小手术野的消毒。平行或叠瓦形消毒多用于大术野的消毒。目前，普遍用0.5%碘伏进行手术区皮肤消毒。操作者用无菌卵圆钳夹持消毒棉球按顺序涂布消毒液，待第1遍消毒液晾干后，换无菌卵圆钳以同样的方式涂布消毒液，共消毒3遍。第2、3遍均不超出上一遍的范围。如用碘酊消毒，则第1遍为2%～3%碘酊，晾后再用75%乙醇涂擦2遍，脱净碘酊。消毒时不可留有空白，并避免消毒液流入病人呼吸道和眼内。

5. 消毒范围 头颈部手术消毒范围应至术区外10 cm，四肢、躯干手术消毒范围应包括手术切口周围15～20 cm的区域，以保证有足够的安全范围为原则。

(1) 头部手术皮肤消毒范围：头及前额。

(2) 口、唇部手术皮肤消毒范围：面、唇、颈及上胸部。

(3) 颈部手术皮肤消毒范围：上至下唇，下至乳头，两侧至斜方肌前缘。

(4) 锁骨部手术皮肤消毒范围：上至颈部上缘，下至上臂上1/3处和乳头上缘，两侧过腋中线。

(5) 胸部手术皮肤消毒范围：(侧卧位)前后过中线，上至锁骨及上臂1/3处，下过肋缘。

(6) 乳腺根治手术皮肤消毒范围：前至对侧锁骨中线，后至腋后线，上过骨及上臂，下过肚脐平行线。

(7) 上腹部手术皮肤消毒范围：上至乳头，下至耻骨联合，两侧至腋中线。

(8) 下腹部手术皮肤消毒范围：上至剑突，下至大腿上1/3，两侧至腋中线。

(9) 腹股沟及阴囊部手术皮肤消毒范围：上至肚脐线，下至大腿上 1/3,两侧至腋中线。

(10) 颈椎手术皮肤消毒范围:上至颅顶,下至两腋窝连线。

(11) 胸椎手术皮肤消毒范围:上至肩,下至髂嵴连线,两侧至腋中线。

(12) 腰椎手术皮肤消毒范围:上至两腋窝连线,下过臂部,两侧至腋中线。

(13) 肾脏手术皮肤消毒范围:前后过中线,上至腋窝,下至腹股沟

(14) 会阴部手术皮肤消毒范围:上至耻骨联合,包括肛门周围及臀部,下至大腿上 1/3 内侧。

(15) 四肢手术皮肤消毒范围:周围消毒,上下各超过一个关节。

6. 不同手术部位所用的消毒剂　由于手术病人年龄和手术部位不同,手术野皮肤消毒所用的消毒剂种类也不同。

(1) 幼儿皮肤消毒:幼儿皮肤柔嫩,一般用 75%乙醇或 0.75%碘酊消毒;对于会阴部、面部等处的手术区,则用 0.3%或 0.5%碘伏消毒。

(2) 颅脑外科、骨外科、心胸外科和普通外科手术区皮肤消毒:可用 0.5%碘伏消毒。

(3) 五官科手术消毒:面部皮肤用 75%乙醇消毒 2 遍,口腔黏膜、鼻部黏膜消毒用0.5%碘伏或 2%红汞消毒。

(4) 植皮术对供皮区的皮肤消毒:用 75%乙醇涂擦 2~3 遍。

(5) 皮肤受损污染者的消毒:烧伤创面和新鲜创伤的清创,用无菌生理盐水反复冲洗,至创面上基本清洁时拭干,烧伤创面按其深度处理,创伤的伤口内用 3%过氧化氢和 1∶10 碘伏浸泡消毒,外周皮肤按常规消毒。创伤较重者在缝合伤口前还需重新消毒铺巾。

五、注意事项

(1) 面部、口唇和会阴部黏膜、阴囊等处不能耐受碘酊的刺激,

宜用刺激性小的消毒剂来代替，如红汞或0.5%碘伏，以上两种消毒剂都不能与碘接触或混用。

(2) 消毒剂不能浸蘸过多，以免流散他处或引起周围皮肤黏膜的刺激与损伤。脱碘必须干净。

(3) 消毒的总体原则为先消毒相对洁净区，再消毒相对污染区域。注意每遍消毒范围都应以不超过前一次消毒范围为准。已接触消毒范围边缘或被污染部位的消毒纱布不能再擦清洁处。

(4) 确定消毒区域时，应对可能的手术范围有一个较准确的预判，尽量避免术过程中的二次消毒，如有延长切口可能，消毒时应对可能的手术区域进行消毒。

(5) 消毒腹部皮肤时，先在脐窝中滴数滴消毒剂，在皮肤消毒完毕后，用卵圆钳翻过棉球的另一侧将肚脐内的消毒剂拭干。

(6) 消毒者双手勿与病人皮肤或其他未消毒物品接触，消毒用钳不可放回术器械桌。

第二部分　铺　　巾

一、目的

显露手术切口所必需的皮肤区，遮盖病人其他部位，使手术周围环境成为较大范围的无菌区域，以避免和尽量减少手术中的污染。

二、操作前准备

(1) 病人准备：对病人手术区域的皮肤进行消毒。

(2) 操作者准备：需要两人操作，助手传递无菌巾和配合操作的护士或医生。操作者已完成手和手臂消毒，助手已完成穿手术衣和戴无菌手套。

(3) 物品准备：根据不同手术需要准备相应的一套无菌巾单，以腹部手术为例：无菌巾4块，中单2块，带孔剖腹大单1块，薄膜手术单 1 块或布巾钳 4 把。

三、操作步骤

(1) 铺巾者站在病人的右侧,确定手术区域。

(2) 器械护士传递无菌巾,将 1/4 治疗巾折边,前 3 块折向手术助手,第 4 块折向器械护士。铺巾者根据手术切口的走向判断铺巾顺序,先铺切口对侧或相对不洁区,最后一块铺于操作者的同侧。将翻折部铺于近切口侧,反折部朝下("一下二上三对四同";也可以按逆时针方向铺巾)。

(3) 取 4 把布巾钳固定无菌巾交叉处,或用薄膜手术巾贴附于手术野。

(4) 铺中单:铺巾者和器械护士两人分别站在手术床两侧,由器械护士传递中单,两人配合铺于切口上方和下方,内侧不超过无菌巾,头侧超过麻醉架,足侧超过手术台。

(5) 铺完中单后,铺巾者再洗手、穿灭菌手术衣、戴灭菌手套,然后铺带孔剖腹大单。

(6) 铺带孔的剖腹大单时,将开口对准切口部位,指示头部的标记应位于切口上方,与器械护士配合,将其向两侧展开,向上盖住病人头部和麻醉架,向下盖住器械托盘和床尾,两侧及足端应下垂过手术床沿 30 cm 以下。

四、注意事项

(1) 无菌巾铺下后,不可随意移动,如位置不准确,只能由手术区向内移,而不能向外移,以免污染手术区,否则更换新无菌巾。

(2) 消毒的手臂不能接触靠近手术区的灭菌敷料及器械护士的手,铺巾时,双手只接触手术单的边角部。

(3) 铺无菌巾单时,如被污染应当立即更换。

(4) 带孔剖腹大单的头端应盖过麻醉架,两侧和尾部应下垂超过手术台边缘 30 cm。手术野四周及托盘上的无菌巾共 4～6 层,手术野以外至少 2 层以上。

(5) 铺第 1 层无菌单者不穿手术衣,不戴手套,再次洗手、穿无菌衣、戴无菌手套后再铺大单。

(6) 对有可能扩大手术范围者,铺巾时应有所考虑和准备,避免临时再扩大消毒和重新铺巾。

第三节 外科基本操作

第一部分 切 开

一、目的

切开是进行外科手术的必要步骤,其目的是充分显露手术野,解剖人体内部组织,保证手术顺利进行。

二、适应证

任何外科手术;清除脓肿和病变组织。

三、禁忌证

结核性冷脓肿无混合性感染。

四、操作前准备

(1) 病人准备:洗净局部皮肤,需要时应备皮;复杂的切口应在预定切口区用笔划标对手术区域进行消毒、铺巾,选用相应的麻醉方式。

(2) 操作者准备:戴好口罩、帽子,进行手及手臂消毒,穿无菌手术衣,戴无菌手套。

(3) 物品准备:准备手术室器械(包括刀片、刀柄)或脓肿切开引流包、手套和治疗盘。

五、操作步骤

（1）局部皮肤常规消毒，戴手套，铺无菌巾，选用相应的麻醉方式，检查麻醉情况。

（2）根据手术切口的部位、长短和性质，采用相应的执刀方式，常用的执刀方式有以下四种。执笔式：适用于小的皮肤切口或较为精细组织的解剖等。执弓式：适用于较大的胸腹部切口。反挑式：先将刀锋刺入组织再向上反挑，适用于胆管、肠管的切开和局部小脓肿切开等。握持式：适用于范围较广的大块组织切割，如截肢等（图 4-1）。

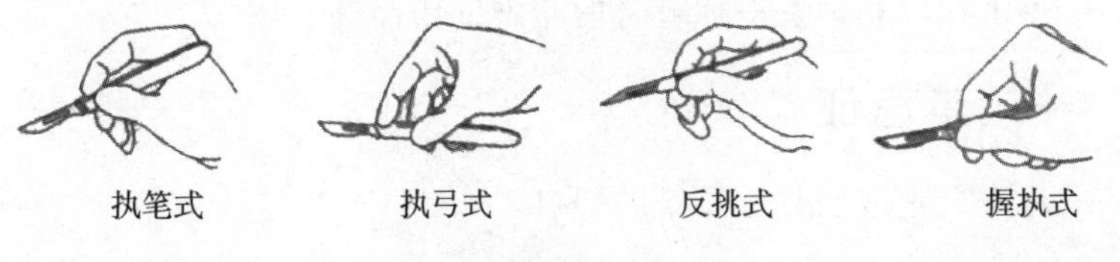

图 4-1　常用的执刀方式

（3）操作者左手拇指、食指分开，绷紧固定切口两侧的皮肤，并向切口的反方向牵拉：较大切口应由主刀和助手协作完成皮肤牵张动作。

（4）右手持手术刀，刀刃与皮肤垂直刺入皮肤，然后再转至与皮面成 45°斜角，均匀切开皮肤及皮下组织，直至预定切口的长度，再将刀转成 90°与皮面垂直方向，将刀提出切口。切开时用力均匀，力求一次切开皮肤全层，避免多次重复切割造成皮缘不整齐（图 4-2）。

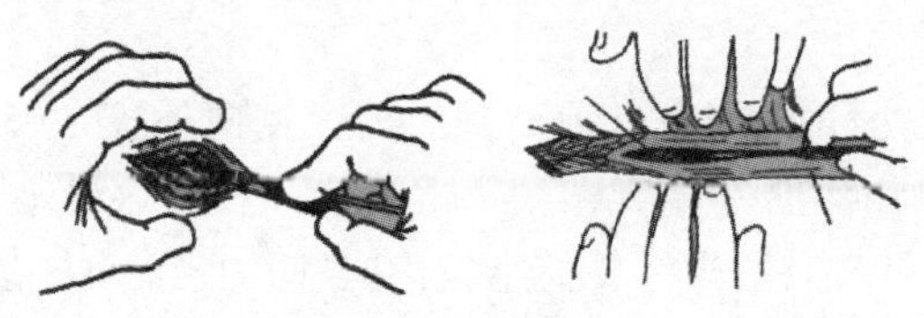

图 4-2　皮肤切开法

第二部分　缝　　合

一、目的

借缝合的张力将切开或切断，或因损伤而破裂或断裂的组织或器官进行再对合，消灭空隙，重建其连续性，促进其良好愈合和功能恢复。

二、适应证

手术切口和适宜一期缝合的新鲜创伤伤口。

三、禁忌证

污染严重或已化脓感染的切口。

四、操作前准备

无齿镊、有齿镊各1把，持针器1把，小血管钳2把，线剪1把，外科缝针数枚，缝线若干，无菌纱布若干。

五、操作步骤

不同部位的组织器官需采用不同的方式进行缝合。缝合的基本步骤以皮肤间断缝合为例说明如下。

(1) 进针：左手执有齿镊，提起皮肤边缘，右手执持针钳，用腕部臂力由外进，顺针的弧度刺入皮肤，经皮下从对侧切口皮缘穿出。

(2) 拔针：用有齿在针前端顺针的弧度向外拔，同时持针器从针后部顺势往前推。

(3) 夹针、出针：当针要完全拔出时，阻力已很小，松开持针器，单用镊子夹针继续外拔，持针器迅速转位再夹针体(后1/3弧处)，将针完全拔出，由第1助手打结，第2助手剪线，完成缝合步骤(图4-3)。

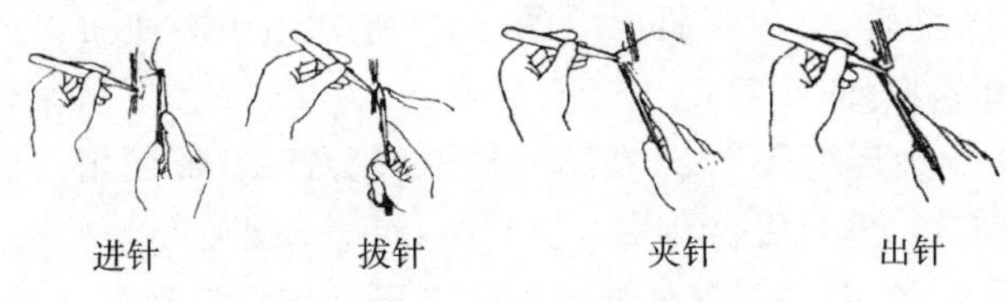

图 4-3 缝合步骤

六、常见的缝合方法

根据缝合后切口边缘的形态，缝合的方法可以分为单纯缝合法、内翻缝合法和外翻缝合法三类，每一类又有间断和连续两种。间断缝合和连续缝合各有其优缺点和适用范围。连续缝合的优点是较省时，止血作用较好，但缺点是遗留的缝线异物较多，一定程度上影响组织边缘的血供，不利愈合，并可使吻合狭窄。间断缝合费时，但无连续缝合的缺点，因此临床应用较广。

1. 单纯缝合法 适用于各种组织或脏器的手术切开、损伤或病理性破坏创口的缝合。缝合的深度、针距和两侧距创缘的距离应根据手术需要决定，但要尽可能均等，以达到对合整齐和美观。

（1）单纯间断缝合法：操作简单，应用最多，每缝一针单独打结，多用于皮肤、皮下组织、肌肉腱膜的缝合（图 4-4）。

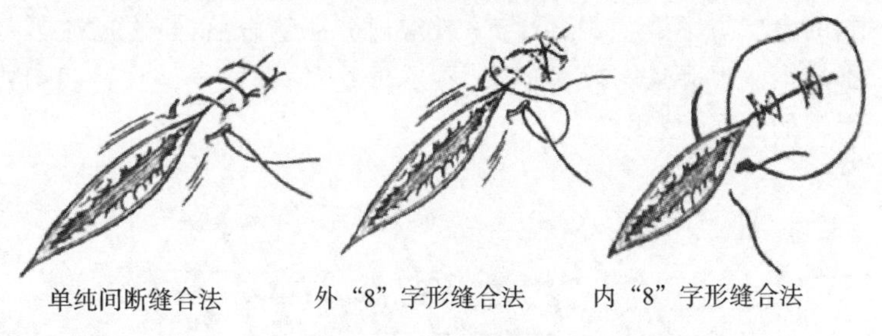

图 4-4 单纯缝合法

（2）“8”字形缝合法：由两个间断缝合组成，缝扎牢固省时，止血作用较好，缝合组织不易断裂，但缝合后组织皱缩，不够整齐。“8”字形缝合法有内“8”字形和外“8”字形两种，可用于腹腔、白线、皮下组织、筋膜、肌腱和肌肉等的缝合，亦常用于不便钳夹的出血点的缝扎止血（图 4-4）。

（3）单纯连续缝合法：在第一针缝合后打结，继而用该缝线缝合整个创口。缝合后容易使组织皱缩，对缝合处血供影响较大，留下缝线异物较多，一旦某处缝合断裂则可导致切口裂开。因此，单纯连续维合法仅适用于腹腔小切口，胃肠、血管吻合的缝合（图 4-5）。

（4）连续锁边式缝合法：操作省时，止血效果好，缝合过程中每次将线交错，多用于胃肠道断端的关闭、皮肤移植时的缝合，缺点与单纯连续缝合法基本相同（图 4-5）。

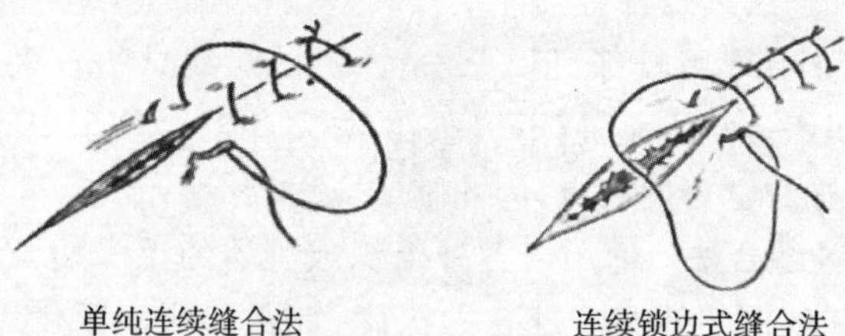

图 4-5 单纯连续和连续锁边式缝合法

（5）减张缝合法：用于愈合能力较差、张力过大的切口，亦用于腹壁切口裂开的再缝合。通常用 10 号丝线或不锈钢丝，先做切口两侧的全层贯穿缝合，然后待一般常规分层缝合后，再在减张缝线或不锈钢丝上穿进一段橡皮管，然后再扎紧，以减少结扎过紧对皮肤组织的压窄（图 4-6）。

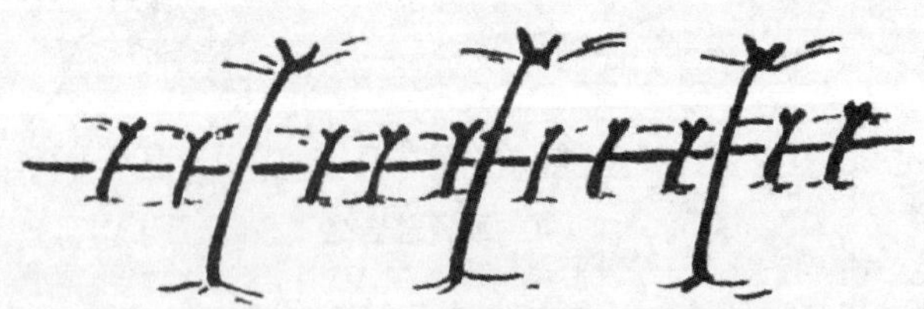

图 4-6 减张缝合法

2. 内翻缝合法　使缝合组织的边缘内翻，缝合后外面光滑，主要用于胃肠道的缝合，以保证愈合完善和减少污染。

(1) 垂直褥式内翻缝合法：又称 Lembert 缝合法，分间断和连续两种，常用间断法，一般用于胃肠道吻合时缝合浆肌层(图 4-7)。

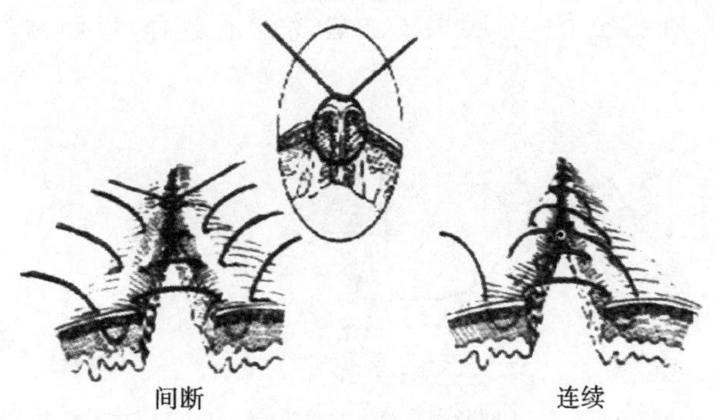

图 4-7　垂直褥式内翻缝合法

(2) 水平褥式内翻缝合法：分为以下三种(图 4-8)。①间断水平褥式内翻缝合法，又称 Halsted 缝合法，多用于胃肠道浆肌层缝合或胃肠道小穿孔修补。②连续水平褥式浆肌层内翻缝合法，又称 Cushing 缝合法，如胃肠道浆肌层缝合。③连续全层水平褥式内翻缝合法：又称 Connell 缝合法，如胃肠道全层缝合。

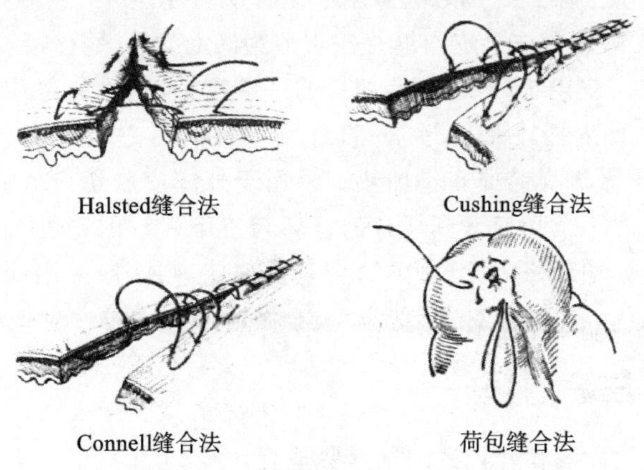

图 4-8　水平褥式内翻缝合法和荷包缝合法

(3) 荷包缝合法:在组织表面以环形连续缝合一周(图 4-8),结扎时将中心内翻包埋,表面光滑,有利于愈合。常用于胃肠道小切口或针眼的关闭、阑尾残端的包埋、造瘘管在器官中的固定等。

3. 外翻缝合法 外翻缝合法使缝合组织的边缘向外翻,保证缝合处内面的光滑,一般用于血管吻合或缝合,以防术后栓塞(图 4-9)。

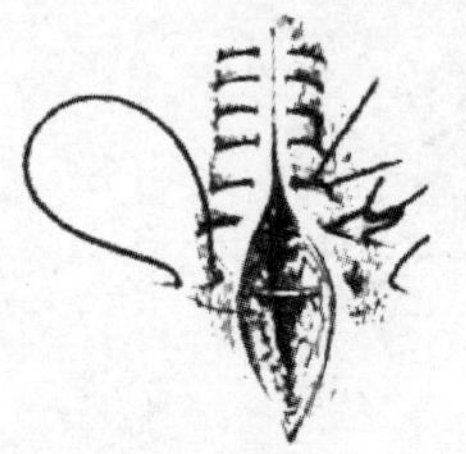

垂直褥式外翻缝合法

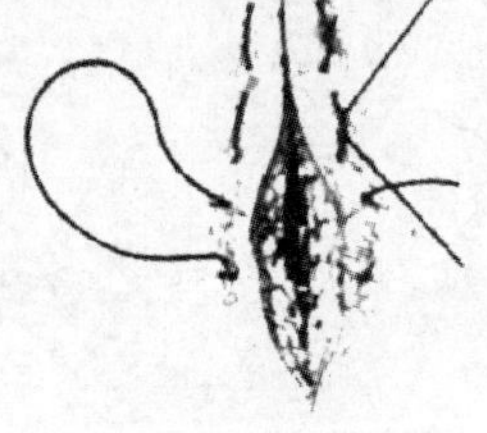

间断水平褥式外翻缝合法

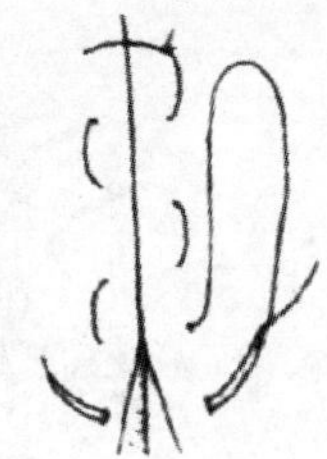

连续水平褥式外翻缝合法

图 4-9 外翻缝合法

(1) 垂直褥式外翻缝合法:其中的间断垂直博式外翻缝合法适用于松弛皮肤的缝合。

(2) 水平褥式外翻缝合法:分为间断和连续两种。间断水平褥式外翻缝合法又称横形褥式("U"字形)间断缝合,可用于皮肤缝合。连续水平褥式外翻合法多用于血管壁吻合。

4. 皮内缝合法 皮内缝合法可分为间断缝合及连续缝合两种(图 4-10)。皮内缝合要领:从切口的一端进针,然后交替从两侧切口边缘的真皮内水平穿过,一直缝到切口的另一端穿出,最后抽紧,两端可做蝴蝶结或布小球垫。常用于外露皮肤切口的缝合,如颈部甲状腺手术切口。其缝合的好坏与皮下组织的密度及层次对合有关。如切口张力大,皮下缝合对拢欠佳,则不应采用此法。此法缝合的优点是对合好,拆线早,愈合瘢痕小,美观。

七、注意事项

(1) 缝合线和缝合针的选择要适宜,一般选用线的拉力应胜过组织的张力。增加缝合后切口抗张力的方法是增加缝合密度,而

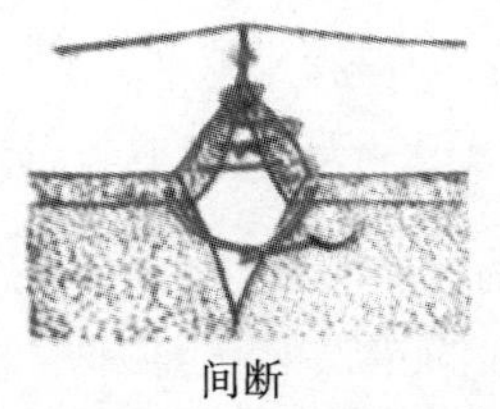
间断

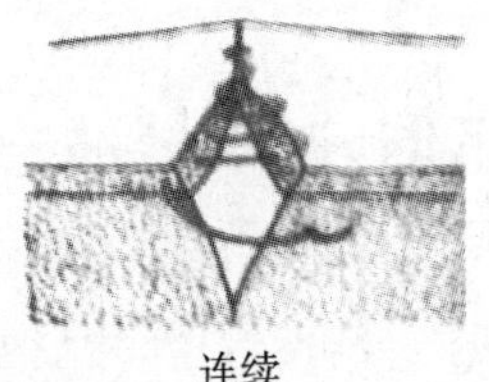
连续

图 4-10 皮内缝合法

不是增粗缝线。血管的吻合应选择相应型号的无损伤针线。

(2) 任何缝线都是异物，应尽量减少缝线的用量和避免体内过多残留。皮肤不可吸收缝线线头留 0.5～0.8 cm 长，便于拆线。

(3) 要保证缝合创面或伤口的良好对合。缝合应按组织的解剖层次分层进行，使组织层次严密，不要卷入或缝入其他组织，不要留残腔，防止积液、积血及感染。缝合的创缘距及针间距必须均匀一致，皮肤缝合以间断缝合为佳，针距 1.0～1.2 cm，创缘距 0.5～0.6 cm。这样看起来既美观，且张力一致，可避免伤口开裂。

(4) 注意缝合处的张力。结扎缝合线的松紧度应以切口边缘紧密相接为准，不宜过紧或过松，过紧或过松均可导致愈合不良。伤口有张力时，应进行减张缝合；伤口如缺损过大，则可考虑行转移皮瓣修复或皮片移植。

(5) 连续缝合的力量分布均匀，抗张力较间断缝合强，但如有一处断裂则可使全部缝合松脱，导致伤口裂开。伤口裂开容易造成感染，其处理比间断缝合更加困难。因此，如无特别需要，特别是对于不可吸收线，应避免使用连续缝合法。

第三部分 打 结

一、目的

打结是外科最基本的操作技术之一。手术中的止血和缝合均需要进行结扎，正确而熟练地打结，能迅速地进行止血缝合，保证手术成功。

二、结的种类

临床上常用的外科打结方法有单结、方结、三重结和外科结(图 4-11),在打结过程中,常常出现的错误有假结和滑结,应尽量避免。

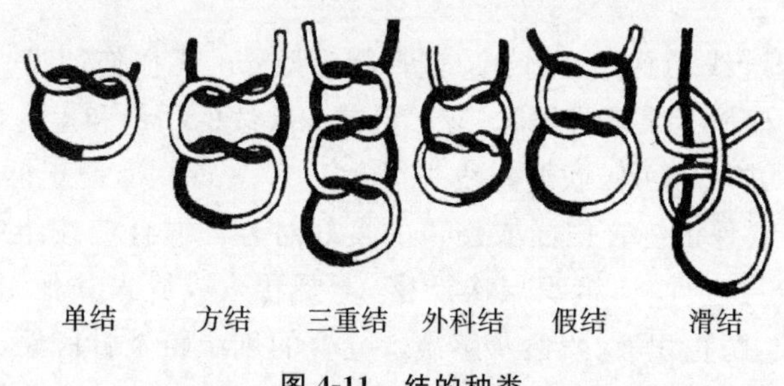

图 4-11　结的种类

1. 单结　单结是外科结扣的基本组成部分,仅绕一圈,易松脱,结扎时不宜单独使用。

2. 方结　由两个相反方向的单结重叠而成的。其特点是两个单结来回交错,第 1 个结的方向与第 2 个结相反。该方法着力均匀,不易滑脱,牢固可靠,是外科手术中主要的打结方式。

3. 三重结　三重结是目前最常用的打结方法,即方结的加强结,在方结的基础上再重复反方向打一个结,共三个结。该方法加强了结扎线间的摩擦力,防止线结松散滑脱,最为牢固可靠,一般在较大血管结扎时采用。

4. 外科结　外科结是指在打第 1 个结时绕两次,再反方向打第 2 个结。其目的是使第 1 个结的摩擦力增大,打第 2 个结时不易滑脱和松动,使结扎更牢固,常用于结扎较大血管和张力较大的组织。

三、操作方法

手术中常用的打结方法有单手打结法、双手打结法和器械打结法三种。

1. 单手打结法　应用最为广泛的一种打结方法。操作者一手持线，另一手打结，主要动作由拇指、食指和中指三指完成（图4-12）。凡“持线”“挑线”“钩钱”等动作必须运用手指末节近指端处，才能做到迅速有效。单手打结法操作简便迅速，但在完成第1个结，松手再打第2个结时，第1个结容易松开，故单手打结法不宜用于组织张力较大、重要血管的结扎，也不适于深部操作。

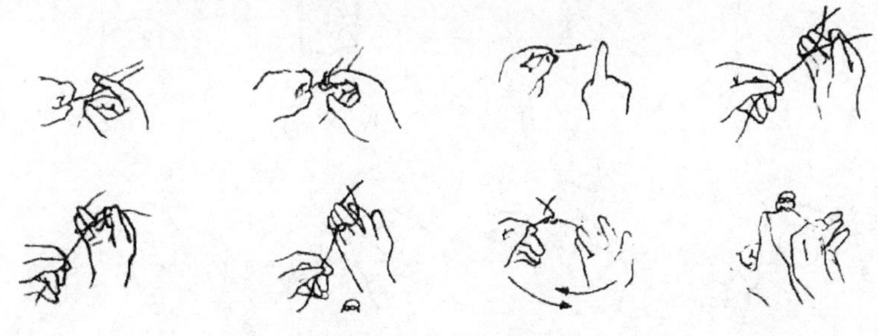

图4-12　单手打结法

2. 双手打结法　用左手中指、无名指和小指持同侧或远离操作者一侧线段，右手执另一侧线段，左手拇指绕过并压住右侧线段，挑起左侧线段，再将右侧线段向上绕过左手持线段构成线环，用左手拇指和食指夹住右手所持线端，穿过线环并将线头递给右手，双手将结扎线拉紧，完成第1个单结，此时双手稍用力使已完成的第1个线结不松，用左手拇指挑起左手所持同侧线段，右手拉过所持线段压在左手拇指和所持线段上构成线环，然后退出左手拇指，用左手拇指和食指夹住右手所持线端，由下向上穿过线环将线端递给右手并向右侧拉紧，完成其相反方向的第2个单结（图4-13）。双手打结法比单手打结法操作更稳妥、牢靠。

3. 器械打结法　器械打结法是指用持针钳或血管钳打结，方便易行，用于深结扎、线头较短用手打结有困难时，但缝合有张力的创口时不易扎紧。为防止滑脱，可在打第1个结时连续缠绕2次形成外科结。

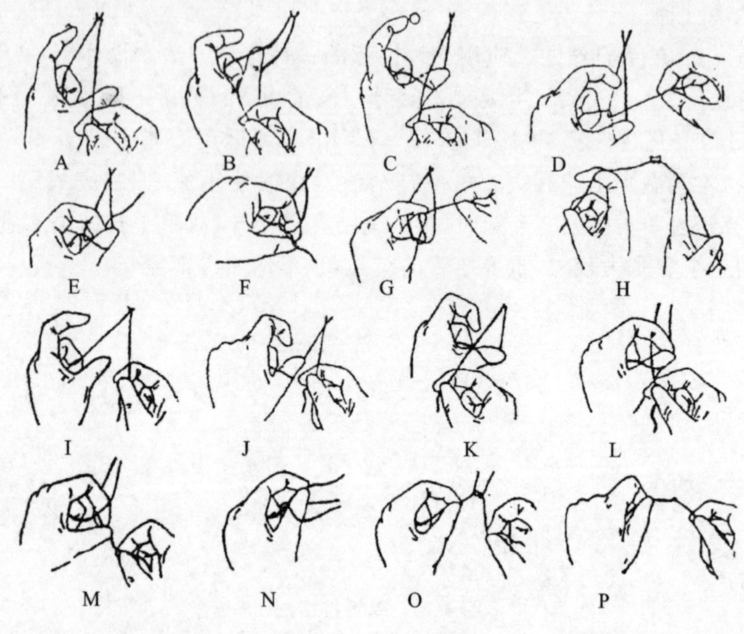

图 4-13　双手打结法

四、注意事项

(1) 无论用哪种方法打结，第 1 个结与第 2 个结的方向不能相同，否则就成假结(线交叉而手不交叉)。

(2) 每一结均应摆平后再拉紧，忌成锐角拉紧，否则稍用力，线就被拉断。

(3) 两手用力应缓慢均匀，如果只拉紧单侧线，则可成为滑结。受力的点应与结扎点在一条直线上，两手不宜离线结太远，特别是深部打结时，最好用一手指按线结近处，徐徐拉紧，否则易将线结扯断或因未扎紧而滑脱(三点一线)。

(4) 在打第 2 个结时，防止第 1 个结松开，有时可以由助手用无齿镊或血管钳将第 1 个结压住，待第 2 个结扣拢时将无齿镊或血管钳移去。

(5) 埋在组织内的线结，只要不引起线结松脱，线头越短越好，丝线、棉线线头一般留 1～2 mm，但较大血管的结扎，则应略长，肠线留 3～4 mm，不锈钢丝留 5～6 mm。

第四部分　拆　　线

一、目的

(1) 手术切口缝线为异物，需在适当的时间被剪除(可吸收线除外)。

(2) 手术切口发生某些并发症(如切口化脓性感染、切口皮下血肿、切口脂肪液化等)时，均需拆除局部缝线，去除局部异物，便于充分引流，促进伤口愈合。

二、适应证

1. 正常手术切口

(1) 缝线的拆除时间，应根据切口部位、局部血液供应情况、病人年龄、营养状态、既往病史及用药史来决定。

(2) 一般情况下，头、面、颈部术后拆线时间为 4～5 天，下腹部、会阴部为 6～7 天，胸部、上腹部、背部、臀部为 7～9 天，四肢为 10～12 天(近关节处可适当延长)，减张缝线 14 天可拆除。

(3) 青少年病人的拆线时间可适当缩短，年老、营养不良、器官移植术后、有皮质激素类药物服用史病人的拆线时间应适当延迟，有时可先间隔拆线，1～2 天后再将剩余缝线拆除。

2. 感染、皮下血肿、切口脂肪液化

对此类切口应提前局部拆线。拆线范围应局限于搏动感明显处，且只能拆除切口皮肤处缝线，勿拆除深部肌肉层缝线。拆除局部缝线后必须做到通畅引流，观察引流液性状，留取标本行病原学培养及药敏试验，但不推荐局部使用抗生素治疗；应勤换药以利于切口愈合。

三、延迟拆线指征

(1) 年老体弱、严重贫血、消瘦或轻度恶病质者。

(2) 严重水、电解质紊乱尚未纠正者。

(3) 伴有呼吸道感染,且咳嗽未控制的胸、腹部切口的病人。

(4) 切口局部水肿明显且持续时间较长的病人。

(5) 糖尿病病人。

(6) 有糖皮质激素类药物服用史的病人。

(7) 器官移植术后的病人

(8) 大量腹水等腹内压增高的病人。

四、操作前准备

1. 病人准备

(1) 向病人及家属解释操作的目的及必要性,交代需配合的事项,安慰病人,消除其紧张情绪。

(2) 了解伤口局部情况,对操作过程可能出现的状况做出评价。

(3) 病人采取最舒适及切口暴露最好的体位。注意保护病人隐私。

(4) 注意保暖,避免着凉。

(5) 如伤口较复杂或疼痛较重,可适当应用镇痛或镇静药物缓解病人的恐惧及不安。

2. 操作者准备

(1) 了解情况:了解病人切口的情况,评估需准备的用物,协助病人体位摆放。

(2) 安排时间:避开病人进食时间,操作前半小时勿清扫房间。

(3) 决定顺序:多个伤口时,先处理清洁伤口,再处理污染伤口,避免交叉感染。

(4) 无菌准备:戴帽子、口罩和洗手等。

(5) 拆线地点:根据切口情况、病人一般情况等选择在病房或换药清创室进行拆线。

3. 物品准备

(1) 无菌包:治疗盘(碗)2个,有齿镊及无齿镊各1把或血管钳2把,拆线剪1把。

(2) 换药用品:碘伏、生理盐水、棉球若干,根据伤口选择敷料、胶布卷及无菌手套等。

(3) 其他用品:胸带、腹带、探针、注射器、棉签、75%乙醇、2%碘酊、汽油或松节油等。

五、操作步骤

1. 消毒　取下切口敷料,用碘伏棉球消毒切口及周围皮肤5～6 cm,待干。

2. 剪线　用镊子夹住线头轻轻提起,把埋在皮内的线段拉出针眼之外1～2 mm,将拆线剪尖端插进线结下的空隙,紧贴针眼,将由皮内拉出的线段剪断,拆线过程中避免皮肤外的线段经过皮下,以避免感染。

3. 拉线　将缝线向切口的缝线剪断侧拉出,动作轻柔;若向对侧硬拉可能因张力导致切口被拉开,且病人疼痛明显(图4-14)。

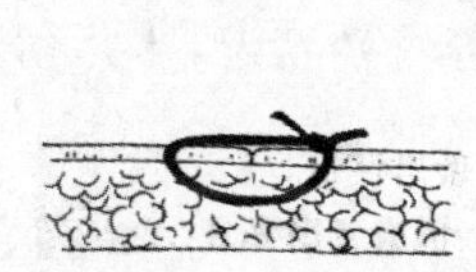
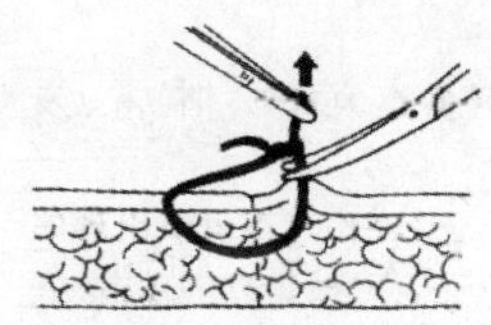
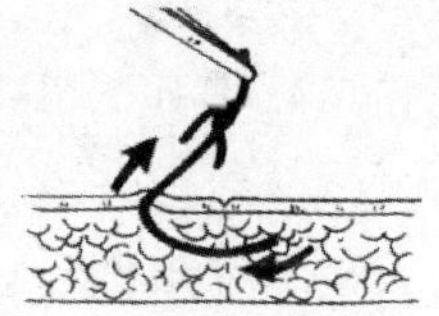

图4-14　拆线过程示意图

4. 覆盖　切口拆线后用碘伏棉球再次消毒,覆盖无菌敷料,胶布固定。

六、注意事项

(1) 拆线后24小时内避免沾湿。

(2) 短期(6～8周)内避免剧烈活动,防止形成张力对切口造成影响;年老、体弱、糖尿病及皮质激素服用病人的活动更应该延后。

七、相关知识

1. 蝶形胶布的使用 拆线后如发现切口局部愈合不良,开裂,但无明显局部皮下积液、化脓等情况,则可用蝶形胶布在酒精灯火焰上消毒后,将两侧拉合固定,包扎。

2. 间隔拆线 对切口较长、局部张力较高、营养状况较差及有其他不利于切口愈合因素的病人,在到了常规拆线时间时,可先间隔拆去一半缝线,若无明显异常,在1～2天后再拆除余下缝线。

第五部分 换 药

一、目的

观察切口情况及其变化,及时发现和处理切口感染,通过规范的换药操作,为切口愈合创造有利条件。

二、适应证

(1) 对Ⅰ类切口,如无渗液、肿痛、发热等特殊情况,术后每3～5天换药1次。

(2) 对Ⅱ类切口,如无渗液、肿痛、发热等特殊情况,术后每2～3天换药1次。

(3) 对Ⅲ类切口,视渗液量,需每天换药甚至每天换药多次。

(4) 切口有血液流出,需止血。

(5) 新鲜肉芽创面,每隔1～2天换药。

(6) 烟卷或皮片引流切口,每天换药1～2次,保持敷料干燥,及早拔除。

(7) 硅胶管引流切口,每2～3天换药1次,视引流量及早拔除。

三、操作前准备

1. 病人准备

(1) 告知病人换药的目的、操作过程及可能出现的情况。

(2) 注意保暖,避免着凉。

(3) 采取换药部位暴露最好且舒适的体位,注意保护病人隐私。

(4) 如切口疼痛明显,可适当给予镇痛药物。

2. 操作者准备

(1) 了解换药部位的情况,评估换药过程中可能出现的状况,协助病人摆放体位。

(2) 安排时间:避开病人进食时段,操作前半小时勿打扫换药房间。

(3) 决定顺序:多处换药时,先换清洁切口,再换污染切口,避免交叉感染。

(4) 无菌准备:戴帽子、口罩,洗手。

(5) 换药场所:根据用品、人员及切口情况,选择在病房或换药室进行。

3. 物品准备

(1) 治疗车及车上物品(注意物品有效期)。①换药包:内含换药碗(盘)2 个,有齿、无齿镊各 1 把或血管钳 2 把,手术剪 1 把。②换药用品:2%碘酊和 75%乙醇棉球或碘伏、生理盐水、棉球若干,根据切口选择敷料和胶布。

(2) 其他用品:根据需要,酌情准备引流物、探针、注射器、标本容器、胸带、腹带或绷带等。

四、操作步骤

1. 一般换药

(1) 打开换药碗,制作消毒棉球。相对清洁的换药碗远离换药部位,相对污染的换药碗靠近换药部位。

(2) 揭去敷料,暴露切口。用手揭去外层敷料,将被污染的敷料内面向上放在相对污染的换药碗内,再用一把镊子轻轻揭去内层敷料。如分泌物干结黏着,可用生理盐水湿润后再揭下,以免损伤。

(3) 观察切口,了解渗出。观察切口有无红肿、出血、分泌物,并观察其性质,注意创面皮肤、黏膜和肉芽组织的颜色变化。

(4) 清理切口,更换引流物。一把镊子可直接接触切口,另一把镊子专用于从换药碗中夹取无菌物品,递给接触切口的镊子(两不可相碰);先用消毒棉球自内向外消毒切口周围5 cm范围皮肤 2次,然后以生理盐水棉球轻轻拭去切口分泌物,拭净后根据需要,安放引流物(如布、凡士林纱布、皮片或引流管)。

(5) 覆盖切口,固定敷料。盖上敷贴或无菌干纱布,以胶布粘贴固定,胶布粘贴方向应与肢体或躯体长轴垂直。如创面大、液多,可加用棉垫。关节部位胶布不易固定时可用绑带包扎。

(6) 换药结束,协助病人整理衣物;非一次性器械放入器械回收桶,污染的料放入医疗垃圾桶内。

2. 特殊情况

(1) 缝线处有脓肿或缝线周围红肿:挑破脓头或拆除缝线,必要时撇开伤口引流,按Ⅲ类切口处理。

(2) 肉芽过度生长的创面:如肉芽色泽淡红或灰暗,表面呈粗大颗粒状,水肿发亮高于创缘,可将其剪除,再用生理盐水棉球拭干,压迫止血;也可用 10%～20%硝酸银烧灼,再用等渗盐水擦拭;若肉芽轻度水肿,可用 3%～10%高渗盐水湿敷。

(3) 脓液或分泌物较多的创面:应用咽拭子或针筒等留取分泌物标本送细菌培养和药敏试验,选用敏感抗生素治疗。可用消毒溶液如呋喃西林溶液或碘伏等湿敷;对于有较深脓腔或窦道的切口,可用生理盐水或消毒溶液冲洗后放置适当的引流物。

(4) 慢性顽固性溃疡:寻找病因,改善全身状况;高压氧治疗,局部用去腐生肌药物等。

(5) 特殊感染切口:如气性坏疽、破伤风、铜绿假单胞菌感染,换药时必须严格隔离，只用必要物品，用过的器械和敷料要专门处理。

3. 引流物的种类

(1) 凡士林纱条：用于新切开的脓腔或不宜缝合的切口。凡士林纱条的优点是保护肉芽和上皮组织，不与创面粘连；缺点是不吸收分泌物，不适合于渗出物较多或深部的切口。

(2) 纱布引流条：用于切开引流后需要湿敷的切口，对脓液有稀释和吸附作用。

(3) 硅胶引流条：用于术后渗血或脓腔开口较小的切口。

(4) 烟卷引流条：用于腹腔引流或肌层深部脓肿的引流。烟卷引流条是将纱布卷成长条形做引流芯，然后用乳胶皮片包裹，形似香烟，主要利用管芯纱布的毛细管作用引流。

(5) 硅胶引流管：用于腹腔或深部感染的引流。

(6) 双腔或双套引流管：用于腹腔内深部和分泌物持续大量产生区域的引流。双腔或双套引流管为平行的双管或粗管套细管，各自顶端均有数个侧孔，双腔管的一管和双套管的细管用于引流，另一管进空气。

(7) 特殊管状引流物：多为适应某些空腔脏器的特点或特殊的引流功能要求而制，如专用于引流胆管的 T 管，用于引流膀胱或肾盂、胆囊造口的蕈状引流管等。

4. 引流物的放置

(1) 脓腔应先排净脓液，清洗、吸干后再放引流物。

(2) 探明切口深度、方向和大小，将引流物一端放置于底部，向上拔出少许，使之与底部肉芽稍有距离，另一端放在切口的浅面，以利于肉芽生长。

(3) 腹腔引流最好应另戳孔引出，以免影响主要切口的愈合。

(4) 纱布引流时应去除碎边，以防将异物遗留于切口内。

(5) 引流物应妥善固定。

(6) 长期放置引流物时，应定期更换引流物。

5. 引流物的拔除

(1) 拔除时去除缝线，松动、旋转，使其与周围组织充分分离。

(2) 注意拔出引流物的数量和完整性，有无残留物。

(3) 术后预防性的引流物应一次性拔除。

(4) 脓腔引流物应逐渐拔除，退管过程中如见侧孔，应予以拔除。

(5) 多条或多根引流物应逐条或逐根拔除。

五、注意事项

1. 切口出血　探查切口后如见裸露血管出血，应予以结扎止血；如未见裸露血管，仅见较多渗血，则应用多层纱布及蝶形胶布或绑带加压包扎止血；同时检测有无血液系统及凝血功能异常。

2. 引流管拔除后出血　胸腔或腹腔引流管拔除后出血可密切观察出血量、颜色、速度及其变化趋势，必要时进行外科手术处理；非空腔部位的引流管拔除后出血可采用加压包扎并观察出血情况。

3. 引流管断裂　引流管断裂时，评估引流管断端与体表的距离，可用镊子或血管钳轻轻沿管道拭取，如失败，必要时进行外科手术取出。

第四节　脊柱损伤病人的搬运

一、目的

初步评估病情，尽快将病人转运至有条件的医疗机构进行详细检查。

二、适应证

创伤后可疑脊柱损伤需要进行专业评估和处理的病人。

三、禁忌证

（1）无绝对禁忌证。

（2）相对禁忌证包括病情危重，生命体征不稳定，合并心搏骤停、休克、大出血、窒息等危及生命的情况。应待心肺复苏、抗休克、止血、清理口鼻等抢救结束，病人生命体征平稳后再行转运。

四、操作前准备

1. 病人准备

（1）向病人及其家属解释操作的目的及必要性，告知转运目的地，可能的风险和需配合的事项，安慰病人，消除紧张情绪。

（2）如存在危及生命的病情，如呼吸道梗阻、心搏骤停、复杂骨折及大出血等，可在现场做紧急气管插管或气管切开、心肺复苏、骨折的固定及止血包扎等。

2. 操作者准备

（1）根据病情准备转运器材。

（2）协助病人摆放体位：以仰卧位为主，应在初步评估病情后再行必要的移动。

3. 物品准备

（1）脊柱板及相应配套的头部固定器、固定带及颈托。

（2）骨折包扎固定物品，如绷带、三角巾、夹板、纱布、棉垫及棉纸。

（3）其他急救设备，如呼吸皮囊、除颤仪、心电监护仪、急救药物及输液器等。

五、操作步骤

以病人仰卧位为例的脊柱损伤病人搬运的操作步骤见表4-1。

表 4-1　脊柱损伤病人搬运的操作步骤

操作者甲	操作者乙	操作者丙
1. 快速询问病史： 蹲于病人身旁，评估其意识，确保呼吸道通畅。如病人清醒，告诉病人将要被转运，安抚病人。 2. 快速评估生命体征，口述结果，测量呼吸、脉搏和血压，并做好记录。 3. 乙上头锁后测量病人颈长并安放颈托。 4. 充分暴露，快速查体，口述结果，如：颅骨无损伤，眉弓无损伤，瞳孔等大等圆，颧弓无损伤，鼻骨无损伤，口鼻无出血，耳道无出血，下颌无损伤，气管居中，骨无压痛，肋骨无损伤，腹部无损伤，骨盆无损伤，会阴无损伤，下肢无损伤且关节活动可，上肢无损伤且关节活动可。 5. 协助丙处理异常情况	1. 安放颈托。 2. 蹲于伤者头侧，上头锁，必要时协助助手系固定带及抬脊柱板。 3. 固定头部	1. 准备脊柱板、衬垫、绷带、夹板，正确系牢固定带，抬脊柱板放于伤者一侧，注意观察脊柱板的头尾端。固定带位置：数字代表脊柱板侧孔的位置(13356)，或两侧对称地系于上臂、前臂、大腿、小腿、踝部水平，根据脊柱板的不同类型进行相应调整。 2. 处理异常：止血、包扎、固定，如考虑骨盆骨折，需在臀下安放三角巾

续表

操作者甲	操作者乙	操作者丙
1. 完成必要的包扎固定后,上胸锁。 2. 然后一手置于病人的肩部,另一手置于病人的髋部,准备翻身,注意将病人双手交叉置于腹部	1. 甲上胸锁后上头肩锁,长手置于甲一侧。 2. 待甲、丙准备完毕后,发出翻身指令"一二翻"将伤者翻转 90°	一手置于伤者的前臂,另一手置于病人的膝部,准备翻身
1. 快速脊柱查体,口述结果:背部无损伤,脊柱无压痛。 2. 协助丙安放脊柱板		将脊柱板尽量拉至病人身下
	发出指令"一二放",将病人放至脊柱板上	
上胸锁	甲上胸锁后更换至肩锁	
双手交叉于病人身下,听指令与丙一同将病人移至脊柱板正中	发出指令"一二移"	双手交叉于病人身下,听指令与甲一同将病人移至脊柱板正中
上胸锁	固定颈托至脊柱板上	
系紧固定带,数字代表侧孔位置,其中 1、3 交叉系,第 2 个 3 斜着系到 4,5、6 垂直于脊柱板	固定头部	协助甲系固定带,必要时带下安放衬垫

续表

操作者甲	操作者乙	操作者丙
1. 转运。 2. 密切观察病人神志及生命体征，保持呼吸道通畅，必要时吸痰（口述）	1. 发出指令："一二起"。 2. 发出指令："一二放"	听指令抬起脊柱板

六、注意事项

(1) 如病人为俯卧位，则需先检查病人背部，再使用仰翻法将病人调整为仰卧位并直接翻转至脊柱板上，然后依次进行评估。仰翻法具体步骤如下。

①甲跪或蹲跪在病人身旁，并使用胸锁制动病人的头部及颈部。

②乙跪在病人头端，并使用头肩锁固定病人，长手在甲的一侧。

③甲用一手抓住病人肩部，另一手抓住病人髋部，丙用一手抓住病人前臂，另一手抓住病人膝部或腿部，由乙发令一起将病人翻转 90°。

④甲用一臂如胸锁般夹住病人胸部，并用该手抓紧病人下巴，另一手肘部固定在自己前大腿上，再把该手由头顶滑入至承托病人头部。

⑤乙转换左右长短手，再用头肩锁固定及承托病人头部。

⑥甲一手按肩，另一手拉板，和丙一同把长脊柱板拉至紧贴病人，由乙发令一起把病人翻转至仰卧在脊柱板上。

⑦甲用胸锁制动，使乙调整为肩锁，对病人进行必要的上下移动。

⑧甲用胸锁制动，使乙调整为头锁固定。

(2) 颈托固定前需先行颈部测量，具体手法为，操作者拇指垂直于掌心，与食指形成平面，用拇指抵住病人下颌，测量其切线与肩峰最高处的指间距。

(3) 操作者行各种锁固定时，除双肩锁之外，肘部必须有支点，一般以地面或操作者双膝为支点。操作过程中，必须在下一个锁固定之后才能放开上一个锁。

(4) 口令由操作者乙统一发出。

(5) 如病人未移动至脊柱板正中，可调整病人位置。如需向上移动，则乙取双肩锁，甲、丙一手手掌托于病人腋下，另一手握于脊柱板上端，向上提拉病人的同时向下推移脊柱板。如需向下移动，则乙行双肩锁向下用力。

(6) 转运过程中，操作者需对病人的生命体征进行评估，内容包括瞳孔、呼吸、循环，面部、口唇及肢端颜色，骨折固定及出血包扎是否稳妥。评估时间一般为 30 分钟，病情危重者为 15 分钟。

(7) 最后一步转运时，根据病情可增加一名操作者。

七、并发症及处理

1. 病人跌落脊柱板　应立即重新评估，寻找可能的新发伤情，检查原有受伤部位，根据需要进行相应的固定包扎处理。如病人配合欠佳，应酌情考虑镇痛治疗。

2. 窒息　应调整病人体位至卧位，清除病人口鼻分泌物，必要时吸痰，安放人工气道或进行心肺复苏等。

八、相关知识

各种“锁”的具体手法

“锁”是指在搬运过程中固定病人各个部位的具体动作。

头锁：用于固定头部。操作者跪于病人头侧，双肘固定在地上或膝上，尽量张开手指，拇指置于病人额顶，其余四指张开，捉紧头颅，注意不能覆盖耳朵。

肩锁：用于上下或横行移动病人。操作者跪于病人头侧，双手翻腕固定病人肩部，用双前臂夹紧病人头部，用力捉紧肩部。

胸锁:用于转换其他制动锁。操作者跪或半蹲于病人一侧,一手按住病人前额,另一手手臂置于病人胸骨上,用拇指和食指分别按住病人两额,手掌不可盖住病人口鼻。

头肩锁:整体翻动病人时,固定头部。操作者跪于病人头侧,翻向的一方使用长手,将该手肘部固定在大腿近膝处,前臂紧贴病人头部,不翻腕抓住病人肩部。短手的肘部固定在另一侧大腿上,拇指置于眉顶额角,其他手指捉紧病人枕部。

胸背锁:用于把坐着的病人躺卧在脊柱板上,脱掉头盔时头颈部胸背固定。操作者跪于病人侧旁正向病人,双臂分别夹住病人胸背部,双手手腕向下压锁,分别捉紧病人的额骨或下巴及后枕部,手掌不可盖住病人口鼻。

第五节　石膏固定技术

一、适应证

(1) 小夹板难于固定的某些部位的骨折,如脊柱骨折。

(2) 开放性骨折清创缝合术后,创口尚未愈合,软组织不宜受压,不适合小夹板固定者。

(3) 病理性骨折。

(4) 某些骨关节术后,需要较长时间固定于特定位置,如关节融合术。

(5) 为维持畸形矫正术后的位置。

(6) 化脓性关节炎、骨髓炎,需固定患肢,控制炎症。

二、禁忌证

(1) 确诊或可疑伤口有厌氧细菌感染者。

(2) 进行性水肿的病人。

(3) 全身情况恶劣,如休克的病人。

（4）严重心、肺、肝、肾等疾病的病人，孕妇，进行性腹水病人禁用大型石膏。

三、操作要点

（1）皮肤应清洗干净，有伤口者更换敷料，纱布、棉垫和胶布条均纵行放置。

（2）肢体关节固定在功能位或所需要的特殊位置，并抬高患肢，以有利于减轻、消除肿胀。

（3）包石膏绷带的基本手法　将石膏绷带沿肢体表面滚动粘贴于肢体上，动作敏捷正确，由近至远，松紧适度（切忌将石膏绷带拉得过紧），层次均匀，依次盖住石膏圈的下1/3，宜用手掌充分塑型，以增强固定效能，切忌以指端挤压石膏，以防局部压迫皮肤产生溃疡。

（4）露出指（趾），以便观察肢体血供及感觉、运动功能。

（5）石膏未凝固前不宜改变肢体位置，以免折断石膏，影响固定效果。石膏定型后（一般需5～8分钟）修整切去多余部分，用红蓝铅笔注明石膏固定的日期、预定拆除石膏日期和诊断。有伤口者，应对准伤口，在石膏上划好开窗位置。

四、注意事项

（1）要维持石膏固定的位置至石膏完全凝固。

（2）搬动运送伤员时，注意避免折断石膏，如有折断应及时修补。

（3）石膏固定期间，应进行肌肉主动舒缩功能锻炼，以改善血供，延缓和减轻肢体废用性萎缩。

（4）石膏固定后应抬高患肢，防止肿胀。

（5）肢体肿胀消退后，若石膏过松，失去固定效能，应及时更换。

（6）要密切观察肢体远端血液循环、感觉和运动情况。

（7）天气冷时，要注意石膏固定部位保暖。

（8）新生儿、婴幼儿不宜长期石膏固定。

第六节 胸腔闭式引流术

一、目的

胸腔闭式引流术用于排出胸腔内积气、积液和积血，恢复和保持胸腔内负压，维持纵隔的正常位置，促使术侧肺迅速膨胀。

二、适应证

(1) 中量、大量气胸，开放性气胸，张力性气胸。

(2) 胸腔穿刺术治疗下肺无法复张者。

(3) 需要使用机械通气或人工通气的气胸或血气胸者。

(4) 拔除胸腔引流管后气胸或血胸复发者。

(5) 剖胸手术。

三、禁忌证

无特殊禁忌证。

四、操作前准备

1. 病人准备

(1) 向病人及其家属解释操作的目的及必要性，告知可能的风险和需配合的事项，安慰病人，消除紧张情绪。

(2) 签署手术知情同意书。

2. 操作者准备

(1) 操作前详细了解病人病史，并行胸部查体，参阅病人胸部X线或CT片，包裹性胸腔积液可结合超声检查确定穿刺点。

(2) 戴口罩、帽子，规范洗手。

3. 物品准备

胸腔穿刺包、引流管、无菌手套、5 mL及50 mL注射器、治疗盘、2%利多卡因、0.5%碘伏、棉签或无菌棉球、纱布、胶带及闭式引流装置。

五、操作步骤

(1) 核对病人姓名、病历号及穿刺部位(左侧或右侧)。

(2) 测量病人生命体征。

(3) 体位:病人取平卧位或半卧位。

(4) 根据临床诊断选择适宜的穿刺点。

①气胸引流一般选取前胸壁锁骨中线第2肋间隙,血胸则在腋中线与腋后线间第6~8肋间为穿刺点。

②确定后标记穿刺点。

(5) 消毒、铺巾:穿刺部位用0.5%碘伏常规消毒2次,范围以穿刺点为中心直径15 cm,戴无菌手套,铺消毒洞巾。

(6) 麻醉:5 mL注射器抽取2%利多卡因5 mL,针在下一肋骨上缘的穿刺点斜刺入皮内,注射利多卡因至形成橘皮样隆起的皮丘,然后垂直逐渐深入,全层麻醉。

(7) 穿刺:在肋骨上缘,用刀在皮肤上做一长约3 cm的小切口,血管钳伸入切口,贴近肋骨上缘向深部逐渐钝性分离,撑开肋间肌,最后穿入胸腔,用血管钳扩大创口。用另一把血管钳夹住引流管的前端,顺着撑开的血管钳将引流管侧孔全部送入胸腔(如使用套管针穿刺,则用带套管针的胸管经胸壁切口插入胸腔内,拔出管芯;如用血管针夹持胸引管前端,经胸壁切口继续插入胸腔内,使侧孔全部进入胸腔,撤回血管钳)。

(8) 紧密缝合切口1~2针,利用缝线将引流管固定于胸壁。引流管外接闭式引流装置。观察引流装置中水柱波动是否良好,必要时调整引流管的位置。

(9) 病人平卧休息,测量生命体征。

(10) 整理物品,书写穿刺记录。

六、注意事项

(1) 术中密切观察，如发现病人头晕、恶心、心悸、气促、脉速、面色苍白、血压下降等不适，应立即停止操作，必要时皮下注射0.1%肾上腺素0.3～0.5 mL，或根据临床表现作相应对症处理。

(2) 须从肋骨上缘进针，避免刺伤肋骨下缘的血管及神经；避免在第9肋间以下穿刺，以免穿透膈肌，损伤腹腔脏器。

(3) 妥善固定，胸腔闭式引流装置低于胸腔60～100 cm，防止管道漏气导致引流液逆流。

(4) 避免引流管受压、曲折、阻塞，术后经常挤压引流管以保持管腔通畅，定时记录引流量。引流后肺复张良好，已无气体和液体排出，可在病人深呼吸屏气时拔除引流管，并封闭伤口。

(5) 严格无菌操作。

(6) 必要时胸部X线摄片复查评估病情。

七、并发症及处理

1. 胸膜反应 胸膜反应是指穿刺过程中病人出现头晕、气促、心悸、面色苍白、血压下降等症状。一旦发生，应停止操作，病人平卧，予皮下注射0.1%肾上腺素0.3～0.5 mL。

2. 气胸 气胸多由穿刺过深伤及肺或肺内小支气管造成，一旦发生可适当延长胸腔闭式引流管的放置时间。

3. 血胸 血胸多由刺破肋间血管或肺组织所致，多数可自行止血，偶有活动性出血持续胸腔闭式引流，必要时手术探查止血。

4. 残余血胸 残余血胸多因胸内血液凝固，引流管堵塞或引流管拔除时间过早所致。如发生则需重置胸腔闭式引流管，必要时手术探查清除积血。

5. 复张性肺水肿 胸腔积液引流过快，量过大，导致受压肺泡快速复张，易引发复张性肺水肿。治疗以限制液体入量、利尿为主。

6. 异常处理 穿刺点局部皮肤感染、胸腔感染多因操作不当、引流部位消毒不严，环境不清洁或引流管放置时间过长引起。置管时注意无菌操作，适时拔除引流管。一旦发生局部换药，可适当使用抗生素。

7. 安装位置错误　误将引流管插入腹腔，或穿透膈肌而误伤肝脏、脾脏或结肠等腹内脏器。需手术探查。

第七节　导　尿　术

一、目的

解除尿潴留，监测尿量，测量残余尿量，尿细菌培养，膀胱测压，注射药物或造影，危重病人抢救。

二、适应证

(1) 各种下尿路梗阻所致的尿潴留、充溢性尿失禁病人。

(2) 危重病人监测尿量。

(3) 尿流动力学检查。

(4) 膀胱疾病诊断与治疗。

(5) 获得未受污染的尿液标本

(6) 膀胱或尿道手术或损伤病人。

(7) 腹部及盆腔器官手术前准备。

三、禁忌证

(1) 急性下尿路感染。

(2) 尿道狭窄及先天性畸形无法留置导尿管者。

(3) 全身出血性疾病或女性月经期。

四、操作前准备

1. 病人准备

(1) 向病人及其家属解释操作的目的及必要性，告知可能的风险和需配合的事项，安慰病人，消除紧张情绪。

（2）嘱病人清洗外阴，如不能自理，操作者协助病人进行外阴清洁。

（3）签署导尿知情同意书。

2. 操作者准备

（1）评估病人病情，明确临床诊断及导尿目的。

（2）评估外阴皮肤和黏膜情况。

（3）评估尿潴留病人膀胱充盈度。

（4）戴口罩、帽子，规范洗手。

3. 物品准备 外阴初步消毒用物：弯盘1个（内盛碘伏棉球10余个、止血钳1把）、清洁手套1只。无菌导尿包：内有弯盘1个、洞巾1块、导尿管1根（单腔导尿管或带气囊的双腔导尿管）、小药杯1个、棉球数个、止血钳2把、液状石蜡棉球1个、标本瓶1个、纱布数块、20 mL注射器1个、生理盐水20 mL。其他用物包括治疗车、免洗手消毒液、无菌手套、0.5%碘伏溶液、中单、便盆及引流袋。

五、操作步骤

1. 男性导尿

（1）按需将用物准备齐全，携至病人床旁，核对病人姓名和病历号，并做好解释，以取得配合。

（2）测量病人生命体征。

（3）关闭门窗，调节室温，防止病人着凉，必要时用屏风遮挡病人保护隐私，病人脱去对侧裤腿，盖在近侧腿部上方，对侧腿用盖被遮盖，协助病人取屈膝卧位，两腿略外展，暴露外阴。将中单置于臀下。

（4）初步消毒外阴：在治疗车上打开外阴初步消毒用物，弯盘（内放镊子及棉球）置于病人两腿之间。操作者左手戴手套，右手持镊子夹取碘伏棉球，依次消毒大腿内侧上1/3、阴茎、阴囊。然后左手提起阴茎将包皮往后推，暴露尿道口，自尿道口向外后旋转擦拭尿道口、龟头及冠状沟，每个棉球限用1次，消毒完毕，将弯盘及所有污物收入包装袋内，移至治疗车下层。

（5）再次消毒双手。

（6）将导尿包放在病人两腿之间，按无菌操作原则打开。戴好无菌手套，取出洞巾，铺在病人的外阴处并暴露阴茎。

（7）取出导尿管并向气囊内注水后抽空，检查是否有渗漏。润滑导尿管。根据需要连接导尿管和引流袋，将碘伏棉球置入弯盘内。

（8）再次消毒外阴：操作者左手用无菌纱布裹住阴茎并提起，使之与腹壁成60°角，将包皮向后推，暴露尿道口，右手持镊子夹碘伏棉球，依次消毒尿道口、龟头和冠状沟。最后一个棉球在尿道口加强消毒，每个棉球限用1次。

（9）导尿。①一次性导尿：操作者左手继续用无菌纱布固定阴茎并向上提起，与腹壁成60°角，将弯盘放置于洞巾口旁，右手取另一把无菌镊子夹持导尿管，对准尿道口轻轻插入20～22 cm，见尿液流出再插入2～3 cm。将尿液引到引流袋内至适量。如需做尿培养，应弃去前端尿液后，用无菌标本瓶接取中段尿5 mL。导尿完毕，轻轻拔出导尿管，撤下洞巾，擦净外阴。②留置导尿：操作者左手继续用无菌纱布固定阴茎并向上提起，与腹壁成90°角，将弯盘放置于洞巾口旁，右手取另一把无菌镊子夹持双腔导尿管，对准尿道口轻轻插入20～22 cm，见尿液流出再插入5～7 cm，导尿管连接引流袋。夹闭导尿管，根据导尿管上注明的气囊容积向气囊内注入等量无菌生理盐水，轻拉导尿管至有阻力感，即证明导尿管固定于膀胱内。导尿成功后，撤下洞巾擦净外阴。引流袋固定于床旁，安置妥当后放开夹闭的导尿管，保持引流通畅。

（10）整理用物：撤下中单，脱去手套，导尿用物按医疗废弃物分类处理。

（11）安置病人：协助病人穿好裤子，安置舒适体位，并告知病人操作完毕。

（12）消毒双手。

（13）观察病人反应及导尿情况，并做好记录，留取的标本送检验。

2. 女性导尿

(1) 按需将用物准备齐全,携至病人床旁,核对病人姓名和病历号,并做好解释,以取得配合。

(2) 测量病人生命体征。

(3) 关闭门窗,调节室温,防止病人着凉,必要时用屏风遮挡病人保护隐私,帮助病人脱去对侧裤腿,盖在近侧腿部上方,对侧腿用盖被遮盖,协助病人取屈膝仰卧位,两腿略外展,暴露外阴。将中单置于病人臀下。

(4) 初步消毒外阴:操作者在治疗车上打开外阴消毒用物,弯盘(内放镊子及碘伏棉球)置于病人两腿之间。操作者左手戴手套,右手持镊子夹取碘伏棉球,依次消毒阴阜、大腿内侧上 1/3、大阴唇,然后左手分开大阴唇,消毒小阴唇、尿道口至肛门部,每个棉球限用 1 次,消毒完毕,将弯盘及所有污物收入包装袋内,移至治疗车下层。

(5) 再次消毒双手。

(6) 将导尿包放在病人两腿之间,按无菌操作原则打开。戴好无菌手套,取出洞巾,铺在病人的外阴处,并暴露会阴部。

(7) 取出导尿管并向气囊内注水后抽空,检查是否有渗漏。润滑导尿管,根据需要连接导尿管和引流袋,将碘伏棉球置入弯盘内。

(8) 再次消毒外阴:操作者左手分开并固定小阴唇,暴露尿道口,右手持镊子夹碘伏棉球,再次消毒尿道口、两侧小阴唇。最后一个棉球在尿道口加强消毒,每个棉球限用 1 次。

(9) 导尿:①一次性导尿:操作者左手继续分开固定小阴唇,将弯盘放置于洞巾口旁,右手取另一把无菌镊子夹持导尿管,对准尿道口轻轻插入 4～6 cm,见尿液流出再插入 2～3 cm。将尿液引到引流袋内至适量。如需做尿培养,应弃去前端尿液后,用无菌标本瓶接取中段尿 5 mL。导尿完毕,轻轻拔出导尿管,撤下洞巾,擦净外阴。②留置导尿:操作者左手继续分开固定小阴唇,将弯盘放置于洞巾口旁,右手取另一把无菌镊子夹持导尿管,对准尿道口轻轻插入 4～6 cm,见尿液流出再插入 5～7 cm。导尿管连接引流袋。夹闭导尿管,根据导尿管上注明的气囊容积向气囊内注入等量无菌生理盐水,轻拉导尿管至有阻力感,即证明导尿管固定于膀胱内。导尿成功后,撤下洞巾,擦净外阴。引流袋固定于床旁,安置妥当后放开夹闭的导尿管,保持引流通畅。

(10) 整理用物:撤下中单,脱去手套,导尿用物按医疗废弃物分类处理。

(11) 安置病人:协助病人穿好裤子,安置舒适体位并告知病人操作完毕。

(12) 消毒双手。

(13) 观察病人反应及导尿情况,并做好记录,留取标本送检验。

六、注意事项

(1) 用物必须严格灭菌消毒,并按无菌技术操作原则进行,防止尿路感染。导尿管型号选择应适当。

(2) 导尿操作过程中,嘱病人勿移动肢体,以保持原有的体位,避免污染无菌区。

(3) 初步消毒的顺序:从外向内,从上向下。再次消毒的顺序是从内向外,从上向下。

(4) 女病人导尿时,操作者要仔细辨认尿道外口位置,导尿管一旦误入阴道应立即更换导尿管后再重新插入。

(5) 男性尿道较长,有 3 个狭窄 2 个弯曲,因此插管时动作要轻、稳、准,如果在插管过程中受阻,稍停片刻后,嘱病人做深呼吸,以减轻尿道括约肌的紧张,再缓缓插入导尿管,切忌用力过猛过快而损伤尿道黏膜。

(6) 男性导尿后应注意包皮复位,以防止包皮嵌顿水肿。

(7) 身体极度虚弱且膀胱过度充盈的病人,一次性大量放尿,易导致腹压突然下降,大量血液进入腹腔血管,引起血压下降,产生虚脱。或因膀胱减压而引起通透性增加,黏膜充血、出血,甚至发生血尿。故第1次放尿不应该超过500 mL。

(8) 留置导尿管时,应每天消毒尿道外口。

七、并发症的预防及处理

1. 尿路感染

(1) 置管时应严格遵循无菌操作原则。

(2) 置管后保持尿液引流通畅,任何时候都应保证引流袋的高度在膀胱水平以下。

(3) 活动或搬运时夹闭导尿管,防止尿液逆流,避免牵拉导尿管。

(4) 保持尿道口清洁,定期消毒尿道外口、更换导尿管和引流袋。

(5) 鼓励病人多饮水。

(6) 如出现尿路感染,应及时更换导尿管,并留取尿液送细菌培养。必要时应用抗生素治疗。

2. 尿道损伤

(1) 正确选择导尿管的型号。

(2) 置管动作要轻柔。

(3) 置管后将导尿管固定稳妥,防止脱出。

3. 气囊破裂致膀胱异物

(1) 插管前认真检查气囊质量。

(2) 导尿时根据导尿管上注明的气囊容积向气囊内注入等量无菌溶液。

(3) 如发生气囊破裂,及时请泌尿外科会诊。

4. 导尿管阻塞

观察尿液引流情况,必要时重新留置导尿管,或请泌尿外科会诊。

5. 虚脱或血尿

(1) 注意控制放尿速度。

(2) 首次放尿不超过500 mL,以后每小时500 mL。

6. 拔管困难

未抽净气囊内液体时盲目拔管易导致拔管困难。因此拔管前应认真观察抽出的液体量，证明气囊内液体完全抽吸干净后再拔管。

参考文献

[1] 郑树森. 外科学[M]. 北京：高等教育出版社，2004.

[2] 陈红. 中国医学生临床技能操作指南[M]. 2 版. 北京：人民卫生出版社，2014.

[3] 汤文浩，吴小涛. 外科基本操作指导[M]. 北京：科学出版社，2007.

[4] 方向明，陈周闻. 医学生临床技能操作规范[M]. 杭州：浙江大学出版社，2014.

（杨成林　王荣德）

第八节　外科基本操作评分标准

换药术考核评分标准

学号：	姓名：	性别：	
病人姓名：	住院号：	科室：	床号：
总分：100 分			

评分标准	满分	扣分	得分
一、准备	16		
1. 洗手	2		
2. 伤口情况的了解	2		
3. 敷料及器械准备(换药包)	2		

续表

评分标准	满分	扣分	得分
4.持物钳的使用	2		
5.换药器材及敷料放置	2		
6.换药器具在病床前的放置	2		
7.伤口的显露	2		
8.外层伤口敷料(无菌、污染、感染伤口)移除	2		
二、消毒	14		
1.换药器械的正确使用	4		
2.两把换药镊的功能	4		
3.消毒液的选择	2		
4.消毒顺序及范围(部位、无菌伤口、化脓伤口有何不同)	4		
三、更换敷料	20		
1.内层敷料的取出	5		
2.伤口检查、清洗、引流物等的处理	5		
3.敷料、引流物的适当选择	5		
4.外层敷料覆盖、粘贴、固定、包扎	5		
四、污染、化脓敷料、器械的处理方法	10		
1.各种敷料的处理	5		
2.各类器械的处理	5		
五、洗手、伤口情况的描述、记录	5		
六、人文关怀(术前、术中、术后)	10		
七、提问(提问 2～5 个问题)	25		
问题 1：			
问题 2：			

续表

评 分 标 准	满分	扣分	得分
问题 3:			
问题 4:			
问题 5:			

考核评语	（包括:操作顺序、熟练程度、无菌观念、回答问题、人文关怀等）
主考老师(签名)	
	年　　月　　日

拆线术考核评分标准

学号:	姓名:	性别:	
病人姓名:	住院号:	科室:	床号:
总分:100 分			

评 分 标 准	满分	扣分	得分
一、准备	15		
1. 洗手	1		
2. 伤口情况的了解	1		
3. 器械及敷料准备	3		
4. 持物钳的使用	4		
5. 器材及敷料放置	4		
6. 拆线包在病床前的放置	1		
7. 伤口显露、敷料取出	1		

续表

评分标准	满分	扣分	得分
二、具体操作	50		
1.内层敷料取出	5		
2.伤口情况检查	5		
3.消毒液的选择与使用	5		
4.两种消毒镊的使用	5		
5.缝线头端的牵引方向	5		
6.剪线方法(单纯缝合、褥式缝合)	5		
7.抽线方法	5		
8.皮肤对合不良,局部血肿或积液,缝线反应及感染等情况的处理(如无此类情况,可提相关问题)	5		
9.伤口覆盖、固定包扎	5		
10.拆线后敷料及器械的处理	5		
三、人文关怀(术前、术中、术后)	10		
四、提问25分(提问2~5个问题)	25		
问题1:			
问题2:			
问题3:			
问题4:			
问题5:			
考核评语	(包括:操作顺序、熟练程度、无菌观念、回答问题、人文关怀等)		
主考老师(签名)			
	年　月　日		

切开、止血、缝合考核评分标准

学号：	姓名：	性别：

病人姓名：	住院号：	科室：	床号：

总分：100 分

评分标准	满分	扣分	得分
一、准备工作	20		
二、具体操作	55		
1. 切口选择	5		
2. 皮肤切口操作	10		
3. 分离操作	10		
4. 止血	10		
5. 缝合	10		
6. 无菌观念	10		

续表

评 分 标 准	满分	扣分	得分
三、提问 25 分(提问 2～5 个问题)	25		
问题 1:			
问题 2:			
问题 3:			
问题 4:			
问题 5:			
考核评语	(包括:操作顺序、熟练程度、无菌观念、回答问题、人文关怀等)		
主考老师(签名)			
年　月　日			

洗手法、穿手术衣、戴无菌手套考核评分标准

学号:	姓名:	性别:	
病人姓名:	住院号:	科室:	床号:
总分:100 分			

评 分 标 准	满分	扣分	得分
一、准备工作	15		
二、具体操作	60		
(一)洗手法	30		
1. 洗手前应注意的情况,手的准备	5		

续表

学号：	姓名：	性别：	
2.更换衣、鞋、戴口罩、帽子	5		
3.肥皂水(洗手液)洗手操作时间	5		
4.擦洗顺序	5		
5.消毒巾使用	5		
6.无菌观念	5		
(二)穿手术衣、戴手套	30		
1.穿衣要领、姿势	10		
2.戴手套要领、姿势	10		
3.无菌观念	10		
三、提问 25 分(提问 2～5 个问题)	25		
问题 1：			
问题 2：			
问题 3：			
问题 4：			

续表

<table>
<tr><th colspan="2">评 分 标 准</th><th>满分</th><th>扣分</th><th>得分</th></tr>
<tr><td colspan="2">问题 5:</td><td></td><td></td><td></td></tr>
<tr><td>考核评语</td><td colspan="4">(包括:操作顺序、熟练程度、无菌观念、回答问题、人文关怀等)</td></tr>
<tr><td colspan="5">主考老师(签名)</td></tr>
<tr><td colspan="5">年　　月　　日</td></tr>
</table>

手术区皮肤消毒、铺巾考核评分标准

<table>
<tr><td colspan="2">学号:</td><td colspan="2">姓名:</td><td colspan="2">性别:</td></tr>
<tr><td>病人姓名:</td><td colspan="2">住院号:</td><td colspan="2">科室:</td><td>床号:</td></tr>
<tr><td colspan="6">总分:100 分</td></tr>
</table>

评 分 标 准	满分	扣分	得分
一、准备工作	15		
二、具体操作	60		
(一)手术区皮肤消毒	30		
1.第一遍碘酊消毒顺序	5		
2.第二遍碘酊消毒顺序	5		
3.脱碘顺序	10		
4.无菌观念	10		
(二)铺巾	30		
1.铺巾顺序、要领	10		
2.铺单顺序、要领	10		

续表

评 分 标 准	满分	扣分	得分
3. 无菌观念	10		
三、提问 25 分(提问 2～5 个问题)	25		
问题 1:			
问题 2:			
问题 3:			
问题 4:			
问题 5:			
考核评语	(包括:操作顺序、熟练程度、无菌观念、回答问题、人文关怀等)		
主考老师(签名)			
年　　月　　日			

导尿术考核评分标准

学号：	姓名：	性别：	
病人姓名：	住院号：	科室：	床号：
总分:100 分			

评分标准	满分	扣分	得分
一、准备	15		
1. 洗手	2		
2. 戴口罩、帽子	3		
3. 查对病人	5		
4. 器具准备	5		
二、具体操作	50		
1. 体位	5		
2. 解开导尿包	5		
3. 消毒	5		
4. 戴无菌手套	5		
5. 置导尿管	10		
6. 取标本	10		
7. 固定	10		
三、人文关怀(术前、术中、术后)	10		

续表

评 分 标 准	满分	扣分	得分
四、提问 25 分(提问 2～5 个问题)	25		
问题 1:			
问题 2:			
问题 3:			
问题 4:			
问题 5:			

考核评语	(包括:操作顺序、熟练程度、无菌观念、回答问题、人文关怀等)
主考老师(签名)	
	年　月　日

石膏固定术考核评分标准

学号:	姓名:	性别:	
病人姓名:	住院号:	科室:	床号:

总分:100 分

评 分 标 准	满分	扣分	得分
一、准备	15		
1. 材料、设备准备	5		
2. 局部固定准备	5		
3. 人员分工	5		

续表

评 分 标 准	满分	扣分	得分
二、固定步骤	50		
1.石膏绷带浸透	10		
2.石膏条带制作注意事项	15		
3.石膏固定范围、时间	15		
4.石膏固定术后处理	10		
三、人文关怀(术前、术中、术后)	10		
四、提问 25 分(提问 2～5 个问题)	25		
问题 1：			
问题 2：			
问题 3：			
问题 4：			

续表

评 分 标 准	满分	扣分	得分
问题5：			
考核评语：（包括：操作顺序、熟练程度、无菌观念、回答问题、人文关怀等）			
主考老师（签名）			
年　月　日			

小夹板固定术考核评分标准

学号：	姓名：	性别：	
病人姓名：	住院号：	科室：	床号：

总分：100分

评 分 标 准	满分	扣分	得分
一、准备	15		
1.了解病情	10		
2.材料准备	10		
3.人员分工	10		
二、固定步骤	50		
1.伤肢固定	10		
2.纸垫选择	5		
3.小夹板选择	5		
4.包扎固定要点	10		
5.捆扎完毕伤肢情况了解	10		
6.固定后处理	5		

续表

评分标准	满分	扣分	得分
7.固定期间锻炼	5		
三、人文关怀(术前、术中、术后)	10		
四、提问 25 分(提问 2～5 个问题)	25		
问题 1:			
问题 2:			
问题 3:			
问题 4:			
问题 5:			

考核评语	(包括:操作顺序、熟练程度、无菌观念、回答问题、人文关怀等)

主考老师(签名)

年　　月　　日

第五章　妇产科部分

第一节　产前检查

一、目的

1. 了解产前检查的意义及时间。

2. 熟悉产检的复诊内容。

3. 掌握预产期的推算方法。

4. 能在产检模型上熟练进行产科腹部检查(顺序及手法)。

5. 能熟练进行女性骨盆外测量。

二、适应证

妊娠中、晚期孕妇(通常在孕 24 周后)。

三、准备

1. 环境:室温适宜,光线明亮,检查床旁注意屏风遮蔽,保护孕妇隐私。

2. 用物准备:骨盆、胎儿、产检模型及听筒、骨盆测量器、皮尺、洗手液、一次性垫巾。

3. 操作者准备

(1) 穿戴整齐,检查者站于孕妇右侧。

(2) 简单自我介绍,介绍操作目的,告知病人操作中可能会有不适,请其配合。

(3) 了解孕妇产检情况、现病史、既往史(孕妇是否有异常情况出现,如头痛、腹痛、阴道流血、流液、胎动变化等,经检查后给予相应处理）。

（4）清洁双手。

（5）检查皮尺、听筒等用物是否完好。

4. 孕妇准备：排空膀胱，仰卧，头部稍垫高，臀下垫一次性垫巾，暴露腹部，双腿屈曲分开，使腹肌放松。

四、操作步骤

（一）产科腹部检查

1. 视诊 观察腹部大小、形状，有无妊娠纹、手术瘢痕及水肿，并注意有无悬垂腹。

2. 触诊 四步触诊，了解胎儿大小、胎产式、胎方位、胎先露及羊水情况等。做前三步检查手法时，检查者面对孕妇，做第四步手法时面向孕妇足部。

第一步：检查者双手置于宫底部，了解子宫外形并测得宫底高度，估计胎儿大小与妊娠周数是否相符。然后以双手指腹相对轻推，判断宫底部的胎儿部分，若为胎头则硬而圆，且有浮球感，若为胎臀则软而宽，且形状略不规则（图 5-1）。

第二步：检查者双手分别置于孕妇腹部左右侧，一手固定，另一手轻轻深按检查，两手交替，仔细分辨胎背及胎儿四肢的位置。平坦饱满者为胎背，可变形的高低不平部分为胎儿四肢，有时感到胎儿肢体活动，更易判断（图 5-2）。

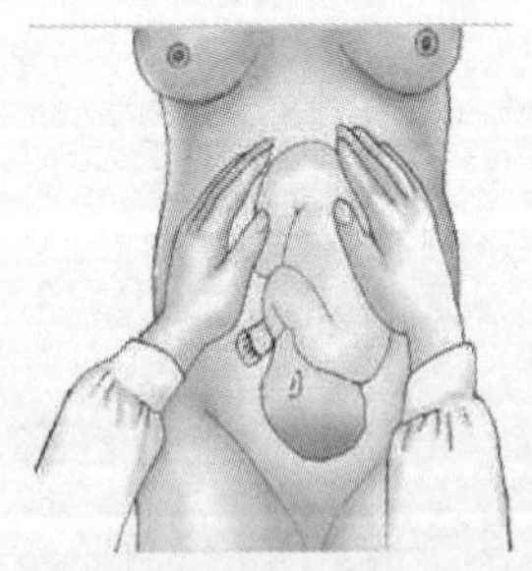

图 5-1 判断宫底部的胎儿部分

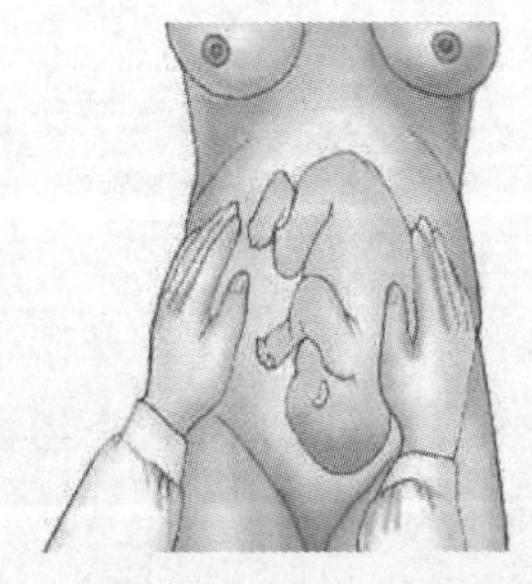

图 5-2 判断胎背和胎儿四肢的位置

第三步:检查者右手拇指与其余四指分开,置于耻骨联合上方握住胎儿先露部,进一步查清是否已经衔接。若仍浮动,表示尚未入盆,若已衔接,则先露部不能被推动(图 5-3)。

第四步:检查者左右手分别置于胎先露部的两侧,向骨盆入口方向向下深按,再次核对先露部的诊断是否正确,并确定先露部入盆的程度(图 5-4)。

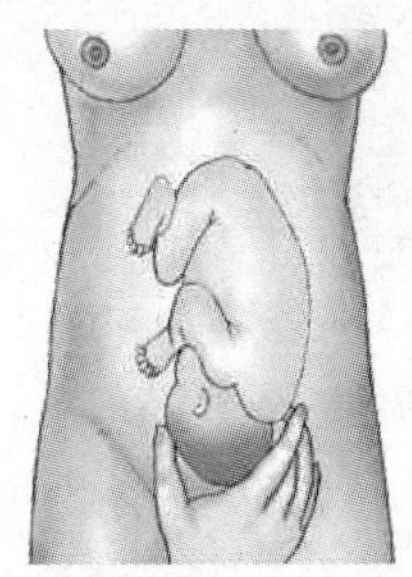

图 5-3　判断先露部是否衔接

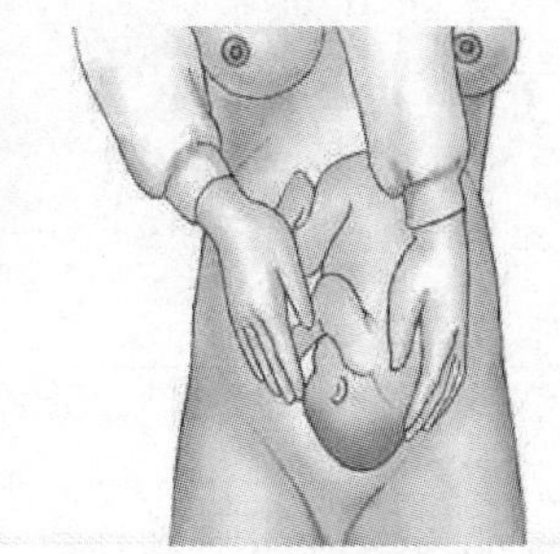

图 5-4　确定先露部入盆的程度

3. 量诊　过脐量宫高及腹围。

4. 听诊　即听诊胎心音。可在胎儿背部侧的母体腹壁上,清楚地听到胎心音。头先露时在脐下两侧,臀先露时在脐上两侧,横位者则在靠近脐部下方听得最清楚(图 5-5)。听诊时应注意胎心音的速率及有无脐带杂音。

(二)骨盆外测量

1. 髂棘间径(IS)　伸腿仰卧,量两髂前上棘外缘间的距离(图 5-6)。正常值 23～26 cm。

2. 髂嵴间径(IC)　伸腿仰卧,量两髂嵴外缘间最宽的距离(图 5-7)。正常值 25～28 cm。

以上两径线可以间接推算骨盆入口横径的长度。

3. 骶耻外径(EC)　左侧卧位,右腿伸直,左腿屈曲。量第五腰椎棘突下至耻骨联合上缘中点的距离。正常值为 18～20 cm。第五腰椎棘突下,相当于米氏菱形窝的上角,或相当于两侧髂后棘连线中点下 1.5 cm(图 5-8)。此径线可以间接推测骨盆入口前后

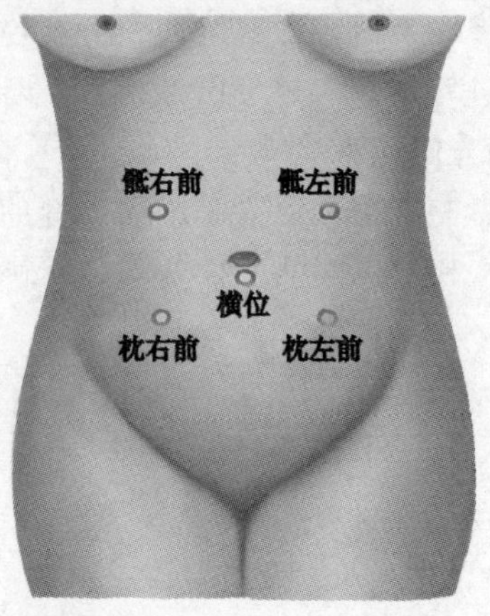

图 5-5 胎心音的听诊部位

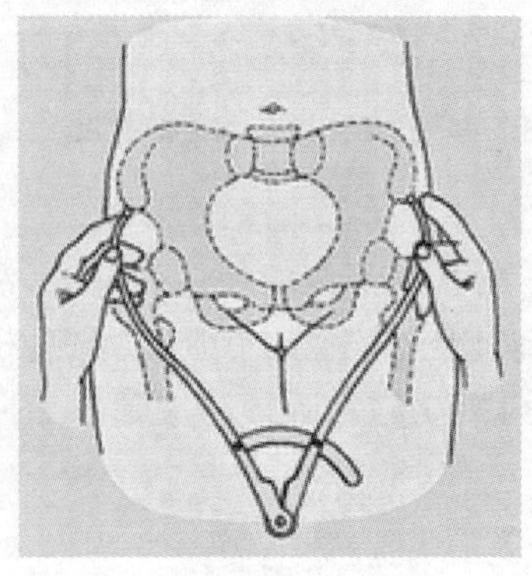

图 5-6 髂棘间径(23～26 cm)

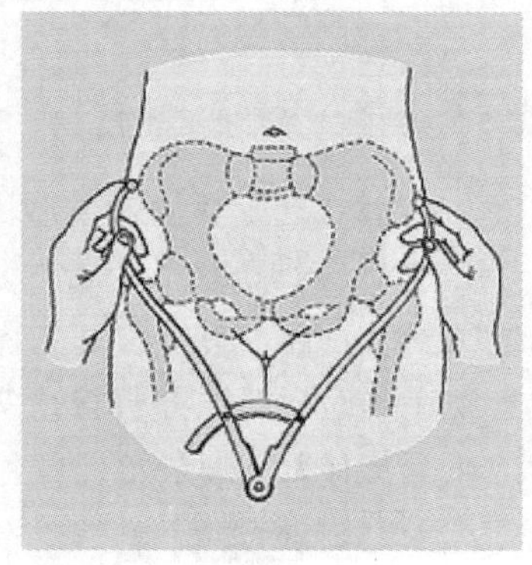

图 5-7 髂嵴间径(25～28 cm)

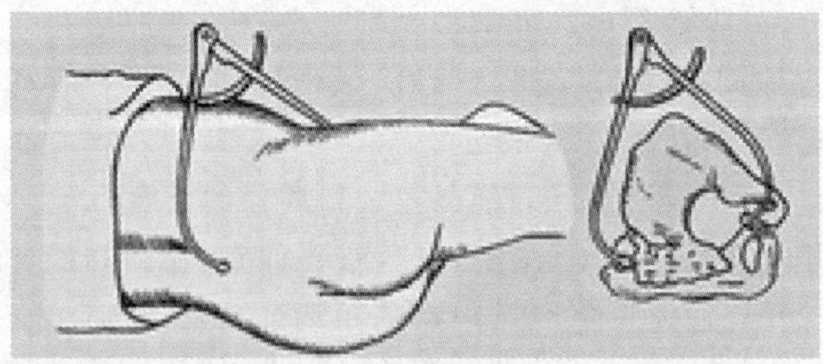

图 5-8 骶耻外径(18～20 cm)

径的长度，是骨盆外测量中最重要的径线。

4. 出口横径(TO)　孕妇取仰卧位，两腿弯曲，双手抱双膝，测量两坐骨结节内侧缘的距离，正常值为 8.5～9.5 cm。也可用检查者的拳头测量，若其间能容纳成人的手拳，则一般大于 8.5 cm，即属正常(图 5-9)。

5. 耻骨弓角度　用两手拇指尖斜着对拢，放置在耻骨联合下缘，左右两拇指平放在耻骨降支上面，测量两拇指间的角度即为耻骨弓角度(图 5-10)，正常值为 90°，小于 80°则为异常。此角度可以反映骨盆出口横径的宽度。

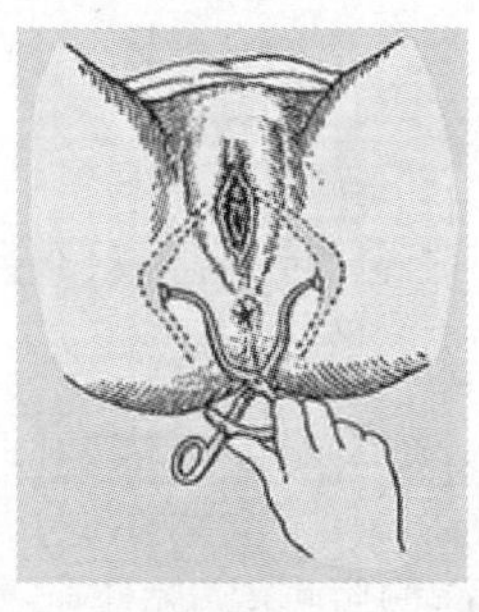

图 5-9　出口横径(8.5～9.5 cm)

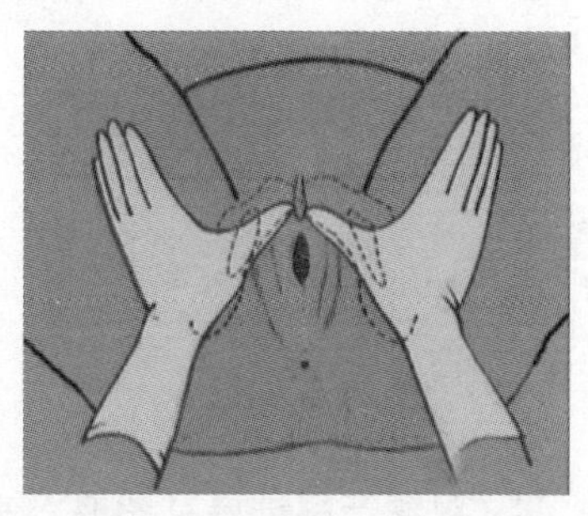

图 5-10　耻骨弓角度(90°)

(三) 整理用物，记录检测数据

五、注意事项

(1) 检查者态度和蔼，动作轻柔。

(2) 检查者要清洗双手，天气较冷时要轻搓双手，使双手温热后再开始检查。

(3) 检查时用屏风或布帘遮挡，注意保护孕妇隐私。

(4) 详细询问末次月经时间，核实孕周。

(5) 完成后帮助孕妇整理好衣服，根据需要协助其起身。

第二节　正常分娩的处理——接生

一、目的

1. 通过对接生模型的实验操作，掌握保护会阴的时机、手法、要点及新生儿出生后呼吸道清理和脐带的处理。

2. 明确协助胎盘娩出的指征、方法及胎盘娩出后的检查处理。

二、准备

1. 检查者准备：穿戴整齐。

2. 用物准备：产床、接生模型、一次性产包、接生器械、布胎盘、布娃娃、婴儿秤。

三、操作步骤

1. 观察产程进展及胎心　手掌放于产妇腹壁，宫缩隆起变硬，间歇期松弛变软。定时观察宫缩持续时间、强度、规律性以及间歇期时间，并予以记录。听胎心：方法是用听筒于宫缩间歇时听胎心音，通常 5～10 分钟听 1 次，也可用胎心监护仪连续监护。

2. 外阴冲洗与消毒　初产妇宫口开全、经产妇宫口扩张3 cm，将产妇送至产房做接生准备工作。产妇仰卧于产床，两腿屈曲分开，露出外阴部，用消毒肥皂水纱球擦洗外阴部，顺序是大小阴唇、阴阜、大腿内侧上 1/3、会阴及肛门周围。然后用温开水冲去肥皂水，为防止冲洗液进入阴道，用消毒干纱球盖住阴道口，最后以 0.5%活力碘冲洗，随后取下阴道口的纱球，用消毒干纱球按以上顺序擦干外阴部，铺以消毒巾于臀下。

3. 接生准备　接生者以无菌操作常规洗手后戴手套及穿手术衣后，打开产包，铺好消毒巾准备接生。

4. 指导产妇屏气　宫口开全后指导产妇运用腹压，方法是让产妇双足蹬在产床上，两手握住产床上的把手，一旦出现宫缩，先深吸气屏住，然后如解大便样向下用力屏气以增加腹压。于宫缩间歇时，产妇全身肌肉放松安静休息。宫缩再现时，再作同样的屏气动作，以加速产程进展。

5. 保护会阴　胎头拨露使阴唇后联合紧张开始保护会阴。方法是：会阴部盖上一块消毒巾，接生者右肘支在产床上，右手拇指与其余四指分开，利用手掌大鱼际肌顶住会阴部。宫缩时，向上内方托压，同时左手应轻轻下压胎头枕部，协助胎头俯屈和使胎头缓慢下降。宫缩间歇时，保护会阴的右手稍放松，以免压迫过久引起会阴水肿。当胎头枕部在耻骨弓下露出时，左手应按分娩机制协助胎头仰伸。宫缩强，嘱产妇张口哈气，宫缩间歇时稍向下屏气，使胎头缓慢娩出。胎头娩出后，右手仍应注意保护会阴，不要急于娩出胎肩，而应以左手自鼻根向下颏挤压，挤出口鼻内的黏液和羊水，然后协助胎头复位和外旋转。接生者的左手将胎儿颈部向下轻压，使前肩自耻骨弓下先娩出，继之再托胎颈向上，使后肩从会阴前缘缓慢娩出，并记录胎儿娩出时间。

6. 新生儿呼吸道清理　胎儿娩出断脐后，继续清除呼吸道的黏液和羊水。用新生儿吸痰管或导尿管轻轻吸除新生儿咽部及鼻腔的黏液和羊水，以免发生吸入性肺炎。当确认呼吸道黏液和羊水已吸净而仍未啼哭时，可用手轻拍新生儿足底，新生儿大声啼哭，表示呼吸道已通畅。

7. 阿普加评分(Apgar score)　新生儿阿普加评分法用于判断有无新生儿窒息及窒息的严重程度，是以出生后 1 分钟时的心率、呼吸、肌张力、喉反射及皮肤颜色 5 项体征为依据，每项为 0～2 分，满分为 10 分。8～10 分属正常新生儿；4～7 分属轻度窒息儿；0～3 分属重度窒息儿。

8. 脐带处理　胎儿娩出后，先清理新生儿呼吸道，通常约需 30 秒钟，随后用 75％酒精消毒脐带根部周围，在脐轮处用粗丝线结扎第一道，再在结扎线外 2～3 cm 处结扎第二道。必须扎紧防止脐出血，但应避免用力过猛造成脐带断裂。在第二道结扎线外

0.5 cm 处剪断脐带，挤出残余血液，用碘酒消毒脐带断面。药液切不可接触新生儿皮肤，以免发生皮肤灼伤。待脐带断面干后，以无菌纱布包盖好，用线固定。目前还有用气门芯、脐带夹、血管钳等方法取代双重结扎脐带法。

9. 协助胎盘娩出 当确认胎盘已完全剥离，在宫缩时以左手握住宫底（拇指置于子宫前壁，其余四指放于子宫后壁）并按压，同时右手轻拉脐带，协助胎盘娩出。当胎盘娩出至阴道口时，接生者用双手捧住胎盘，向一个方向旋转并缓慢向外牵拉，协助胎膜完全剥离排出。如胎膜排出过程中发现胎膜部分断裂，可用血管钳夹住断裂上段的胎膜，再继续向原方向旋转，至胎膜完全排出。

10. 检查胎盘 胎盘胎膜娩出以后，将胎盘铺平，先检查胎盘母体面的胎盘小叶有无缺损，然后将胎盘提起，检查胎膜是否完整，再检查胎盘胎儿面边缘有无血管断裂，能及时发现副胎盘。

11. 检查软产道并缝合 胎盘娩出后，应仔细检查会阴、小阴唇内侧、尿道口周围、阴道及宫颈有无撕裂。如有撕裂应立即缝合。观察产后一般情况：注意子宫收缩、子宫底高度、膀胱充盈、阴道流血量、会阴和阴道有无血肿等，并测量血压、脉搏。换上干净臀垫，穿上衣物，注意保暖。如阴道流血量不多，但子宫收缩不良，子宫底上升者，提示宫腔内有积血，应挤压子宫底排出积血，并给予子宫收缩剂。如产妇自觉有肛门坠胀感，多提示有阴道后壁血肿，应行肛查，确诊后给予及时处理。留产妇在产房观察 2 小时。

12. 收尾 清理用物、打接生包。

第三节 臀位助产

一、目的

（1）明确臀位接生中，医生的工作职责。

（2）掌握臀位经阴道分娩的处理要点。

二、准备

（1）实训准备：穿戴整齐、洗手、戴口罩。

（2）用物准备：骨盆、产床、接生模型、一次性产包、接生器械、布胎盘、布娃娃、婴儿秤。

三、操作步骤(臀位经阴道分娩)

（一）第一产程

（1）讲明情况、解除顾虑、耐心等待。

（2）左侧卧位，少肛查，不灌肠，勤听胎心，见足堵臀。

（3）堵先露：充分扩张软产道。“堵”到胎臀显露于阴道口或宫口开全。“堵”的时间一般需30分钟～1小时，初产妇有时需堵2～3小时(图5-11)。

（二）第二产程

做好接生前导尿准备，初产妇应行会阴后-侧切开术。臀位助产要点：当胎臀自然娩出至脐部后，胎肩及后出胎头由接产者协助娩出。脐部娩出后，在2～3分钟娩出胎头，最长不能超过8分钟。

1. 上肢助产　有滑脱法及旋转胎体法两种。

（1）滑脱法：接生者右手握住胎儿双足，向前上方提，使左肩显露于会阴，再用左手食、中指伸入阴道，由胎儿后肩沿上臂至肘关节处，协助后臂及肘关节沿胸前滑出阴道，然后将胎体放低，前肩自然由耻骨弓下娩出(图5-12)。

（2）旋转胎体法：接生者双手紧握胎儿臀部，两手拇指在背侧，其余四指在腹侧(不可压腹部)，将胎体按逆时针方向旋转，同时稍向下牵拉，右肩及右臂自然从耻骨弓下娩出，再将胎体顺时针方向旋转，娩出左肩及左臂(图5-13)。

2. 胎头助产　先将胎背转至前方，使胎头矢状缝与骨盆出口前后径一致，将胎体骑跨在术者左前臂上，同时术者左手中指伸入胎儿口中，食指及无名指扶于两侧上颌骨；术者右手中指压低胎头

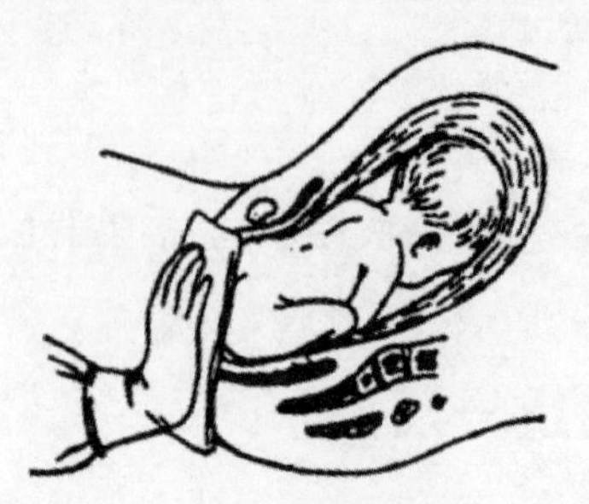

图 5-11　用手掌堵住外阴

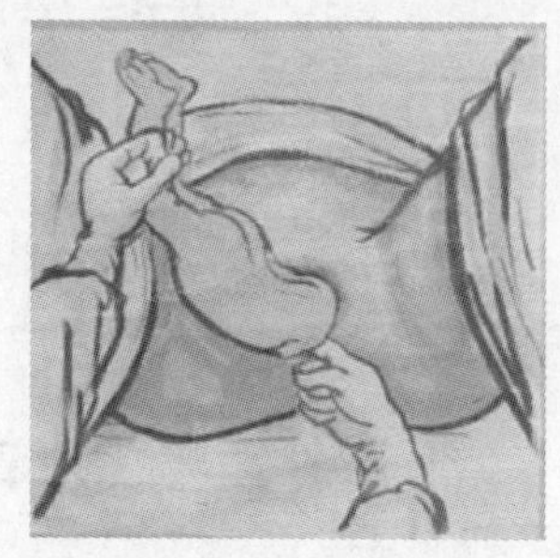

图 5-12　滑脱法

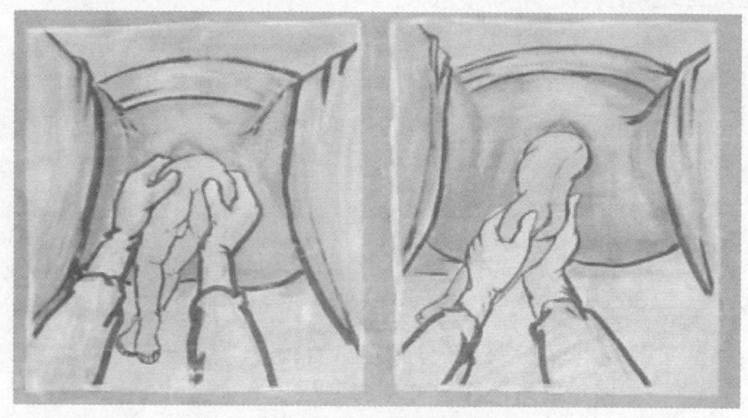

图 5-13　旋转胎体法

枕部使其俯屈，食指及无名指置于胎儿两侧锁骨上，先向下牵拉，同时助手在产妇下腹正中向下适当加压，使胎儿下颌、口、鼻及额相继娩出（图 5-14）。

（三）第三产程

检查、缝合软产道；预防产后出血；防治感染。

四、新生儿的处理

按手术儿处理。

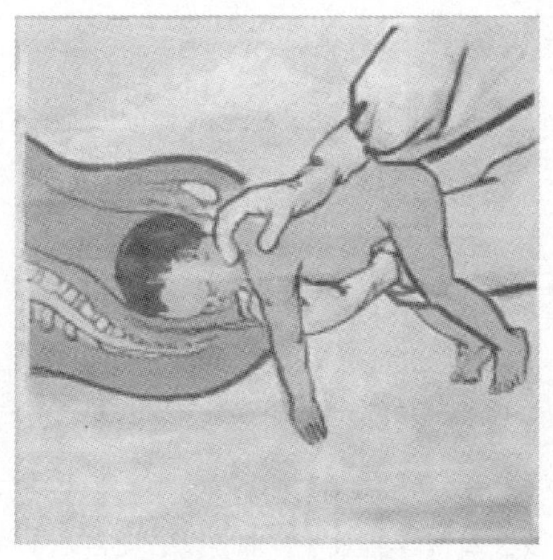

图 5-14 胎头助产

第四节 妇科检查

一、目的

(1) 妇科检查又称盆腔检查。通过妇科检查,了解女性外阴、阴道、宫颈、宫体、附件及其宫旁组织的情况,达到协助诊断女性生殖系统疾病及鉴别与之相关的其他器官及系统疾病的目的。

(2) 熟练进行妇科检查、留取阴道分泌物及宫颈癌筛查(宫颈细胞学检查和 HPV 检测)。

(3) 会记录妇科检查顺序及内容。

二、适应证

怀疑有妇科疾病或需要排除妇产科疾病的女性病人以及进行常规妇科查体的女性;其中阴道窥器检查仅适用于有性生活史的女性。

三、禁忌证

对无性生活史者一般禁止做阴道内诊，包括阴道窥器检查、双合诊及三合诊。若确有检查必要时，需征得病人本人签字同意（未成年人需征得监护人签字同意）。

四、准备

1. 环境 室温适宜，光线明亮，检查床旁，注意屏风遮蔽，保护病人隐私。

2. 用物准备 妇科检查床、妇科检查模型、阴道窥器、手套、一次性臀垫、洗手液、妇科大棉签、长棉签、生理盐水、润滑剂、一次性试管、宫颈刷、细胞保存液。

3. 操作者准备

(1) 穿戴整齐、修剪指甲、双手温暖，清洁双手。

(2) 确认病人信息，了解病人月经史、婚育史及既往病史，特别是有无性生活史。

(3) 告知病人检查的必要性及可能产生的不适，嘱其不必紧张，放松腹肌。

4. 被检者准备 检查前排空膀胱，臀部垫一次性臀垫，一人一巾，退掉一条裤腿仰卧于妇科检查床上，取膀胱截石位，臀部紧邻检查床边缘。

五、操作步骤

1. 外阴部检查 观察发育、阴毛分布，有无畸形、炎症、溃疡、瘢痕、赘生物或包块。分开两侧小阴唇暴露阴道前庭观察尿道口、阴道口及处女膜，注意有无红肿、赘生物、处女膜形态。嘱病人用力向下屏气，观察有无阴道前后壁膨出、子宫脱垂及尿失禁等。

2. 阴道窥器检查 阴道壁色泽、阴道分泌物、宫颈及相关取检操作。

(1) 放置和取出：放置阴道窥器时，应先将其前后叶合拢，用生理盐水润滑，检查者用一手食指及拇指分开双侧小阴唇，暴露阴道口，另一手持阴道窥器沿阴道侧后壁插入阴道，边推进边旋转缓慢张开两叶，充分暴露阴道壁、宫颈及穹隆部。

取出阴道窥器前，先将前后叶合拢再沿阴道侧后壁缓慢取出。

(2) 视诊：

①检查阴道：观察阴道前后壁和侧壁及穹隆黏膜颜色、皱襞多少，是否有阴道隔或双阴道等先天畸形，有无溃疡、赘生物或囊肿等。注意阴道内分泌物的量、性质、色泽，有无臭味。阴道分泌物异常者，用蘸有生理盐水的小棉签，在阴道后穹隆蘸取分泌物后，置于小试管内及时送检验科检查。

②检查宫颈：暴露宫颈后，观察宫颈大小、颜色、外口形状，有无出血、肥大、糜烂样改变、撕裂、外翻、腺囊肿、息肉、赘生物，宫颈管内有无出血或分泌物。同时可采集宫颈外口鳞一柱交界处脱落细胞进行宫颈细胞学检查和 HPV 检测(图 5-15)。

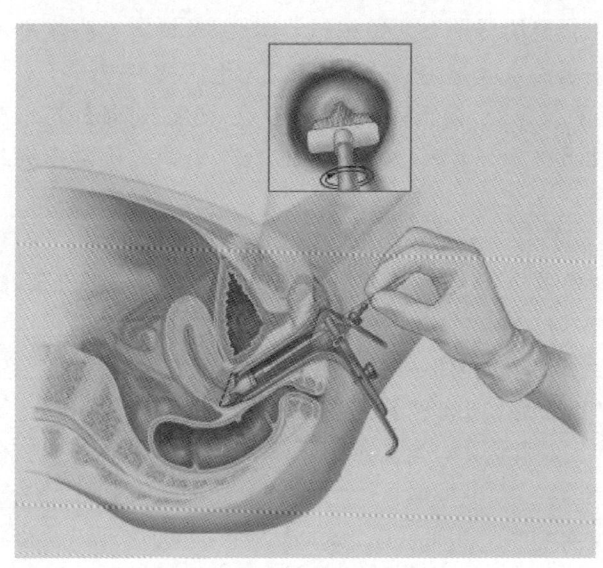

图 5-15　宫颈细胞学检查

3. 双合诊　检查者戴无菌手套，一手食、中两指蘸润滑剂，顺阴道后壁轻轻伸入阴道(图 5-16)。

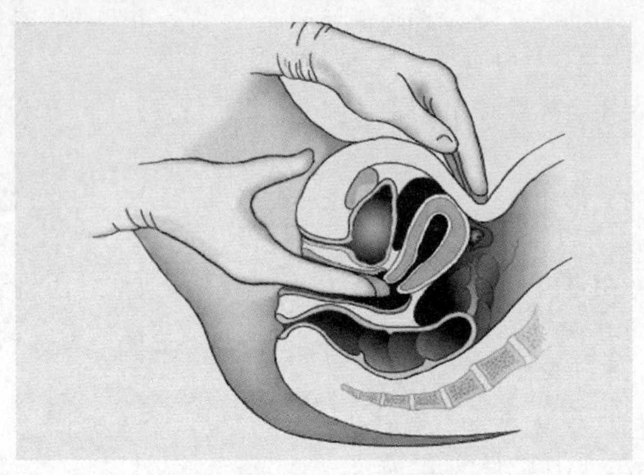

图 5-16 双合诊

(1) 检查阴道通畅度、深度、畸形、瘢痕、肿块及阴道穹隆。阴道内手指经阴道前壁压迫尿道,注意尿道口有无脓液排出。手指伸入阴道后穹隆部,检查后穹隆有无饱满及触痛。

(2) 触摸宫颈,检查宫颈大小、形状、硬度、宫颈外口情况及有无接触性出血。向上或向两侧摇动宫颈,若病人感觉疼痛时称为宫颈举痛。

(3) 随后检查宫体,将阴道内两指放在宫颈后方,另一手掌心朝下手指平放于病人脐部,阴道内手指向上向前抬举宫颈,腹部手指往下往后按压腹部,并逐渐向耻骨联合方向移动,通过双手协调抬举、按压,使子宫位于两手之间,扪清子宫位置、大小、形态、软硬度、活动度及有无压痛。子宫位置一般为前倾前屈位。

(4) 扪及双侧附件区。扪清子宫后,将阴道内两指由宫颈后方移至一侧穹隆部,尽可能往上向盆腔深处扪触,同时,另一手从同侧下腹壁髂嵴水平开始,由上往下按压腹壁,与阴道内手指相互对合,以触摸该侧附件区有无肿块、增厚及压痛。若扪及肿块,应查清其位置、大小、形状、软硬度、活动度、与子宫的关系以及有无压痛等。正常卵巢偶可扪及,触后稍有酸胀感,正常输卵管不能扪及。

4. 三合诊　一手食指放入阴道，中指放入直肠，另一手置于腹部的检查，是对双合诊检查不足的重要补充(图 5-17)。

通过三合诊能进一步扪清后倾或后屈子宫的大小、子宫后壁、直肠子宫陷凹、宫骶韧带、盆腔后部及直肠的病变。

5. 直肠-腹部诊　一手食指伸入直肠，另一手在腹部配合检查，又称肛腹诊(图 5-18)。一般用于无性生活史、阴道闭锁或其他不宜进行双合诊及三合诊检查的病人。

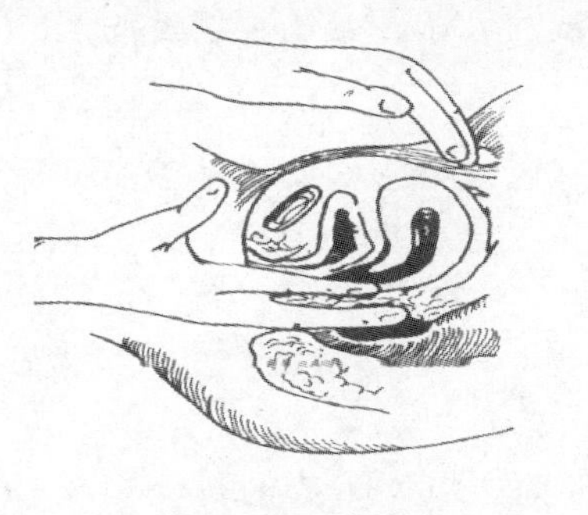

图 5-17　三合诊

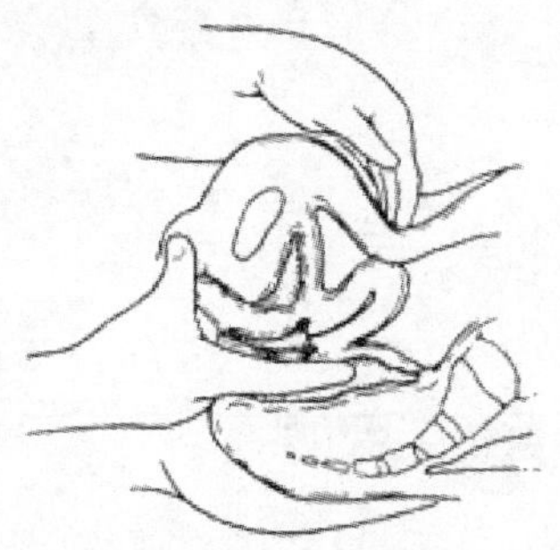

图 5-18　肛腹诊

六、记录

盆腔检查结果按生殖器解剖部位顺序记录。

外阴：发育及婚产式(未婚、已婚未产或经产式)，有无异常情况。

阴道：是否通畅，黏膜情况，分泌物量、色、性状、气味，异常发现。

宫颈：大小、硬度、有无撕裂、是否光滑、有无“糜烂”样改变及程度、有无息肉及囊肿、有无接触性出血、有无举痛。

宫体：位置、大小、质地、活动度，有无压痛。

附件：是否增厚或压痛，包块硬度、活动度及与子宫的关系。

七、注意事项

（1）关心体贴病人，征得病人的配合。

（2）排空膀胱。

（3）为防止交叉感染，所用器械严格消毒，一人一臀垫。

（4）月经期及阴道出血时应尽量避免进行阴道检查。

（5）否认性生活史的女性，禁做阴道窥器检查。

（6）男医生做妇科检查时，应有其他医护人员在场。

（7）应有良好光线，以自然光线为最好，并备有照明设备。

第五节　宫内节育器放置

一、目的

（1）能在模型上熟练进行宫内节育器（ICD）放置手术操作。

（2）能说出宫内节育器放置的适应证、禁忌证及注意事项。

二、适应证

（1）凡已婚育龄妇女无禁忌证，要求放置 ICD 者。

（2）某些疾病的辅助治疗，如宫腔粘连及子宫腺肌病等保守性治疗（后者多放置含有孕激素的宫内节育器）等。

（3）无保护的性交后 5 天内放置作为紧急避孕措施者。

三、禁忌证

（1）生殖道炎症：急性或慢性盆腔炎性疾病、各种阴道炎和宫颈炎等。

（2）月经频发、过多或有不规则阴道出血者。

（3）生殖器肿瘤。

（4）宫颈内口过松及严重子宫脱垂者。

(5) 严重全身性疾病,如心力衰竭、重度贫血、出血性疾病或各种疾病的急性期。

(6) 子宫畸形。

(7) 子宫腔小于 5.5 cm 或大于 9 cm。

(8) 有铜过敏史者。

四、放置时间

(1) 一般在月经干净后 3～7 天放置。

(2) 人工流产后宫腔深度在 10 cm 以内者可立即放置,自然流产和中期妊娠引产后月经恢复且月经干净 3～7 天。

(3) 足月产后 3 个月,剖宫产术后 6 个月。

(4) 若有闭经,需排除妊娠后再行放置。

(5) 在无保护的性生活后 5 日之内放入带铜宫内节育器防止妊娠。

(6) 含孕激素宫内节育器一般于经期第 3 日放置。

五、准备

1. 环境　操作间术前消毒,室温适宜,光线明亮,操作床旁注意屏风遮蔽,保护病人隐私。

2. 物品准备

(1) 手术包:弯盘 1 个,阴道窥器 1 个,宫颈钳 1 把,长止血钳 1 把,探针 1 根,宫颈扩张器(4～6 号)各 1 根,放环器 1 个,剪刀 1 把,双层大包布 1、孔巾 1,小纱布 3～4 块,干棉球数个,长棉签 2 根。

(2) 无菌手套。

(3) 消毒液。

(4) 合适型号和类型的宫内节育器。

(5) 药物:局部麻醉药、镇静剂及抢救药品等(必要时使用)。

3. 操作者准备

(1) 全面了解病人的妊娠分娩史,相关检查排除禁忌证后,向病人或其授权人解释操作目的及必要性、可能的风险和需配合的事项，安慰病人，消除紧张情绪。

（2）帮助病人摆放体位。

（3）穿手术衣，戴口罩、帽子，洗手。

（4）打开无菌手术包，戴无菌手套，摆放器械。

4. 病人准备

（1）签署知情同意书。

（2）测量生命体征（术前两次体温测量相隔 4 小时以上，均在 37.5 ℃以上者暂不放置）。

（3）术前 3～7 天严禁性生活。

（4）术前排空膀胱，取膀胱截石位，臀部紧邻检查床边缘，头部略垫高，双手臂自然放置于手术床的两侧，腹壁放松。

六、操作步骤

（1）妇科检查明确受术者子宫大小、位置及附件情况。

（2）常规消毒外阴、阴道，铺巾。

（3）阴道窥器暴露宫颈，消毒宫颈及阴道穹隆。用宫颈钳夹住宫颈前唇或后唇，稍向外牵拉，用探针探查宫腔深度，按顺序用宫颈扩张器依次（4～6 号）扩张宫颈至 6 号，选择合适的节育器。

（4）将节育器放在放环叉上，顺宫腔方向，轻轻送至宫底部，将放环叉轻轻由节育器下方退出。如宫颈内口过紧，可用扩宫器扩张后再放置。如有尾丝，将尾丝置于节育器下方，于宫颈外口处留置尾丝，长度 2 cm，其余剪去。

（5）取下宫颈钳及阴道窥器（图 5-19）。

七、注意事项

（1）术中严格无菌操作，节育器送入过程中避免接触外阴、阴道。

（2）术后休息 3 天，保持外阴清洁，1 周内忌重体力劳动，2 周内禁止性生活及盆浴。

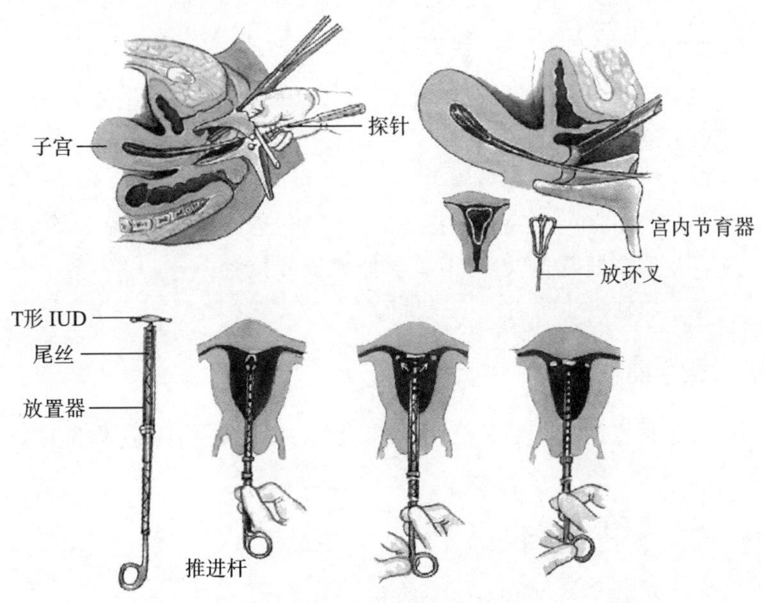

图 5-19　宫内节育器放置

（3）放置宫内节育器最初的几天内可有少量阴道流血或轻微腰酸、腹胀，数日内多自然消失，不需处理。若出血多且有腹痛，应查明原因后处理。

（4）放置宫内节育器后应在下一次月经后、3 个月后、1 年后各复查 1 次，以后每年随访 1 次直至停用。一般采用超声检查，了解宫内节育器在宫腔内的情况。

第六节　宫内节育器取出

一、目的

（1）能在模型上熟练进行宫内节育器取出手术操作。

（2）能说出宫内节育器取出的适应证、禁忌证及注意事项。

二、适应证

(1) 节育器到期需取出者。

(2) 绝经1年者。

(3) 改用其他节育措施者。

(4) 因不良反应或并发症(如不规则阴道流血)经处理无效者。

(5) 带器妊娠、确诊有节育器嵌顿或异位者。

(6) 计划再生育者。

三、禁忌证

生殖道炎症:急性或慢性盆腔炎性疾病、各种阴道炎和宫颈炎等。

四、取出时间

(1) 一般在月经干净后3~7天取出。

(2) 阴道流血多或伴感染者,可随时取环,必要时行诊断性刮宫,以了解内膜情况。

(3) 带器妊娠者,可在人工流产时取出。

(4) 绝经半年以上者,有子宫萎缩估计取出困难者,可用雌激素治疗1~2周后再行取出。

五、准备

1. 环境 操作间术前消毒,室温适宜,光线明亮,操作床旁注意屏风遮蔽,保护病人隐私。

2. 物品准备

(1) 手术包:弯盘1个,阴道窥器1个,宫颈钳1把,长止血钳1把,探针1根,宫颈扩张器(4~6号)各1根,取环器1个,剪刀1把,双层大包布1块,孔巾1块,小纱布3~4块,干棉球数个,长棉签2根。

(2) 无菌手套。

(3) 消毒液。

(4) 药物:局部麻醉药、镇静剂及抢救药品等(必要时使用)。

3. 操作者准备

(1) 相关检查排除禁忌证后,特别要了解 ICD 是否存在,位置及形态,向病人或其授权人解释操作目的及其必要性、可能的风险和需配合的事项,安慰病人,消除紧张情绪。

(2) 帮助病人摆放体位。

(3) 穿手术衣,戴口罩、帽子,洗手。

(4) 打开无菌手术包,戴无菌手套,摆放器械。

4. 病人准备

(1) 签署知情同意书。

(2) 测量生命体征(术前两次体温测量相隔 4 小时以上,均在 37.5 ℃以上者暂不取环)。

(3) 术前 3～7 天禁止性生活。

(4) 术前排空膀胱,取膀胱截石位,臀部紧邻检查床边缘,头部略垫高,双手臂自然放置于手术床的两侧,腹壁放松。

六、操作步骤

(1) 妇科检查明确受术者子宫大小、位置及附件情况。

(2) 常规消毒外阴、阴道,铺巾。

(3) 用阴道窥器暴露宫颈,消毒宫颈及阴道穹隆。用宫颈钳夹住宫颈前唇或后唇,稍向外牵拉,用探针探查宫腔深度并感受宫内节育器位置,按顺序用宫颈扩张器依次(4～6 号)扩张宫颈至 6 号。

(4) 有尾丝者,可用止血钳夹住尾丝,轻轻向外牵拉取出。无尾丝者,先经超声检查证实是否存在。将取环钩顺宫腔方向,轻轻放置宫底部,体会宫内节育器所在位置,根据其位置转动钩的方向,钩住节育器,轻轻向外牵拉,取出节育器。如取环困难,必要时可在宫腔镜下定位取出。

(5) 取下宫颈钳及阴道窥器(图 5-20)。

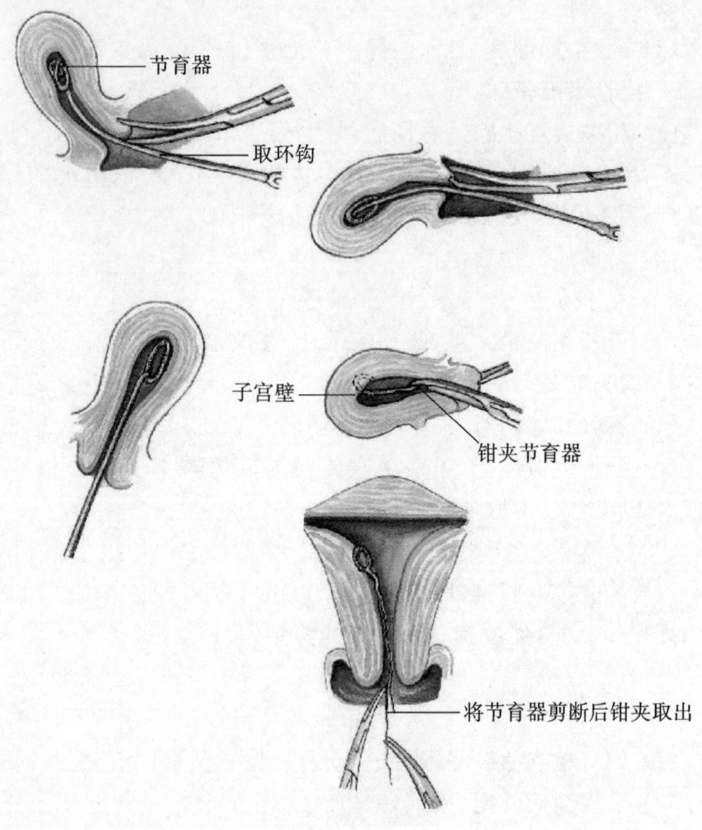

图 5-20 宫内节育器取出术

七、注意事项

(1) 术中严格无菌操作。

(2) 术后休息 3 天，2 周内禁止性生活及盆浴。

(3) 取出宫内节育器最初的几天内可有少量阴道流血或轻微腰酸、腹胀，数日内多自然消失，不需处理。若出血多且有腹痛，应查明原因后处理。

第七节　负压吸宫人流术

一、目的

(1) 能在模型上熟练进行早孕人流负压吸宫的手术操作。

(2) 会检查吸出物,并根据吸出物的成分及量判断给受术者交代手术后注意事项。

二、禁忌证

(1) 各种疾病的急性期。

(2) 生殖道炎症,如滴虫性阴道炎、外阴阴道假丝酵母菌病、细菌性阴道病、急性宫颈炎等。

(3) 术前体温两次在 37.5 ℃以上者。

(4) 全身情况不良,不能耐受手术,经治疗好转,可进行手术。

三、准备

(1) 术前详细询问病史(妊娠 10 周内要求终止妊娠而无禁忌证,患有某种严重疾病不宜继续妊娠),常规查体和妇科检查。

(2) 血或尿 HCG 测定,超声检查确诊。

(3) 完善相关检查,如心电图、血常规、凝血四项、术前感染四项、白带常规。

(4) 备人流手术包:双层包布 1 块,孔巾 1 块,纱布 4 块,干棉球数个,长棉签 2 个,无菌手套 1 双,换药碗 1 只,消毒钳 1 把,弯盘 1 个,阴道窥器 1 个,宫颈钳 1 把,探针 1 支,宫颈扩张器 4～10 号各 1 个,吸管 5～8 号各 1 支,小头卵圆钳 1 把,小刮匙 1 个,连接胶管(长度合适),10 mL 注射器 1 支。

(5) 有关药品:宫缩素、麦角新碱、阿托品、肾上腺素、强心药、

50%葡萄糖、氧气。

(6) 受术者术前排空膀胱,取膀胱截石位。

四、操作步骤

(1) 妇科检查明确子宫大小及位置。

(2) 外阴、阴道常规消毒,铺无菌洞巾。

(3) 用阴道窥器暴露宫颈,消毒宫颈及阴道穹隆。用宫颈钳夹住宫颈前唇或后唇,稍向外牵拉,用探针探查宫腔深度,以执笔式手法持宫颈扩张器按子宫屈度扩张宫颈,顶端超过宫颈管内口,自4号起逐步扩张至大于所用吸管半个号或1个号。

(4) 连接好吸管试吸无误后,将吸管插入宫腔,按顺时针方向吸宫腔1~2周,最大负压不得超过600 mmHg(79.8 kPa),当感觉宫壁粗糙、宫腔缩小出现少量血性泡沫时,表示已吸干净。退出吸引管后用小刮匙轻轻绕宫腔刮一周,特别注意两侧宫角及宫底部。将吸刮物清洗过滤,仔细检查有无绒毛及胎儿组织,肉眼观有异常者送检。

(5) 术毕用探针再次探测宫腔深度,与术前比较宫腔缩小程度,取出宫颈钳,用棉球擦净阴道血迹,取出阴道窥器。

五、注意事项

(1) 术中严格无菌操作。

(2) 出血多可用宫缩素。

(3) 要求放置宫内节育器者,术毕宫腔在10 cm以内可同时放置。

(4) 哺乳期子宫防穿孔。

(5) 瘢痕子宫操作轻柔、负压合适、防止穿孔。

(6) 子宫位置不佳,纠正后再行手术。

(7) 术后检查有无绒毛。

第八节　分段诊断性刮宫术

一、目的

刮取子宫内膜或清除宫腔内异物，以明确诊断，指导治疗。

二、适应证

(1) 子宫异常出血或阴道排液，为证实或排除子宫内膜、宫颈病变或其他妇科疾病，如子宫内膜炎、子宫内膜癌、宫颈癌等，也可作为异位妊娠的鉴别诊断方法。

(2) 功能失调性子宫出血的诊断与治疗。

三、禁忌证

(1) 急性生殖道炎症。

(2) 严重的全身疾病。

(3) 术前两次体温测量相隔 4 小时以上，均在 37.5 ℃以上者。

四、操作前准备

1. 环境准备　手术间消毒，室温适宜，光线明亮，检查床旁注意屏风遮蔽以保护病人隐私。

2. 物品准备

(1) 刮宫包：弯盘 2 个，金属小杯 1 只，阴道窥器 2 只(检查窥器、手术窥器各 1 个)，宫颈钳 1 把，弯钳 1 把，卵圆钳 2 把，宫腔探针 1 把，宫颈扩棒 1 套，刮匙 2 把，长镊子 1 把，无菌纱布、棉球、宫颈消毒棉签若干，无菌巾、大孔巾等。

(2) 无菌手套。

(3) 消毒液。

(4) 标本袋(盒)、10％甲醛及病理检查申请单。

(5) 药品:局部麻醉药、镇静剂、抢救药品等(必要时使用)。

3. 操作者准备

(1) 核对病人信息,确认手术适应证,排除手术禁忌证。

(2) 检查病人是否已经签署知情同意书。

(3) 穿手术衣,戴口罩、帽子,洗手。

4. 病人准备

(1) 签署知情同意书。

(2) 测血压、脉搏、体温。

(3) 术前 3 天禁止性生活,紧急情况除外。

(4) 排空膀胱,取膀胱截石位。

五、操作步骤

(1) 体位:膀胱截石位。

(2) 常规消毒外阴及阴道,铺无菌巾。

(3) 穿手术衣,戴无菌手套,铺大孔巾。

(4) 双合诊检查,了解阴道、宫颈、子宫体、附件及宫旁组织情况,更换手套。

(5) 用阴道窥器暴露宫颈,再次消毒阴道、宫颈及宫颈管口。

(6) 宫颈钳钳夹宫颈前唇,用小刮匙伸入宫颈管内,按从内口至外口的顺序搔刮宫颈管 1 周,刮出组织物置于准备好的纱布上。

(7) 子宫探针沿宫腔方向缓慢伸入宫腔达宫底,探测宫腔的深度和方向,如宫颈口较紧,可用宫颈扩棒扩张宫颈至所用器械能顺利通过。

(8) 小号刮匙沿宫腔方向缓慢进入宫腔并达宫底,从内到外进行刮宫,并依次将子宫腔四壁、宫底及两侧宫角组织刮出,刮出组织物置于另一块准备好的纱布上,如刮出的组织糟脆,为可疑子宫内膜癌时,应停止继续刮宫。

(9) 刮宫时注意宫腔有无形态异常及高低不平。

(10) 取下宫颈钳,用棉球擦拭宫颈及阴道内血迹,撤出阴道窥器。

(11) 将纱布上的组织分别装入标本袋中，用组织固定液固定，标记好取材部位，填写病理检查申请单，标本经病人或其授权人过目后送病理检查。

(12) 整理物品，医疗废弃物放入医疗垃圾桶。

(13) 告知病人术后休息，禁止性生活及盆浴 2 周，保持外阴清洁，1 周后取病理检查结果。

(14) 填写手术记录，对长时间阴道流血者，术后使用抗生素预防感染。

六、注意事项

1. 常规注意事项

(1) 为消除病人的紧张情绪，操作者要态度和蔼，并向病人解释操作的必要性。

(2) 有条件或病情允许时，先行 B 超检查，必要时 B 超监测下刮宫。

(3) 操作轻柔，对高危的妇女更应小心，以防子宫损伤。

(4) 刮出组织物均应送病理检查。

(5) 操作完成后帮助病人整理好衣服，根据需要协助其起身。

2. 操作中的注意事项

(1) 严格无菌操作，进入宫腔的器械避免与阴道壁接触。

(2) 刮宫操作前需行双合诊检查，有助于正确判断子宫的位置，排除生殖系统急、慢性炎症，减少手术风险。

(3) 分段诊断性刮宫时，先搔刮宫颈，后探查宫腔，有助于区别宫颈病变和宫腔内病变。

(4) 扩张宫颈时用力要均匀，缓慢扩张，以免子宫穿孔。术前预处理有助于减少并发症的发生。

(5) 操作时应减少不必要的器械进出宫颈的次数，刮宫动作应轻柔，避免人为损伤宫颈管内膜和子宫内膜，以减少宫腔及宫颈管粘连的发生。

(6) 对于良性病变，应尽量全面刮宫，以达到诊断和治疗的目的。

(7) 对疑有癌变的病人,如刮出的组织经肉眼检查高度疑为癌组织,且所取的组织足够做病理检查时,不必再全面刮取,以防出血及癌细胞扩散,若未见明显癌组织,则应全面刮宫,以防漏诊。

(8) 疑为子宫内膜结核者,应特别注意刮取两侧宫角部组织,以提高诊断的阳性率。

第九节　经阴道后穹隆穿刺术

一、目的

直肠子宫陷凹是女性体腔最低的位置,盆腔及腹腔液体最易积聚于此,亦为盆腔病变最易累及的部位。经阴道后穹隆穿刺,可以了解盆腹腔积液的性状,进行相应的理化、病理以及病原学检查,协助明确诊断,从而进行相应的治疗。

二、适应证

(1) 疑有腹腔内出血时,如异位妊娠、卵巢黄体破裂等。

(2) 疑有盆腔内积液、积脓时,可做穿刺抽液检查,以了解积液性质,以及盆腔脓肿的穿刺引流及局部注射药物。

(3) 盆腔肿块位于直肠子宫陷凹内,经阴道后穹隆穿刺直接抽吸肿块内容物做涂片,行细胞学检查以明确性质。

(4) B超引导下行卵巢子宫内膜异位囊肿穿刺治疗或输卵管妊娠部位药物注射。

(5) B超引导下经阴道后穹隆穿刺取卵,用于各种辅助生殖技术。

三、禁忌证

(1) 生殖道急性炎症,如急性外阴炎、阴道炎、宫颈炎、急性子宫内膜炎、宫腔积脓、急性盆腔炎等。

(2) 全身情况不能耐受手术者,如患有严重的心、脑、肾等主要器官疾病病人,患有严重血液病病人,各种急性传染病或慢性传染病急性发作期。

(3) 盆腔严重粘连,直肠子宫陷凹被较大肿块完全占据,并已凸向直肠。

(4) 疑有肠管与子宫后壁粘连。

(5) 临床高度怀疑恶性肿瘤。

(6) 异位妊娠拟采用非手术治疗时应避免穿刺,以免引起感染。

四、操作前准备

1. 环境准备　手术间消毒,室温适宜,光线明亮,检查床旁注意屏风遮蔽,以保护病人隐私。

2. 物品准备

(1) 手术包:弯盘 2 个,金属小杯 1 只,阴道窥器 2 个(检查窥器、手术窥器各 1 个),9 号穿刺针 1 支,宫颈钳 1 把,弯钳 1 把,卵圆钳 2 把,长镊子 1 把,无菌纱布、棉球若干,无菌巾、大孔巾等。

(2) 无菌手套。

(3) 消毒液。

(4) 10 mL 或 20 mL 注射器。

(5) 试管、玻片、培养皿、生理盐水、无水乙醇、抗生素等(根据实际需要)。

3. 操作者准备

(1) 充分了解病人既往史、内科并发症及盆腹腔手术史。

(2) 核对病人信息,确认手术适应证,排除手术禁忌证,检查知情同意书是否已经签署。

(3) 穿手术衣,戴口罩、帽子,洗手,打开无菌手术包,戴无菌手套,摆放器械。

4. 病人准备

(1) 签署知情同意书。

(2) 测量血压、脉搏,必要时开放静脉通路。

(3) 术前化验,包括血常规、凝血功能、乙型肝炎、梅毒、艾滋病等指标检测。

(4) 排空膀胱,取膀胱截石位,必要时导尿。

五、操作步骤

(1) 体位:膀胱截石位。

(2) 取 9 号长针头接 10 mL 或 20 mL 注射器,检查针头是否通畅。

(3) 常规消毒外阴、阴道,铺巾。

(4) 必要时需穿手术衣,如经阴道后穹隆穿刺取卵术。

(5) 双合诊检查,了解子宫、附件及宫旁组织情况,注意后穹隆是否膨隆,更换手套。

(6) 更换阴道窥器暴露宫颈,宫颈钳钳夹宫颈后唇,向前提拉,充分暴露后穹隆,再次消毒阴道,尤其是后穹隆穿刺部位。

(7) 在阴道后穹隆中央或稍偏患侧、阴道后壁与后穹隆交界处稍下方、平行宫颈管方向缓缓刺入。

(8) 当针头穿透阴道壁、出现落空感时(进针 2～3 cm),立即抽取液体,如无液体抽出,可以适当改变进针深度和方向,或边退针边抽吸。

(9) 抽吸完毕,拔除针管针头,注意穿刺点渗血情况,如有渗血,应用无菌纱布或棉球填塞压迫止血。

(10) 取出宫颈钳,正确取出阴道窥器(图 5-21)。

(11) 观察抽吸液性状,如为血性液体,应使之静置 10 分钟以上,观察其是否凝集,如为脓性液,注意送细菌学检查,如欲行细胞学检查应立即涂片,待其干燥后以 95%酒精固定后送检。

(12) 整理物品,医疗废弃物放入医疗垃圾桶,针头丢弃入利器盒。

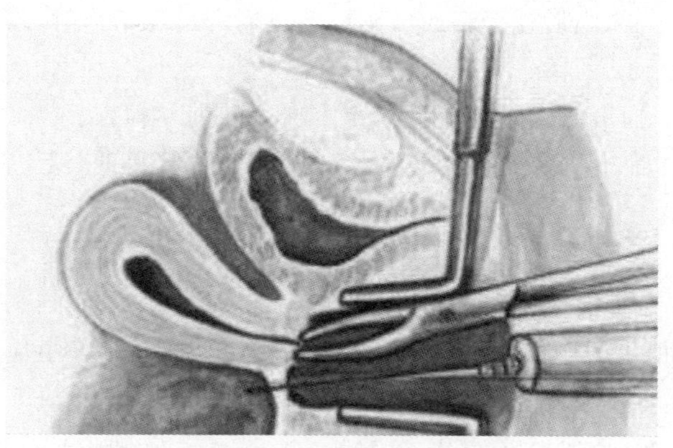

图 5-21　经阴道后穹隆穿刺术

(13) 告知术后注意事项：抽出血性液体，等待“静置”结果决定进一步处理，如为不凝血，建议急诊手术。

(14) 填写手术记录。

六、注意事项

(1) 为消除病人的紧张情绪，操作者应态度和蔼，并向病人解释操作的必要性。

(2) 术中注意穿刺部位准确，从阴道后穹隆中点进针，穿刺方向与宫颈管平行，深入至直肠子宫陷凹，不可过分向前或向后，以免针头刺入宫体或进入直肠。

(3) 穿刺时针头进入直肠子宫陷凹不可过深，穿刺深度要适当，一般 2～3 cm，过深可刺入盆腔器官或穿入血管；若积液量较少，过深的针头可超过液平面抽不出液体而延误诊断；若为肿物，则选择最突出或囊性感最明显部位穿刺。

(4) 有条件或病情允许时，先行 B 超检查，协助诊断直肠子宫陷凹有无液体及液体量。

(5) 若为严重后倾后屈子宫，应尽量将子宫体纠正为前位或牵引宫颈前唇使子宫呈水平位，以免穿刺针头误入子宫肌壁。

(6) 经阴道后穹隆穿刺未抽出血液，不能完全排除异位妊娠，内出血量少、血肿位置高或出血局部与周围组织粘连时，均可造成假阴性。

(7) 抽出的液体均应涂片，行常规及细胞学检查。

(8) 完成后帮助病人整理好衣服，根据需要协助其起身。

七、并发症及处理

1. 血管损伤 血管损伤多因穿刺时进针方向错误，误入血管，表现为抽出的血液静置后可以凝固。因此，操作过程中应注意病人主诉，如出现穿刺后腹痛、肛门坠胀甚至血压下降，应及时进行盆腔检查，必要时进行B超检查，了解有无血肿形成及盆腔内出血。

2. 肠管损伤 肠管损伤多因穿刺时进针方向过于靠后。一般小的损伤无须特别处理，如破口较大出现相应症状，应及时请外科会诊，决定治疗方案。对盆腔轻度粘连病人，确需穿刺时可在B超引导下进行。

3. 子宫壁损伤 子宫壁损伤多因穿刺时进针方向错误，导致误伤子宫壁。如无明显出血等征象，一般无须特别处理。

4. 感染 穿刺时应严格按照无菌规则进行操作，生殖道炎症病人应在治疗后再进行穿刺，必要时同时应用抗生素。

第十节 会阴切开及缝合术

一、目的

避免产妇会阴过度扩张，利于胎儿娩出，减少可能产生的软产道损伤。

二、适应证

(1) 产妇会阴条件差，估计分娩时会阴撕裂难免，如会阴过紧缺乏弹性、水肿或瘢痕，耻骨弓狭窄或过低等。

(2) 胎儿因素，如巨大儿、早产儿、臀位等。

(3) 需阴道助产时，如产钳术、胎头吸引术及臀位助产等。

(4) 有病理情况急需结束分娩者，如产程过长、第2产程宫缩乏力、妊娠期高血压、合并心脏病、高度近视及胎儿窘迫等。

(5) 偶用于经阴道手术以扩大手术视野。

三、禁忌证

1. 绝对禁忌证　如头盆不称、骨盆出口狭窄等不能经阴道分娩者。

2. 相对禁忌证　存在生殖器疱疹、尖锐湿疣等，不宜经阴道分娩者；前次分娩会阴完好或切口愈合良好的经产妇；死胎、畸形胎儿引产者；存在弥散性血管内凝血等凝血功能障碍的产妇，可在凝血功能纠正后采用。

四、操作前准备

1. 环境准备　产房环境必须安静、整洁、舒适，光线明亮；室内保持恒温、恒湿，室温22～25 ℃，相对湿度50%～60%；室内空气清新且有健全的消毒隔离制度。

2. 物品准备

(1) 会阴切开缝合包：弯盘2个，金属小杯1只，会阴切开剪1把，线剪1把，持针器1把，小圆针和三角针数个，血管钳2把，小平镊1把，齿镊1把，2～0号可吸收线1～2包，4～0号可吸收线1包或丝线若干，有尾纱布1条，无菌纱布、棉球若干，无菌巾、大孔巾等。

(2) 聚维碘，2%利多卡因，生理盐水，注射器，长针头，无菌手套等。

3. 操作者准备

(1) 确认产妇信息，让病人了解操作的目的及必要性、可能的风险和需配合的事项，安慰产妇，消除紧张情绪。

(2) 评估产妇体力、产程进展等情况，排除禁忌证，帮助产妇摆放体位。

(3) 操作者穿手术衣，戴口罩、帽子，洗手。

4. 病人准备

(1) 签署知情同意书。

(2) 监测生命体征。

(3) 术前可导尿排空膀胱(避免阻挡胎先露下降)。

五、操作步骤

1. 体位　产妇取仰卧屈膝位或膀胱截石位。

2. 常规消毒外阴　用无菌干棉球盖住阴道口，防止冲洗液流入阴道。用消毒棉球蘸肥皂水擦洗外阴，温开水冲洗，然后用聚维碘消毒，顺序是大阴唇、小阴唇、阴阜、大腿内上 1/3、会阴及肛门周围，铺无菌巾。

3. 操作者准备　洗手，穿手术衣，戴无菌手套。

4. 铺巾　铺大孔巾。

5. 会阴阻滞麻醉(以左侧会阴侧方切开缝合术为例)　术者在宫缩间歇期以一手的食指和中指在阴道内触摸左侧坐骨棘，另一手持接上长针头的针筒，在左侧坐骨结节与肛门连线中稍偏坐骨结节处刺入，先做一皮丘，然后在阴道内的手指引导下向坐骨棘方向进针，直达其内下方，注入麻醉药物，每次注药前先回抽，以免误注入血管内，再向切口周围皮肤皮下组织及肌层做扇形浸润麻醉。麻醉药物通常为 2%利多卡因溶液 10 mL 加生理盐水 10 mL。

6. 会阴侧方切开缝合术　会阴侧方切开缝合术左右均可，临床上以左侧切开多见(图 5-22)。

(1) 切开：术者在宫缩间歇期以左手的食指和中指伸入阴道内，撑起左侧阴道壁，右手持会阴切开剪，一叶置于阴道内，另一叶置于阴道外放好，使剪刀切线与会阴后联合中线向左旁侧成 45°(会阴高度膨隆时为 60°～70°)，与皮肤垂直，在宫缩期产妇用腹压使会阴膨胀时剪开会阴全层长 4～5 cm。剪开后用纱布压迫止血，

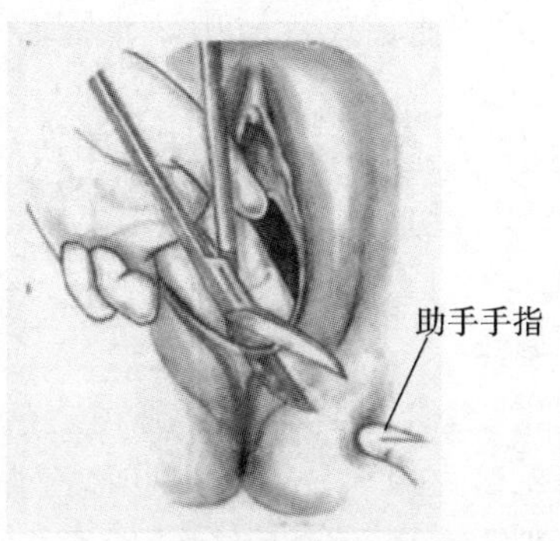

图 5-22　左侧会阴侧方切开

如有小动脉活动性出血需结扎止血。

（2）缝合：胎儿胎盘完全娩出后，先检查软产道有无裂伤，然后将有尾纱布塞入阴道上推宫颈，阻止宫腔内血液下流，以免影响手术视野。再次用聚维酮碘消毒切口，按解剖结构分层缝合。

①缝合阴道黏膜：用左手食指和中指撑开阴道壁，暴露阴道黏膜切口顶端及整个切口，用 2～0 号可吸收缝线自切口顶端上方 0.5～1.0 cm 处开始，间断或连续缝合阴道黏膜及黏膜下组织，直到处女膜缘。缝合时应对齐切缘。

②缝合肌层：间断缝合肌层，以达到止血和关闭无效腔的目的。缝针不宜过密，肌层切口缘应对齐缝合，切口下缘肌组织往往会略向下错开，应注意恢复解剖关系。

③缝合皮下组织及皮肤：以 4～0 号可吸收缝线连续皮内缝合，术后无须拆线。如产妇有影响切口愈合的病理因素，如严重的低蛋白血症等，可用丝线间断缝合，术后需拆线。

7. 会阴正中切开缝合术　会阴正中切开缝合术一般术前可不用麻醉。

（1）切开：术者在宫缩间歇期以左手的食指和中指伸入阴道内，撑起后联合阴道壁，右手持会阴切开剪，一叶置于阴道内，另一叶置于阴道外放好，使剪刀切线与会阴后联合正中线重叠；与皮肤垂直，在宫缩期产妇用腹压使会阴膨胀时剪开会阴全层长 2 cm。

注意不能损伤肛门括约肌。剪开后用纱布压迫止血，如有小动脉活动性出血需结扎止血。

(2) 缝合：①缝合阴道黏膜：以 2～0 号可吸收缝线间断缝合阴道黏膜及黏膜下组织。切勿穿透直肠黏膜，必要时可置 1 指于肛门内做指引。②缝合皮下组织及皮肤：以 4～0 号可吸收缝线连续皮内缝合，术后无须拆线。

8. 缝合后处理 缝合完毕，取出阴道内纱布，仔细检查避免遗留，检查缝合处有无出血或血肿。常规肛诊检查有无肠线穿透直肠黏膜，如有应立即拆除，重新消毒缝合。

9. 整理记录 整理物品，书写手术记录。

六、注意事项

(1) 会阴切开应在预计胎儿娩出前 5～10 分钟，不宜过早。

(2) 剪刀摆放应与皮肤垂直，皮肤与黏膜切口内外大小应一致。

(3) 缝合阴道黏膜时不宜过深，以免缝线穿通肠管，但也不宜过浅，防止留下无效腔；缝合勿过密过紧，以免影响伤口愈合。

(4) 会阴正中切开的切口容易向下延伸损伤肛门括约肌甚至肠管，因此手术助产、胎儿较大、会阴后联合较短或操作者接生技术不够熟练、产妇配合差时均不宜采用。

(5) 会阴阻滞麻醉时需回抽未见血液方可注药，以免局麻药误入血管。

(6) 嘱产妇术后保持外阴清洁，多朝会阴切开对侧睡卧(避免恶露污染创面)，大小便以后均需清洗外阴，勤换外阴垫。外阴丝线缝合者术后 5～7 天拆线。

七、并发症及处理

1. 会阴血肿 会阴血肿常由于缝合时止血不彻底、第一针位置过低等引起。对于血肿较小或未发展，全身情况尚可，可予以局部冷敷、压迫，待血肿自行吸收消退。若血肿较大或有增大趋势，应立即行血肿清创，再彻底缝合，出血多并有出血性休克症状者应在抗休克治疗同时积极手术止血。

2. 伤口水肿或疼痛明显　伤口水肿或疼痛明显多因胎先露部长时间压迫所致，可用95%酒精或50%硫酸镁纱布湿敷，24小时后也可用毫米波或红外线照射，1次/天，每次15分钟。

3. 伤口感染　伤口感染时立即拆线，彻底清创引流，换药。

4. 伤口裂开　伤口裂开时应行窦道扩开，换药，产后7天可用1∶5000高锰酸钾溶液坐浴，促进伤口愈合；待局部创面清洁，Ⅱ期缝合。

（吴宗妍）

参考文献

[1] 茅清，李丽琼. 妇产科学[M]. 7版. 北京：人民卫生出版社，2016.

[2] 谢幸，孔北华，段涛. 妇产科学[M]. 9版. 北京：人民卫生出版社，2018.

[3] 沈铿，马丁. 妇产科学[M]. 3版. 北京：人民卫生出版社，2017.

第六章　儿科部分

第一节　生长发育指标的测量

一、目的

测量儿童体格发育的各项指标，判断儿童体格生长水平及营养状况，进行生长发育检测。

二、准备

婴儿杠杆秤、儿童杠杆秤、环境温暖、身长测量床、量板、身高计、软尺。

三、操作步骤

1. 测体重

(1) 婴儿取卧位，1～3 岁取坐位，3 岁以上站立。

(2) 两手自然下垂，不接触任何物体。

(3) 读取体重，其中新生儿及婴儿精确到 10 g，儿童精确到 50 g，并记录。

2. 测身长

(1) 3 岁以下用测量床测量：小儿仰卧，面向上，助手将头固定，头顶接触头板。

(2) 测量者左手固定双膝，使两下肢伸直。

(3) 右手移动足底板使之紧贴足底，注意床两侧数字一致。

(4) 读取身长，精确到 0.1 cm，并记录。

3. 测头围

(1) 婴儿取卧位,或由助手抱坐于胸前。

(2) 将软尺零点固定于头部一侧齐眉弓上缘,紧贴皮肤经过枕骨后结节最高点回到零点。

(3) 读取头围,精确到 0.1 cm,并记录。

4. 测胸围

(1) 3 岁以下取仰卧,3 岁以上取立位。

(2) 两手自然平放或下垂,将软尺零点固定于乳头下缘,使软尺接触皮肤。

(3) 取平静呼气与吸气的平均值。

(4) 读取胸围,精确到 0.1 cm,并记录。

5. 上臂围的测量(5 岁以下儿童)

(1) 测量左上臂,先测上臂中点:肩峰至鹰咀连线的中点。

(2) 将软尺绕上臂中点一周,周径与肱骨成直角,软尺轻贴皮肤,过紧或过松均会影响读数,精确到 0.1 cm。

6. 收尾　整理小儿衣物,合理安置小儿,整理所用物品。

四、注意事项

1. 每次测量应在同一磅秤、同一时间进行。

2. 所测数值与前一次差异较大时,应重新测量、核对,婴儿体重降低较多应向医生报告。

3. 测量身长时,婴幼儿易动,推动滑板时动作应轻快,并准确读数。

第二节　经皮测胆仪操作

一、目的

动态监测新生儿血清胆红素的变化。

二、准备

经皮测胆仪、专用充电器、校正器。

三、操作步骤

(1) 婴儿取卧位，或由助手抱坐于胸前。

(2) 正确拿起经皮测胆仪，打开电源开关。

(3) 取校正器进行校正，读数为零时复位后方可开始测量。

(4) 用测胆仪探头对准小儿额头正中，两眉之间按下，读取显示屏上数据，并记录。

(5) 测胆仪复位。

(6) 用测胆仪探头对准小儿胸前胸骨柄处按下，读取显示屏上数据，并记录。

(7) 取两次测得数据的平均值，报出得数。

(8) 读数精确至 0.1，并记录。

四、注意事项

(1) 测定部位：前额、胸骨下端、耻骨联合上。

(2) 测定方法：每个测定部位测 3 次，取平均值，记录格式多采用：如 13.2—12.0—9.2 mg/dL。

(3) 该方法一般用于动态观察胆红素的变化。

(4) 如需较准确估计，则需较大样本的血样进行对比，建立本院的参考值。

(5) 定期空白比色卡校正。

第三节 光照疗法

一、目的

使患儿血中的间接胆红素氧化分解为水溶性胆红素，而随胆汁、尿排出体外，使血清胆红素浓度降低。用于新生儿高胆红素血症辅助治疗。

二、准备

1. 物品准备

(1) 光疗箱：一般采用波长 420～470 nm 的蓝色荧光灯最为有效，还可用绿光或白光照射，光亮度以 160～320W 为宜。分单面和双面光疗箱，单面光疗可用 20 W 灯管 6～8 支，排列成弧形，双面光疗时，上下各装 20 W 灯管 5～6 支，灯管与皮肤距离为 33～50 cm。

(2) 遮光眼罩：用不透光的布或纸制成。

(3) 其他：长条尿布、尿布带、胶布、记录单等。

2. 医生准备　了解患儿诊断、日龄、体重、黄疸的范围和程度。胆红素检查结果、生命体征、精神反应等资料。估计光疗过程患儿常见的护理问题。操作前戴墨镜，洗手。

3. 病人准备　患儿入箱前须进行皮肤清洁，禁忌在皮肤上涂粉或油类；剪短指甲、防止抓破皮肤；双眼佩戴遮光眼罩，避免光线损伤视网膜；脱去患儿衣裤，全身裸露，只用长条尿布遮盖会阴部，男婴注意保护阴囊。

三、操作步骤

1. 光疗前准备　清洁光疗箱，特别注意清除灯管及反射板的灰尘。箱内湿化器水箱加水至 2/3 满，接通电源，检查线路及光管亮度。并使箱温升至患儿适中温度，相对湿度为 55%～65%。

2. 入箱　将患儿裸体放入已预热好的光疗箱中，记录开始照射时间。

3. 光疗　应使患儿皮肤均匀受光，并尽量使身体广泛照射，禁止在箱上放置杂物以免遮挡光线。若使用单面光疗箱一般每 2 小时更换体位 1 次，可以仰卧、侧卧、俯卧交替更换。俯卧照射时要有专人巡视，以免口鼻受压而影响呼吸。

4. 监测体温和箱温变化 光疗时应每 2～4 小时测体温 1 次或根据病情、体温情况随时测量，使体温保持在 36～37 ℃为宜，根据体温调节箱温。光疗最好在有空调的病室中进行。冬天要特别注意保暖，夏天则要防止过热，若光疗时体温上升超过 38.5 ℃，则要暂停光疗，经处理体温恢复正常后再继续治疗。

5. 出箱 一般采用光照 12～24 小时才能使血清胆红素下降，光疗总时间按医嘱执行，一般情况下，血清胆红素＜171 μmol/L（10 mg/dL）时可停止光疗。出箱时给患儿穿好衣服，除去眼罩，抱回病床，并做好各项记录。

四、注意事项

1. 保证水分及营养供给 光疗过程中，应按医嘱静脉输液，按需喂奶，因光疗时患儿不显性失水比正常小儿高 2～3 倍，故应在喂奶间隙时间喂水，观察液体出入量。

2. 严密观察病情 光疗前后及期间要监测血清胆红素变化，以判断疗效。光疗过程中要观察患儿精神反应及生命体征；注意黄疸的部位、程度及其变化；大小便颜色与性状；皮肤有无发红、干燥、皮疹；有无呼吸暂停、烦躁、嗜睡、发热、腹胀、呕吐、惊厥等；注意吸吮能力、哭声变化。若有异常须及时与医师联系，以便检查原因，及时进行处理。

3. 光源要求 保持灯管及反射板清洁，并定时更换灯管，如有灰尘会影响照射效果，每天应清洁灯箱及反射板，灯管使用 300 小时后其灯光能量输出减弱 20％，900 小时后减弱 35％，因此灯管使用 1000 小时必须更换。

4. 光疗箱的维护与保养 光疗结束后，关好电源，拔出电源插座，将湿化器水箱内水倒尽，做好整机的清洗、消毒工作，有机玻璃制品忌用酒精擦洗。光疗箱应放置在干净、温湿度变化较小、无阳光直射的场所。

第四节　新生儿暖箱操作

新生儿体温调节功能差，尤其是早产儿，体温中枢发育不完善，不能维持体温的稳定，容易随环境温度而变化。低温会造成缺氧、酸中毒、低血糖、寒冷损伤、高胆红素血症以及生长迟缓等一系列不良后果，故保暖对新生儿尤为重要。新生儿暖箱使用是以科学的方法，创造一个温度和湿度相适宜的环境，使患儿体温保持稳定。

一、目的

（1）提高早产儿的成活率。

（2）为低体重儿及体温低下的新生儿提供温暖的环境，使其体温保持稳定。

二、准备

新生儿暖箱、婴儿床垫、枕头、床单、清洁尿布、蒸馏水等。

三、操作步骤

1. 暖箱准备

（1）检查暖箱，保证安全；清洁消毒暖箱。

（2）加 50 ℃蒸馏水于温箱湿化器水箱中至水位线，保持温箱内相对湿度。

（3）打开电源开关，预热温度 28～32 ℃，预热时间 2 小时左右。然后再根据早产儿的体重及出生日龄调节温箱的温度和湿度。新生儿硬肿症、体温低于 33 ℃及受冷时间超过 1 小时者，必须遵循逐渐复温原则。

（4）调整湿度控制旋钮，维持箱内湿度在 55%～65%。

2. 暖箱控制　入暖箱后，定时测体温，保持体温在 36～37 ℃，观察小儿面色、呼吸、心率及病情变化。

3. 记录 记录并做好暖箱使用情况交接班。

4. 出暖箱条件

(1) 小儿体重达 2000 g 或以上,体温正常。

(2) 在不加热的暖箱中,室温维持在 24～26 ℃时,小儿能保持正常体温。

(3) 小儿在暖箱内生活了 1 个月以上,体重虽不到 2000g,但一般情况良好。

四、注意事项

(1) 暖箱不宜放置在阳光直射、有对流风及取暖设备附近,以免影响箱内温度的控制。

(2) 要掌握暖箱性能,严格执行操作规程,并要定期检查有无故障、失灵现象,一旦发现应立即拔出电源进行检修,保证绝对安全使用。

(3) 严禁骤然提高暖箱温度,以免患儿体温突然上升造成不良后果。

(4) 工作人员入箱操作、检查、接触患儿前必须洗手,以防感染。

(5) 应随时观察使用效果,如发现暖箱报警信号,应及时查找原因,妥善处理。

(6) 暖箱除每天消毒外,每周应更换 1 次;机箱下面的空气净化垫应每月清洗 1 次,若已破损则需更换;患儿出箱后应进行终末消毒处理。

第五节　新生儿窒息复苏

一、目的

由于胎儿肺泡内液体被空气取代,胎儿循环转变为成人循环,这一过程可能出现新生儿窒息，新生儿窒息复苏是为了保护胎儿完成向新生儿的平稳过渡。

二、适应证

因各种原因所造成的新生儿心跳、呼吸功能障碍，具体表现为呼吸暂停或喘息样呼吸，心率<100 次/分。

三、禁忌证

1. 绝对禁忌证　心跳、呼吸功能正常。

2. 相对禁忌证

(1) 胸壁开放性损伤。

(2) 肋骨骨折。

(3) 胸廓畸形或心包填塞。

四、物品准备

辐射暖台(调节好适宜温度)、手套、吸引球囊、吸引器和导管、听诊器、肩垫、擦干新生儿用的毛巾和毯子、自动充气式气囊、面罩、氧气导管和氧气面罩、氧饱和度仪。计时器、胶带、胎粪吸引管、喉镜、气管导管、金属芯、药品。

五、操作步骤

1. 出生后最初评估　足月吗？羊水清吗？有呼吸或哭声吗？肌张力好吗？只要有一个答案是“否”，则进行初步复苏。

(1) 保持体温：应将新生儿置于辐射暖台上。

(2) 摆正体位，清理气道(必要时)：新生儿应仰卧，肩胛下垫一折叠毯子或毛巾，颈部轻度仰伸到“鼻吸气”的位置，使咽后壁、喉和气管成直线，可以让空气自由进入。

清理气道，恰当方法取决于婴儿有无胎粪，婴儿活力(强有力的呼吸、肌张力好和心率>100 次/分)。

有胎粪但新生儿有活力的做法：只需用吸引球囊或大孔吸管

清除口咽和鼻腔的分泌物和胎粪(应先口后鼻)。有胎粪且新生儿无活力的做法:在分娩后呼吸出现前应立即对气管直接吸引(气管插管)。

(3) 擦干全身,重新摆正体位:准备一些预热、吸水性好的毛巾或毯子,将新生儿放在毛巾上,擦干大部分羊水,然后拿开潮湿的毛巾,再用干净的预热毛巾或毯子擦干并刺激其身体。擦干前后都要保证新生儿的"鼻吸气"体位。

(4) 给予刺激:刺激呼吸,触觉刺激有两种安全而适宜的方法。拍打或弹足跟部。轻柔摩擦新生儿的背部、躯体或四肢。

以上步骤30秒内完成。

2. 30秒后评估 30秒后立即评价新生儿呼吸、心率和肤色。如新生儿正常呼吸,仅有发绀则常压给氧;如新生儿呼吸暂停,心率小于100次/分或常压给氧后发绀不缓解,应用正压人工呼吸。正压人工呼吸频率为40~60次/分,正压人工呼吸有效的体征:心率迅速增加,肤色和肌张力改善,自主呼吸。

3. 重新评估 在30秒人工呼吸或给氧后,评估新生儿。如心率小于60次/分,开始胸外按压。按压位置:剑突和乳头连线中点下方,即胸骨体下(1/3)处。按压深度:要用足够的压力使胸骨下陷至前后胸直径的1/3深度。心肺复苏过程中,胸外按压一定要伴有正压人工呼吸。每个动作周期包括3次按压和1次人工呼吸。1—2—3—呼吸—1—2—3—呼吸。每分钟应有大约120个"动作"(90次按压和30次呼吸)。

4. 再次评估 约经过30秒的胸外按压和正压人工呼吸后,应停止按压,并再次评价新生儿。如心率大于60次/分,可不再继续胸外按压,而继续正压人工呼吸。一旦心率大于100次/分,新生儿开始自主呼吸,应慢慢撤除正压人工呼吸。如心率持续小于60次/分,在继续做正压人工呼吸和胸外按压的同时,使用肾上腺素。

5. 给药

(1) 使用肾上腺素的浓度、计量和途径:静脉给药1∶10000溶液0.1~0.3 mL/kg(相当于0.01~0.03 mg/kg),气管导管给药

1∶10000溶液 0.5～1 mL/kg。

（2）纳洛酮给药指征：正压人工呼吸使心率和肤色恢复正常后，出现严重的呼吸抑制；母亲分娩前 4 小时有注射过麻醉药史。

第六节　儿童骨髓穿刺术(胫骨)操作

（一）目的

骨髓穿刺术是用连接着导管的穿刺针刺入骨髓腔，抽取骨髓，用以协助诊断和治疗疾病的手术。

（二）适应证

1. 诊断性穿刺

（1）血液病的诊断、分期和疗效的评估。

（2）了解非血液系统肿瘤有无骨髓侵犯。

（3）临床疑难病例，疑有隐匿的淋巴造血系统疾病。

（4）感染性疾病或发热待查，病原生物学培养。

（5）造血干细胞培养、免疫分型及细胞遗传学分析。

2. 治疗性穿刺

（1）儿童紧急情况下输液。

（2）为骨髓移植提供骨髓来源。

（三）禁忌证

1. 血友病病人。

2. 局部皮肤感染者。

3. 生命体征不平稳(紧急输液除外)者。

（四）操作前准备

1. 患儿准备

（1）核对患儿的姓名、住院号及相关疾病信息，测量生命体征。

（2）核对适应证，排除禁忌证。

（3）解释手术的目的，安抚、取得患儿家属同意配合，签署手术知情同意书。

（4）协助患儿大小便，婴儿更换干净的纸尿裤，清场，床边隔离。

2. 操作者准备 戴口罩、帽子，规范洗手。

3. 物品准备 消毒物品、骨髓穿刺包、无菌手套、麻醉药物（普鲁卡因需皮试）、胶布、玻片、血压计及听诊器。检查各物品的消毒状态及有效日期（包括总有效期和开封后有效期）。单人操作时需要 2 副手套（穿刺成功后立即涂片，涂片完成后再戴第 2 副手套拔出穿刺针）。如果是一次性物品，须检查包装的气密性。治疗车和物品摆放于右手边。

（五）操作步骤

1. 体位 患儿仰卧位，穿刺侧小腿略外展，腘窝下垫软垫。

2. 选择适宜穿刺点 穿刺点在胫骨粗隆下 1 cm 内侧胫骨平坦处。

3. 消毒、铺巾

（1）常规消毒，消毒镊持拿应为执笔式，用两把消毒镊子交替传递棉球，消毒镊尖端不应超过持钳手指水平，用完的棉球和消毒镊不能放回穿刺包，镊子在打开的清洁的穿刺包盖子上，棉球置入污物盒。

（2）消毒顺序和范围：沿穿刺点做同心圆消毒，由中心向外，一般消毒 2 次（后一遍不超过前一遍范围）注意不要有空白区，消毒了外层后不能再到内层消毒。戴无菌手套。

（3）覆盖消毒洞巾，避免铺巾的手碰触到有菌的部位。

（4）检查器械，注意穿刺针是否通畅，注射器是否漏气及破损。

4. 麻醉

（1）助手打开麻药：消毒安瓿及砂轮，安瓿锯痕、用 75%酒精拭净，用无菌纱布包好折断安瓿；核对麻药。

（2）麻醉进针前左手拿纱布 1 块。表皮和骨膜麻药推注量应多，皮下脂肪组织不推注或少量推注。先在皮肤表面做一皮丘，骨膜处应以穿刺点为轴心，取左右前后 3～4 个点进行推注。在局麻过程中，根据病人的胖瘦程度可大致估计出从表面到骨膜的深度及穿刺点定位是否正确，不可先完全进针后边退针边推注。

(3) 退针时右手食指扶住针尾与注射器乳头的接头处，以防注射器和针头脱离。退针后立即用左手纱布按压。

5. 穿刺抽骨

(1) 调整穿刺针垫片：1～1.5 cm，同时考虑体型及皮下脂肪厚度。

(2) 穿刺：局麻后稍待片刻，先固定穿刺针长度，然后操作者用左手拇指和食指固定穿刺部位左右两侧的皮肤，右手持穿刺针与穿刺部位呈垂直角度缓缓刺入，到达骨膜后针尖向下(足侧)与股骨长径成 60°旋转刺入，达骨髓腔时可有脱空感。若无法进针，勿强行推动，以防断针，这时要考虑大理石骨病。穿刺过程中注意患儿面色与呼吸。

(3) 抽吸：注射器乳头向下，注射器内预留少许空隙。取出针芯，接上 10～20 mL 干针筒，抽吸骨髓，骨髓较黏稠，尤其是骨髓细胞极度增生或恶性肿瘤骨髓转移时，常需用力抽吸，当骨髓出现于针管时，即停止抽吸。骨髓小粒是骨髓取材满意的指征之一。抽吸骨髓不宜过多，以少于 0.2 mL 为宜，否则，会稀释骨髓，不能真实地反映骨髓情况。如果需做骨髓其他检查，应在留取骨髓计数和涂片标本后再抽取。骨髓细菌培养需要 1～2 mL。

(4) 涂片：单人操作时需要两副手套，穿刺成功后立即涂片，涂片完成后再戴第 2 副手套拔出穿刺针。因骨髓中含大量幼稚细胞，容易凝固，故涂片应迅速。推片时可将骨髓滴在倾斜的玻片上，骨髓流动部分流下后留在玻片上的骨髓小粒较多。

(5) 压迫止血：拔出穿刺针后按压 1～2 分钟，用胶布固定敷料，对于有出血倾向者，延长按压时间。

(6) 整理物品，标本送检，书写穿刺记录。

(7) 适当制动穿刺部位，预防出血，穿刺后 24 小时内常规观察穿刺局部有无血。

(王燕艳　代向红)

参考文献

[1] 郑惠，黄华. 儿科学[M]. 7版. 北京：人民卫生出版社，2014.

[2] 王卫平，孙锟，常立文. 儿科学[M]. 9版. 北京：人民卫生出版社，2018.

[3] 崔焱. 儿科护理学[M]. 6版. 北京：人民卫生出版社，2017.

[4] 方向明，陈周闻. 医学生临床技能操作规范[M]. 杭州：浙江大学出版社，2014.

第七章　医学影像部分

医学影像检查技术是由多门学科交叉形成的应用性很强的一门学科，是探讨、研究和使用医学影像设备对人体进行检查的一门技术，是医学影像技术专业教学的必修课程。根据教学大纲要求，结合学科实际情况，将本专业的实习、实训安排如下。

第一节　X 线 摄 影

实训一　上 肢 摄 影

一、实训目的

(1) 掌握上肢摄影位置的检查目的及摄影方法。

(2) 熟悉 X 线机的操作及摄影条件的选择。

(3) 观察 X 线照片影像显示的部位，评价 X 线照片质量。

二、实训内容

1. 手后前位

(1) 体位：被检者侧坐于摄影床一端，被检侧腕关节及手指伸展自然分开，手掌向下，平放并紧贴于探测器，第三掌骨头置于探测器中心。

(2) 中心线：经第三掌骨头垂直射入探测器中心。

(3) 显示：拇指的掌指骨呈斜位影像，其余四指的掌指骨及关节、腕部诸骨及桡掌关节与尺桡关节均呈正位影像。

2. 手侧位

(1) 体位:被检者坐于摄影床一侧,手及前臂尺侧紧贴探测器面,将第五指的掌指关节放在探测器中心,呈侧位。拇指前伸,其余四指并拢。

(2) 中心线:经第二掌指关节垂直射入探测器中心。

(3) 显示:第二至第五掌骨、指骨呈相互重叠的侧位影像,拇指呈正位影像。

3. 手后前斜位

(1) 体位:被检者侧坐于摄影床一端,手掌面朝下,五指尖接触探测器、手指自然分开,稍弯曲,掌面与探测器面成 45°角。

(2) 中心线:经第三掌指关节垂直射入探测器中心。

(3) 显示:第一至第五掌骨、指骨及掌指关节与指间关节呈斜位影像,第四、五掌骨基底部相互重叠。

4. 手前后斜位

(1) 体位:被检者坐于摄影床一侧,手掌面朝上,手背放在探测器上,掌面与探测器面成 45°角。五指自然分开,小指紧贴探测器面,保持稳定。

(2) 中心线:经第三掌指关节垂直射入探测器中心。

(3) 显示:第一至第五掌骨、指骨及掌指关节与指间关节呈斜位影像,第一、第二掌骨稍有重叠。

5. 拇指正位

(1) 体位:被检者坐于摄影床一侧,拇指背面紧贴探测器。用对侧手将被检侧的其余四指向手背侧牵拉,避免与拇指骨、第一掌骨重叠。

(2) 中心线:经拇指掌指关节垂直射入。

(3) 显示:拇指的指骨、第一掌骨及指间关节、掌指关节及指骨呈正位影像。

6. 拇指侧位

(1) 体位:被检者坐于摄影床一侧,拇指外侧紧贴探测器。其余四指自然弯曲,指尖贴探测器面,保持手部稳定。

(2) 中心线:经拇指掌指关节垂直射入。

(3) 显示:拇指指骨、第一掌骨及指间关节、掌指关节呈侧位影像。

7. 腕关节后前位

(1) 体位:被检者坐于摄影床一侧,前臂前伸,手半握拳,将腕部掌面朝下贴紧探测器中心处。

(2) 中心线:经尺骨、桡骨茎突连线中点处垂直射入探测器中心。

(3) 显示:腕关节呈正位影像。

8. 腕关节侧位

(1) 体位:被检者坐于摄影床一侧,前臂前伸,手指自然弯曲,手及腕部尺侧紧贴探测器,腕骨置于探测器中心。

(2) 中心线:经第一掌骨基底部垂直射入探测器中心。

(3) 显示:腕关节呈侧位影像。

9. 腕关节尺偏位

(1) 体位:被检者坐于摄影床前,前臂前伸,手掌平放在探测器上,腕部置于探测器中心,使被检侧手向尺骨侧偏转。

(2) 中心线:对准尺骨、桡骨茎突连线中点处垂直射入探测器。

(3) 显示:舟骨呈正位影像。

10. 尺桡骨前后位

(1) 体位:被检者坐于摄影床一侧,手掌向上,前臂伸直放在探测器上,前臂长轴与探测器长轴平行。腕部稍外旋,使前臂远端保持正位体位,肘部及肱骨远端贴紧探测器面。

(2) 中心线:经前臂中点垂直射入探测器中心。

(3) 显示:尺骨、桡骨及腕关节与肘关节呈正位影像。

11. 尺桡骨侧位

(1) 体位:被检者坐于摄影床一侧,手呈侧位,肘部弯曲约成90°角,尺侧紧贴探测器,肩部放低,使肘部与肱骨远端贴在探测器上,腕关节及肘关节均包括在胶片之内。

(2) 中心线:经前臂中点垂直射入探测器中心。

（3）显示：尺骨、桡骨及腕关节与肘关节呈侧位影像。

12. 肘关节前后位

（1）体位：被检者坐于摄影床一侧，被检侧前臂伸直，手掌朝上，将肘部尺骨鹰嘴突放于探测器中心，使肘部及前臂近端和上臂远端紧贴探测器上。

（2）中心线：经肘关节（肱骨内、外上髁连线中点）垂直射入探测器中心。

（3）显示：肘关节及尺、桡骨近端与肱骨远端呈正位影像。

13. 肘关节侧位

（1）体位：被检者坐于摄影床一侧，手呈侧位，肘部弯曲成 90°角，前臂近端及肘部和肱骨远端呈侧位，紧贴探测器上，肱骨内上髁置于探测器中心。

（2）中心线：经肱骨外上髁垂直射入。

（3）显示：肘关节及尺、桡骨近端与肱骨远端呈侧位影像。

14. 肱骨前后位

（1）体位：被检者仰卧于摄影床上，被检侧上肢伸直，手掌朝上，上臂和肩部紧贴探测器面，肱骨长轴与探测器长轴平行，胶片上、下缘包括肩关节与肘关节。

（2）中心线：经肱骨中点垂直射入。

（3）显示：肱骨、肘关节及肩关节呈正位影像。

15. 肱骨侧位

（1）体位：被检者坐于摄影床一侧，手臂上抬与躯干部分开，被检侧上臂紧贴探测器，前臂内旋，肘关节弯曲，拇指向上，使肱骨内、外上髁相互重叠呈侧位。

（2）中心线：经肱骨中点垂直射入。

（3）显示：肱骨及肘关节呈侧位影像。

16. 肩关节正位

（1）体位：被检者仰卧于摄影床上，被检侧上肢伸直，手掌朝上，使肩部紧贴探测器上，对侧肩部垫高以保持身体稳定。

（2）中心线：经肩关节（肩胛骨喙突）垂直射入。

(3) 显示:肩关节及部分肩胛骨、肱骨与邻近锁骨呈正位影像。

17. 肩胛骨正位

(1) 体位:被检者仰卧于摄影床上,被检侧肩胛骨置于摄影床面中线处,并紧贴床面,上肢尽量外展,使肩胛骨充分显示。

(2) 中心线:经喙突下方 4～5 cm 垂直射入,屏气时曝光。

(3) 显示:肩胛骨、肩关节、肱骨近端及锁骨外 1/3 呈正位影像。

18. 肩胛骨侧位

(1) 体位:被检者站立或坐于摄影架前,被检侧侧胸壁后缘紧贴摄影架面板或探测器正中线上,手臂抱头,转动身体,使肩胛骨内外缘与探测器垂直。

(2) 中心线:经肩胛骨内缘中点垂直射入,曝光时屏气。

(3) 显示:肩胛骨呈侧位影像。

19. 锁骨正位

(1) 体位:病人仰卧于摄影床上,被检侧锁骨中点对准摄影床正中线,肩部紧贴探测器或床面。

(2) 中心线:向头侧倾斜 15°角,经锁骨中点射入探测器中心。

(3) 显示:由于中心线向头侧倾斜,所以锁骨影像呈平直状。

三、实训器材

(1) 200 mA 或 500 mA X 线机。

(2) IP 板或胶片盒。

(3) 铅字(左、右)及胶布。

(4) 观片灯。

四、实训步骤

(1) 将铅字左右标记贴在 IP 板上后,把 IP 板放在摄影床面上。

(2) 按实训内容要求的摄影位置进行操作。

(3) 然后选定摄影距离,调节遮线器确定照射野大小,对准中心线。

(4) 操作台,观察电源电压表指示在正常范围内,再选择摄影条件,先选择大小焦点,调节管电压、管电流、曝光时间。

(5) 曝光前,观察被检查体位并嘱咐不要动。

(6) 曝光期间观察电流表指示或观察曝光指示灯。

(7) 曝光结束时将 IP 板取出送扫描。

(8) 把实训摄影条件填写在表格内。

五、讨论

(1) 分析 X 线照片的显示情况。

(2) 评价摄影条件,打印后的 X 线照片质量。

实训二 下肢摄影

一、实训目的

(1) 掌握下肢摄影位置的检查目的及摄影方法。

(2) 熟悉 X 线机的操作及摄影条件的选择。

(3) 观察 X 线照片影像显示的部位,评价 X 线照片质量。

二、实训内容

1. 足正位

(1) 体位:坐位或卧位,膝关节弯曲,足踏于探测器上。对侧腿伸直,保持身体平稳。

(2) 中心线:经第三跖骨基底部垂直射入探测器中心。

(3) 显示:趾骨、跖骨、楔状骨、舟骨、骰骨及足部关节呈正位影像。

2. 足侧位

(1) 体位:坐位或卧位,膝关节弯曲,足外侧紧贴探测器,足矢状面与探测器平行。胶片上缘包括足趾,下缘包括跟骨,足长轴与探测器长轴平行。

(2) 中心线:经足中部垂直射入探测器中心。

(3) 显示:趾骨、跖骨及楔状骨呈侧位重叠影像,骰骨、舟骨部分呈重叠影像,距骨、跟骨呈侧位影像。

3. 足内斜位

(1) 体位:坐位或仰卧位,膝部弯曲,足底内侧贴探测器面,足底与探测器成 30°角,对侧腿伸直,保持身体稳定。

(2) 中心线:经第三跖骨基底部垂直射入探测器中心。

(3) 显示:第一、第二趾骨,第一、第二跖骨基底部,第一、第二、第三楔骨呈重叠影像,第三、第四、第五趾骨,第三、第四、第五跖骨,以及骰骨、舟骨、距骨与跟骨呈斜位影像。

4. 跟骨侧位

(1) 体位:坐位或侧卧,足跟外侧紧贴探测器,胶片后缘包括跟骨后部,下缘包括足底部。

(2) 中心线:经跟骨内侧面中点垂直射入。

(3) 显示:跟骨呈侧位影像。

5. 跟骨轴位

(1) 体位:仰卧或坐位,下肢伸直,跟骨紧贴探测器,足矢状面垂直于探测器。对侧膝部弯曲,脚踏床面,支撑身体稳定。用布带将被检侧足尖向后拉,使踝关节背屈。

(2) 中心线:向头端倾斜 35 °～45°角,经内、外踝连线的中点(跟骨中心)射入胶片。

(3) 显示:跟骨呈轴位影像。

6. 踝关节正位

(1) 体位:仰卧或坐位,下肢伸直,跟骨紧贴探测器,内、外踝连线中点向上 1 cm 处对准探测器中心,足矢状面与探测器垂直。

(2) 中心线:经内、外踝连线中点向上 1 cm 处垂直射入探测器中心。

(3) 显示:胫腓骨远端关节面、踝关节呈正位影像。

7. 踝关节侧位

(1) 体位:侧卧,下肢弯曲,外踝紧贴探测器,使足矢状面与探测器平行,将内踝对准探测器中心。

(2) 中心线:经内踝垂直射入探测器中心。

(3) 显示:呈内踝、外踝重叠的踝关节呈侧位影像。

8. 胫腓骨正位

(1) 体位:仰卧或坐于摄影床上,被检侧小腿伸直,足尖向上稍内旋,小腿中点置于探测器中心,使小腿矢状面与探测器垂直。

(2) 中心线:经胫腓骨中点垂直射入探测器中心。

(3) 显示:胫腓骨及关节呈正位影像。

9. 胫腓骨侧位

(1) 体位:侧卧于摄影床上,被检侧小腿外侧紧贴探测器,小腿矢状面与探测器平行。

(2) 中心线:经胫腓骨中点垂直射入探测器中心。

(3) 显示:胫腓骨呈侧位影像。

10. 膝关节正位

(1) 体位:仰卧或坐于摄影床上,被检侧膝关节伸直置于探测器,足尖向上稍内旋,腘窝靠近探测器,髌骨下缘置于探测器中心。膝部正中矢状面与探测器垂直。

(2) 中心线:经髌骨下缘垂直射入探测器中心。

(3) 显示:股骨远端、胫腓骨近端、髌骨、膝关节呈正位影像。

11. 膝关节侧位

(1) 体位:侧卧于摄影床上,被检侧膝关节外侧紧贴探测器,膝部正中矢状面与探测器平行,髌骨下缘置于探测器中心。

(2) 中心线:经髌骨下缘垂直射入探测器中心。

(3) 显示:膝关节呈侧位影像。

12. 髌骨轴位

(1) 体位:俯卧于摄影床上,被检侧膝关节屈曲,使膝部正中矢状面与探测器垂直,用布带或手拉住小腿,保持腿部稳定。

(2) 中心线:经髌骨关节面垂直射入探测器中心。

（3）显示：髌骨呈轴位影像。常用于观察髌骨有无纵向骨折及髌骨关节面情况。

13. 股骨正位

（1）体位：仰卧于摄影床上，被检侧股骨正中矢状面与床面正中线重合，并垂直于床面。

（2）中心线：经股骨中点垂直射入探测器中心。

（3）显示：股骨及两端关节呈正位影像。

14. 股骨侧位

（1）体位：侧卧于摄影床上，被检侧股骨外侧紧贴床面，股骨矢状面与床面平行。对侧臀部垫起，膝部弯曲上抬，足踏床面，保持身体稳定。

（2）中心线：经股骨所包括部分的中点垂直射入探测器中心。

（3）显示：膝关节及股骨中下段呈侧位影像，股骨上段及髋关节呈斜位影像。

15. 髋关节正位

（1）体位：仰卧于摄影床上，被检侧髋关节置于床面正中线处，身体矢状面与床面垂直。下肢伸直，两脚尖靠拢，双足跟稍分开。髂前上棘与耻骨联合上缘连线的中垂线向外2.5 cm处置于探测器中心。

（2）中心线：经髂前上棘与耻骨联合上缘连线的中垂线向外2.5 cm垂直射入探测器中心。

（3）显示：髋关节呈正位影像。

16. 髋关节侧位

（1）体位：仰卧于摄影床上，被检侧臀部垫高，探测器侧立于髂骨嵴外上方，与身体正中矢状面约成45°角。对侧大腿抬高，膝部弯曲固定或抱住，保持身体稳定。

（2）中心线：经股骨内侧中点，与探测器垂直，水平射入探测器中心。

（3）显示：髋关节呈轴位影像，股骨头、颈及股骨上段呈侧位影像。

三、实训器材

(1) 200 mA 或 500 mA X 线机。

(2) IP 板或胶片盒。

(3) 铅字(左、右)及胶布。

(4) 观片灯。

四、实训步骤

(1) 将铅字左右标记贴在 IP 板上后,把 IP 板放在摄影床面上。

(2) 按实训内容要求的摄影位置进行操作。

(3) 然后选定摄影距离,调节遮线器确定照射野大小、对准中心线。

(4) 操作台,观察电源电压表指示在正常范围内,再选择摄影条件,先选择大小焦点,调节管电压、管电流、曝光时间。

(5) 曝光前,观察被检查体位并嘱咐不要动。

(6) 曝光期间观察电流表指示或观察曝光指示灯。

(7) 曝光结束时将 IP 板取出送扫描。

(8) 把实训摄影条件填写在表格内。

五、讨论

(1) 分析 X 线照片的显示情况。

(2) 评价摄影条件、打印后的 X 线照片质量。

实训三　头颅摄影

一、实训目的

(1) 掌握头颅摄影位置的检查目的及摄影方法。

(2) 熟悉 X 线机的操作及摄影条件的选择。

(3) 观察 X 线照片影像显示的部位，评价 X 线照片质量。

二、实训内容

1. 头颅后前位

(1) 体位：被检者俯卧于摄影床上，正中矢状面垂直于床面，并重合于探测器中线。额部及鼻尖紧贴床面，下颌内收，听眦线垂直于床面。

(2) 中心线：自枕外隆突经眉间垂直射入。

(3) 显示：颅骨呈正位影像。

2. 头颅侧位

(1) 体位：被检者俯卧于摄影床上，身体长轴与床面中线平行。头部侧转，被检侧紧贴于床面，矢状面与床面平行，瞳间线与床面垂直，下颌内收，额鼻线与床中线平行。

(2) 中心线：对准外耳孔前、上各 2.5 cm 处垂直射入。

(3) 显示：颅骨呈侧位、蝶鞍形影像。

3. 瓦氏位(鼻窦后前 37°角位)

(1) 体位：被检者俯卧于摄影床上，正中矢状面垂直于床面，并与探测器中线重合。下颌骨颏部置于床面上，头稍后仰，听眦线与床面成 37°角，鼻尖对准探测器中心。

(2) 中心线：经鼻中隔垂直射入。

(3) 显示：上颌窦、额窦、后组筛窦呈正位影像。

4. 柯氏位(鼻窦后前 23°角位)

(1) 体位：被检者俯卧于摄影床上，正中矢状面垂直于床面，并与探测器中线重合。额部及鼻尖置于床面上，下颌内收，听眦线垂直于床面，鼻根对准探测器中心。

(2) 中心线：向足侧倾斜 23°角，经鼻根部射入。

(3) 显示：额窦、前组筛窦、眼眶、眶上裂呈正位影像。

5. 鼻骨侧位

(1) 体位：被检者俯卧于摄影床上，头部侧转，矢状面与床面平行，瞳间线与床面垂直，鼻根下 1 cm 处对准探测器中心。

(2) 中心线:经鼻根下 1 cm 处垂直射入。

(3) 显示:鼻骨呈正位影像。

三、实训器材

(1) 200 mA 或 500 mA X 线机。

(2) IP 板或胶片盒。

(3) 铅字(左、右)及胶布。

(4) 观片灯。

四、实训步骤

(1) 将铅字左右标记贴在 IP 板上后,把 IP 板放在摄影床面上。

(2) 按实训内容要求的摄影位置进行操作。

(3) 然后选定摄影距离,调节遮线器确定照射野大小、对准中心线。

(4) 操作台,观察电源电压表指示在正常范围内,再选择摄影条件,先选择大小焦点,调节管电压、管电流、曝光时间。

(5) 曝光前,观察被检查体位并嘱咐不要动。

(6) 曝光期间观察电流表指示或观察曝光指示灯。

(7) 曝光结束,将 IP 板取出送扫描。

(8) 把实训摄影条件填写在表格内。

五、讨论

(1) 分析 X 线照片的显示情况。

(2) 评价摄影条件、打印后的 X 线照片质量。

实训四　脊柱摄影

一、实训目的

(1) 掌握脊柱摄影位置的检查目的及摄影方法。

（2）熟悉X线机的操作及摄影条件的选择。

（3）观察X线照片影像显示的部位，评价X线照片质量。

二、实训内容

1. 第一、第二颈椎张口位

（1）体位：仰卧，头正中矢状面与床面中线一致并垂直于床面。头稍后仰，使上颌中切牙咬合面与乳突尖连线垂直于台面。上下切牙连线中点对准胶片中心。曝光时尽量张大口，并发出“啊”声，保持头部稳定。

（2）中心线：经两口角连线中点垂直射入。

（3）显示：寰枢关节对称的第一、第二颈椎前后位影像。

2. 颈椎正位

（1）体位：仰卧于摄影床上或站立于摄影架前，头正中矢状面与床面（胶片）中线一致，并垂直于床面。头稍后仰，颌部抬起，听鼻线垂直于探测器。

（2）中心线：向头侧倾斜10°～15°角，对准甲状软骨下方射入探测器中心。

（3）显示：第三至七颈椎呈正位影像。

3. 颈椎侧位

（1）体位：仰卧于摄影床上或站立于摄影架前，头稍后仰，下颌抬起，听鼻线与探测器上缘平行。两肩下垂，颈部正中矢状面与探测器面平行。

（2）中心线：经甲状软骨平面、颈部前后缘连线中点垂直射入。

（3）显示：颈椎呈侧位影像。

4. 颈椎斜位

（1）体位：俯卧，头颅呈侧位，被检侧向下，下颌前伸。被检侧上肢放于身后伸直，胸部冠状面与探测器面成55°角。颈椎长轴与探测器长轴平行，听鼻线垂直于探测器。

（2）中心线：经甲状软骨平面的颈部中间垂直射入。

（3）显示：颈椎椎间孔及颈椎呈斜位影像。

5. 胸椎正位

(1) 体位:仰卧,身体正中矢状面与床面正中线一致并垂直于床面。两上肢放于身旁,身体保持稳定。

(2) 中心线:经第 6 胸椎(胸骨体中点)垂直射入探测器中心。

(3) 显示:胸椎正位影像。

6. 胸椎侧位

(1) 体位:侧卧,两臂上举抱头,头枕上臂。身体正中矢状面与床面平行,胸椎棘突后缘距床面中线 6 cm,下肢弯曲,保持身体稳定。

(2) 中心线:经第 7 胸椎(肩胛下角)垂直射入探测器中心。

(3) 显示:第 4 至 12 胸椎呈侧位影像。

7. 腰椎正位

(1) 体位:仰卧,身体正中矢状面与床面正中线一致并垂直。双侧髋关节及膝关节屈曲,双足踏于床面,使腰部贴近床面。

(2) 中心线:经第 3 腰椎(脐上 3 cm)处垂直射入探测器中心。

(3) 显示:腰椎呈正位影像。

8. 腰椎侧位

(1) 体位:侧卧,双臂上举抱头,身体正中矢状面与床面平行,腰椎棘突向前 6 cm 处置于床面中线上。两腿弯曲,保持身体稳定。

(2) 中心线:经第 3 腰椎(脐上 3 cm)处垂直射入探测器中心。

(3) 显示:腰椎呈侧位影像,含椎间孔。

9. 腰椎斜位

(1) 体位:仰侧卧,身体冠状面与床面成 45°角,棘突向后 2.5 cm处置于床面正中线上。

(2) 中心线:经第 3 腰椎(脐上 3 cm)处垂直射入探测器中心。

(3) 显示:靠近摄影床一侧的椎弓根、上下关节突及腰椎呈斜位影像。

10. 腰骶关节正位

(1) 体位:仰卧,身体正中矢状面与床面正中线一致,并垂直。

双膝弯曲，胶片上缘包括脐孔，下缘达耻骨联合。

(2) 中心线：向头侧倾斜 15°角，经两侧髂前上棘连线中点垂直射入探测器中心。

(3) 显示：腰骶关节呈正位影像。

11. 腰骶关节侧位

(1) 体位：侧卧，身体正中矢状面与床面平行，冠状面与床面垂直，腰骶关节、腰椎棘突应包括在胶片内，腰骶部位于床面正中线，腰骶关节与床面垂直。髂嵴下 3 cm 处置于探测器中心。

(2) 中心线：经第 5 腰椎棘突前 4 cm 垂直射入探测器中心。

(3) 显示：腰骶关节呈侧位影像。

12. 骶尾骨正位

(1) 体位：仰卧，身体正中矢状面与床面正中线一致并垂直。胶片上缘包括髂嵴，下缘包括耻骨联合。

(2) 中心线：经两髂前上棘连线中心与耻骨联合的连线中点垂直射入。疑尾骨病变时中心线向足侧位成 10°角。

(3) 显示：骶尾骨呈正位影像。

13. 骶尾骨侧位

(1) 体位：侧卧，将骶尾骨置于床面正中线处。两腿弯曲，保持身体稳定。

(2) 中心线：经髂后下棘(髂前上棘向下 2.5 cm)处垂直射入探测器中心。

(3) 显示：骶尾骨呈侧位影像。用于骶尾骨骨折的诊断。

三、实训器材

(1) 200 mA 或 500 mA X 线机。

(2) IP 板或胶片盒。

(3) 铅字(左、右)及胶布。

(4) 观片灯。

四、实训步骤

(1) 将铅字左右标记贴在 IP 板上后，把 IP 板放在摄影床面上。

(2) 按实训内容要求的摄影位置进行操作。

(3) 然后选定摄影距离，调节遮线器确定照射野大小、对准中心线。

(4) 操作台，观察电源电压表指示在正常范围内，再选择摄影条件，先选择大小焦点，调节管电压、管电流、曝光时间。

(5) 曝光前，观察被检查体位并嘱咐不要动。

(6) 曝光期间观察电流表指示或观察曝光指示灯。

(7) 曝光结束将 IP 板取出送扫描。

(8) 把实训摄影条件填写在表格内。

五、讨论

(1) 分析 X 线照片的显示情况。

(2) 评价摄影条件、打印后的 X 线照片质量。

实训五　胸部摄影

一、实训目的

(1) 掌握胸部摄影位置的检查目的及摄影方法。

(2) 熟悉 X 线机的操作及摄影条件的选择。

(3) 观察 X 线照片影像显示的部位，评价 X 线照片质量。

二、实训内容

1. 胸部后前位

(1) 目的：观察胸廓、肺部、心脏大血管、纵隔、横隔等。

(2) 体位：①被检者面向暗盒立于摄影架前，双足分开与肩同宽。②前胸壁紧贴暗盒，身体正中矢状面与暗盒垂直，并对准中心线。③头稍上仰，下颌置于暗盒上缘，双手向内翻转180°，手背放在髋部，双侧肘部尽量内旋向前，双肩下垂，使锁骨呈水平位。④胶片上缘包括第7颈椎，下缘包括第1腰椎，两侧包括侧胸壁。

（3）中心线：经第5胸椎水平垂直射入暗盒。

（4）显示：①显示胸部正位影像，包括胸廓、肺野及两侧肋膈角。②两侧胸锁关节对称，肩胛骨位于肺野外方，第1～4胸椎清晰。③肺野密度适中，双肺尖显示充分，肺纹理由肺门呈放射状伸向肺野，层次清晰。④心脏居中偏左，心脏大血管边缘及膈肌锐利，肋骨纹理清晰。

2. 胸部侧位

（1）目的：观察心脏大血管的形态及其后方肺组织和前后肋膈角等影像。

（2）体位：①被检者侧立于摄影架前，被检侧贴近暗盒，双足分开与肩同宽，身体矢状面与暗盒平行。②两臂上举屈肘交叉抱头，使两肩尽量不与肺部重叠。③暗盒上缘包括第7颈椎，下缘包括第12胸椎，两侧包括侧胸壁。

（3）中心线：经第5胸椎水平侧胸壁垂直射入暗盒。

（4）显示：①显示胸部侧位影像，照片包括肺尖、膈肌、前后胸壁。②胸骨及胸椎呈侧位影像，膈肌前高后低。③从颈部到气管分叉处，能看到气管影像。④心脏大血管居中偏前。⑤心前后间隙肺野清晰，食管显影时位于心影后方。

3. 胸部右前斜位

（1）目的：观察左心房、肺动脉干、右心室及右心房形态。

（2）体位：①被检者面向暗盒立于摄影架前，右前胸壁紧贴暗盒，身体冠状面与暗盒成45°～55°角。②左臂上举，屈肘抱头，右手背放在髋部，右臂内旋。③暗盒上缘超出锁骨6 cm，下缘达第12胸椎，两侧包括侧胸壁。

（3）中心线：经第6胸椎水平垂直射入暗盒。

（4）显示：①显示胸部右前斜位影像，照片包括肺尖、膈肌、前后胸壁。②胸部呈斜位影像,心脏大血管投影于胸部左侧,不与胸椎重叠,胸椎投影于胸部右后1/3处。③食管胸椎段钡剂充盈良好,位于心脏与脊柱之间。

4. 胸部左前斜位

(1) 目的:观察左心室、右心室、左心房、右心房、主动脉及主动脉窗形态。

(2) 体位:①被检者面向暗盒立于摄影架前,左前胸壁紧贴暗盒,身体冠状面与暗盒成60°~70°角。②右臂上举,屈肘抱头,左手背放在髋部,左臂内旋。③暗盒上缘超出锁骨6 cm,下缘达第12胸椎,两侧包括侧胸壁。

(3) 中心线:经第6胸椎水平垂直射入暗盒。

(4) 显示:①显示胸部左前斜位影像,照片包括肺尖、膈肌、前后胸壁。②胸部呈斜位影像,心脏大血管投影于胸部右侧,不与胸椎重叠,胸椎投影于胸部左后1/3处。③心后缘上方是展开的主动脉弓,弓下为透明的主动脉窗。

三、实训器材

(1) 200 mA或500 mA X线机。

(2) IP板或胶片盒。

(3) 铅字(左、右)及胶布。

(4) 观片灯。

四、实训步骤

(1) 将铅字左右标记贴在IP板上后,把IP板放在摄影床面上。

(2) 按实训内容要求的摄影位置进行操作。

(3) 然后选定摄影距离,调节遮线器确定照射野大小、对准中心线。

(4) 操作台,观察电源电压表指示在正常范围内,再选择摄影条件,先选择大小焦点,调节管电压、管电流、曝光时间。

（5）曝光前，观察被检查体位并嘱咐不要动。

（6）曝光期间观察电流表指示或观察曝光指示灯。

（7）曝光结束时将 IP 板取出，送扫描。

（8）把实训摄影条件填写在表格内。

五、讨论

（1）分析 X 线照片的显示情况。

（2）评价摄影条件、打印后的 X 线照片质量。

实训六　腹部摄影

一、实训目的

（1）掌握腹部摄影位置的检查目的及摄影方法。

（2）熟悉 X 线机的操作及摄影条件的选择。

（3）观察 X 线照片影像显示的部位，评价 X 线照片质量。

二、实训内容

1. 腹部仰卧前后位

（1）目的：观察腹腔脏器的结石、异物、钙化、气体等。

（2）体位：①被检者仰卧于摄影床上，身体正中矢状面与床面垂直，且重合于床中线。②两臂上举或放于身旁，双下肢伸直。③暗盒上缘平剑突上 3 cm，下缘包括耻骨联合下 3 cm。

（3）中心线：经剑突至耻骨联合上缘连线中点垂直射入暗盒。

（4）显示：①显示腹部正位影像，照片上缘包括膈肌，下缘包括耻骨联合，两侧包括腹侧壁，脊柱居中，两侧髂骨对称。②腰大肌由内上斜向外下，边缘清晰，肾轮廓影可见。③腹壁脂肪线显示清楚。

2. 腹部站立前后位

（1）目的：观察消化道穿孔、肠梗阻及肾下垂等。

（2）体位：①被检者面向X线管站立于摄影架前，身体正中矢状面与暗盒垂直，且重合于暗盒中线。②两臂自然下垂，手掌向前置于身旁。③暗盒竖放，疑有消化道穿孔者，暗盒上缘包括第4前肋；疑有肾异位者，暗盒下缘包括耻骨联合。

（3）中心线：经剑突至耻骨联合上缘连线中点垂直射入暗盒。疑有消化道穿孔者，中心线经剑突至脐连线的中点垂直射入暗盒。

（4）显示：①显示腹部正位影像，照片上缘包括膈肌，下缘包括耻骨联合，两侧包括腹侧壁，脊柱居中，两侧髂骨对称。②腰大肌由内上斜向外下，边缘清晰，肾轮廓影可见。③腹壁脂肪线显示清楚。

三、实训器材

（1）200 mA或500 mA X线机。

（2）IP板或胶片盒。

（3）铅字（左、右）及胶布。

（4）观片灯。

四、实训步骤

（1）将铅字左右标记贴在IP板上后，把IP板放在摄影床面上。

（2）按实训内容要求的摄影位置进行操作。

（3）然后选定摄影距离，调节遮线器确定照射野大小、对准中心线。

（4）操作台，观察电源电压表指示在正常范围内，再选择摄影条件，先选择大小焦点，调节管电压、管电流、曝光时间。

（5）曝光前，观察被检查体位并嘱咐不要动。

（6）曝光期间观察电流表指示或观察曝光指示灯。

（7）曝光结束将IP板取出送扫描。

（8）把实训摄影条件填写在表格内。

五、讨论

（1）分析X线照片的显示情况。

（2）评价摄影条件、打印后的X线照片质量。

实训七　骨盆摄影

一、实训目的

（1）掌握骨盆摄影位置的检查目的及摄影方法。

（2）熟悉X线机的操作及摄影条件的选择。

（3）观察X线照片影像显示的部位，评价X线照片质量。

二、实训内容

1. 骨盆正位

（1）体位：仰卧，身体正中矢状面与床面正中线重合并垂直。两下肢伸直，足尖向上。胶片上缘超过髂嵴2 cm，下缘超过耻骨联合上缘向下10 cm。

（2）中心线：经两侧髂前上棘连线中点与耻骨联合上缘连线的中点处垂直射入。

（3）显示：两侧髂骨、耻骨、坐骨、闭孔与髋关节、骶髂关节对称的骨盆正位影像。

2. 骶髂关节正位

（1）体位：同骨盆正位摄影。

（2）中心线：经髂前上棘连线中心与耻骨联合连线中点处垂直射入。

（3）显示：双侧骶髂关节影像。

3. 骶髂关节斜位

（1）体位：仰卧，被检侧髂骨抬高，身体冠状面与床面成15°角，将骶髂关节置于床面正中线处，被检侧下肢伸直，对侧下肢弯曲，保持身体稳定。

(2) 中心线：经髂前上棘向内 2.5 cm 处垂直射入。

(3) 显示：一侧(抬高侧)呈骶髂关节间隙的骶髂关节切线位影像。

三、实训器材

(1) 200 mA 或 500 mA X 线机。

(2) IP 板或胶片盒。

(3) 铅字(左、右)及胶布。

(4) 观片灯。

四、实训步骤

(1) 将铅字左右标记贴在 IP 板上后，把 IP 板放在摄影床面上。

(2) 按实训内容要求的摄影位置进行操作。

(3) 然后选定摄影距离，调节遮线器确定照射野大小、对准中心线。

(4) 操作台，观察电源电压表指示在正常范围内，再选择摄影条件，先选择大小焦点，调节管电压、管电流、曝光时间。

(5) 曝光前，观察被检查体位并嘱咐不要动。

(6) 曝光期间观察电流表指示或观察曝光指示灯。

(7) 曝光结束将 IP 板取出送扫描。

(8) 把实训摄影条件填写在表格内。

五、讨论

(1) 分析 X 线照片的显示情况。

(2) 评价摄影条件、打印后的 X 线照片质量。

实训八　乳腺摄影

一、实训目的

(1) 掌握乳腺摄影位置的检查目的及摄影方法。

(2) 熟悉 X 线机的操作及摄影条件的选择。

(3) 观察 X 线照片影像显示的部位，评价 X 线照片质量。

二、实训内容

1. 乳腺内外斜位

(1) 目的：筛查性和诊断性乳腺摄影。

(2) 体位：①被检者面向 X 线管站立于摄影架前，转动支架使摄影台与被检侧胸大肌外缘侧平行，与水平面成 30°～60°角。②被检侧上臂抬高，手放在机架手柄上。③被检侧紧贴摄影台，腋窝置于摄影台近身体侧上角，向上向外牵拉被检侧乳腺，将其置于摄影台上，调整压迫器加压。

(3) 中心线：倾斜中心线，自被检侧乳腺的内上方射入，外下方射出。

(4) 显示：乳腺、大部分胸大肌及腋窝组织。

2. 乳腺上下轴位

(1) 目的：筛查性和诊断性乳腺摄影。

(2) 体位：被检者面向 X 线管站立于摄影架前，被检侧胸壁紧靠摄影台用手托起乳腺下部向前上拉伸将其置于摄影台上，调节压迫器自上而下压紧并固定乳腺，使乳头呈切线位。

(3) 中心线：自被检侧乳腺的上方射入，下方射出。

(4) 显示：乳腺、大部分胸大肌及腋窝组织。

3. 乳腺 90°侧位

(1) 目的：筛查性和诊断性乳腺摄影。

(2) 体位:机架旋转 90°角置于水平方向。被检者面向 X 线管站立于摄影架前,摄影台置于被检侧乳腺外侧,将被检侧乳腺紧贴摄影台,调节压迫器自内而外压紧并固定乳腺,使乳头呈切线位。

(3) 中心线:自被检侧乳腺的内侧射入,外侧射出。

(4) 显示:乳腺、大部分胸大肌及腋窝组织。

三、实训器材

(1) 200 mA 或 500 mA 钼靶乳腺 X 线机。

(2) IP 板或胶片盒。

(3) 铅字(左、右)及胶布。

(4) 观片灯。

四、实训步骤

(1) 将铅字左右标记贴在 IP 板上后,把 IP 板放在摄影床面上。

(2) 按实训内容要求的摄影位置进行操作。

(3) 然后选定摄影距离,调节遮线器确定照射野大小、对准中心线。

(4) 操作台,观察电源电压表指示在正常范围内,再选择摄影条件,先选择大小焦点,调节管电压、管电流、曝光时间。

(5) 曝光前,观察被检查体位并嘱咐不要动。

(6) 曝光期间观察电流表指示或观察曝光指示灯。

(7) 曝光结束将 IP 板取出送扫描。

(8) 把实训摄影条件填写在表格内。

五、讨论

(1) 分析 X 线照片的显示情况。

(2) 评价摄影条件、打印后的 X 线照片质量。

实训九　胃十二指肠造影

一、实训目的

熟悉胃十二指肠造影的操作步骤、造影目的、适应证和禁忌证，造影前准备。

二、实训内容

学生穿戴工作服，由实训带教老师讲解造影目的和步骤，阅读X线检查申请单或病例，观察摄影时间、体位和造影完毕后病人的处理，让学生观察造影的全过程。

三、实训器材

（1）200 mA 以上 X 线机。

（2）医用硫酸钡。

（3）IP 板 5 张。

四、实训步骤

（1）嘱被检者立位将口含钡剂一次咽下后分别于左前斜位透视观察食管充盈像及双对比像并摄片。

（2）将检查床转至水平位，请受检者在床上由左向右翻滚 2～3 周，然后正位仰卧，使钡剂在胃表面形成良好涂布，并适时摄片。

（3）常规体位：立位或右前斜位观察食管；仰卧正位观察胃体胃窦；仰卧右前斜位观察胃幽门前区；仰卧左前斜位观察胃体上部及胃底；仰卧右后斜位观察贲门；俯卧右后斜位观察胃窦前壁；俯卧左后斜位观察胃体与胃窦、十二指肠。

五、实训记录

记录造影目的、造影前准备、摄影体位、摄影时间、照片显示情况及造影后处理。一般选择12幅图像。

六、讨论

(1) 简述造影的全过程。

(2) 分析摄影时间与造影效果的关系。

实训十 结肠造影

一、实训目的

熟悉结肠钡灌的操作步骤、造影目的、适应证和禁忌证，造影前准备。

二、实训内容

学生穿戴工作服，由实训带教老师讲解造影目的和步骤，阅读X线检查申请单或病例，观察摄影时间、体位和造影完毕后病人的处理，让学生观察造影的全过程。

三、实训器材

(1) 200 mA以上X线机。

(2) 自动灌肠机。

(3) 医用硫酸钡。

(4) IP板5张。

四、实训步骤

(1) 受检者取屈膝左侧卧位，将肛管缓慢插入直肠，后取仰卧位，行胸腹常规透视。

(2) 将右侧身体略抬高，透视下经自动灌肠机将浓度为15%～20%的稀钡800～1000 mL，经导管注入全部结肠直至盲肠充盈。

(3) 在灌肠过程中，注意观察钡头有无受阻、分流级狭窄，发现异常，停止注钡，进行点片。

（4）充盈像检查结束后，嘱被检者排钡，根据需要分别摄取充盈像和黏膜像照片。

五、实训记录

记录造影目的、造影前准备、摄影体位、摄影时间、照片显示情况及造影后处理。

六、讨论

（1）简述造影的全过程。

（2）分析摄影时间与造影效果的关系。

实训十一　静脉尿路造影

一、实训目的

熟悉泌尿系统造影方法、步骤、造影目的、适应证和禁忌证，了解造影中发生意外时的临床表现及急救措施。

二、实训内容

对比剂经静脉注射后由肾脏排泄至尿路内，因对比剂吸收 X 线较人体软组织多，形成密度差，故可显示出尿路形态及反映肾脏排泄功能。

三、实训器材

（1）200 mA 以上 X 线机。

（2）输尿管压迫器 1 套（气囊压迫带 1 个，血压表 1 个，直径 5～6 cm、长 10 cm 纱布卷 2 个，棉布垫 3 个）。

（3）IP 板 5 张。

四、实训步骤

学生穿戴工作服，由实训带教老师讲解造影目的和步骤，阅读X线检查申请单或病例，了解造影前碘过敏试验情况，注意压迫输尿管的方法、注药部位及速度，同时观察摄影时间、体位和造影完毕后病人的处理，让学生观察造影的全过程。

(1) 被检者仰卧在摄影床上，将2个圆柱状棉垫呈“倒八字”压迫在两侧髂前上棘连线水平上。

(2) 在棉垫上放置血压表，用多头腹带将棉垫、气袋同腹部一起束紧，然后静脉注入对比剂。

(3) 对比剂注射完毕，给血压表气袋中注气，压力为80～100 mmHg压迫输尿管。

(4) 注药完后于7分钟、15分钟及30分钟各摄片1张。

(5) 肾盂肾盏显影良好时，解除腹带摄全尿路片1张。

五、实训记录

记录造影目的、造影前准备、注药速度、摄影体位、摄影时间、照片显示情况及造影后处理。在造影中病人若有反应，应详细记录临床症状及处理措施。

六、讨论

(1) 简述造影的全过程。

(2) 分析摄影时间与造影效果的关系。

实训十二　子宫输卵管造影

一、实训目的

熟悉女性生殖系统造影方法、步骤、造影目的、适应证和禁忌证，造影前准备等。

二、实训内容

学生穿戴工作服，由实训带教老师讲解造影目的和步骤，阅读X线检查申请单或病例，了解造影前碘过敏试验情况，注意注药部位及速度，同时观察摄影时间、体位和造影完毕后病人的处理，让学生观察造影的全过程。

三、实训器材

（1）200 mA以上X线机。

（2）无菌单、阴道窥器、子宫颈钳、锥形橡皮头导管。

（3）对比剂（水质对比剂、碘油）、注射器。

（4）IP板5张。

四、实训步骤

（1）病人仰卧检查台上，取截石位，消毒铺巾后用阴道窥器扩张阴道暴露宫颈。

（2）将一个子宫钳夹住子宫颈前唇，探宫腔深度后，放入锥形橡皮头导管。

（3）将注射器灌满对比剂，在透视下先缓慢分段注入3 mL，然后再注入至子宫输卵管全部充盈。

（4）子宫输卵管充盈后即停止注射，摄取第1张片，水质对比剂15分钟后、碘油24小时后摄排空后照片。

五、实训记录

记录造影目的、造影前准备、注药速度、摄影体位、摄影时间、照片显示情况及造影后处理。在造影中病人若有反应，应详细记录临床症状及处理措施。

六、讨论

（1）简述造影的全过程。

（2）分析摄影时间与造影效果的关系。

实训十三　观看心血管造影录像

一、实训目的

通过观看录像，了解心血管造影的全过程，了解穿刺法和插管法，熟悉心血管造影的摄影体位、胶片放置、注药方式及摄影时间。

二、实训器材

(1) 电教器材：电脑、投影仪。

(2) 心血管造影术录像。

三、实训步骤

学生集中看录像。首先，边看录像边听配音员解说；然后由教师讲解难懂的地方，重点熟悉心血管造影的摄影技术。

四、实训报告

讨论心血管造影的全过程以及病人的摄影体位、胶片放置、注药方式及摄影时间的关系。

实训十四　照片的手工冲洗和自动冲洗或打印

一、实训目的

通过实验，掌握照片的手工冲洗和自动冲洗方法，熟悉照片的冲洗过程中可能出现的问题。

二、实训步骤

(一) 照片的手工冲洗

(1) 在暗室中将胶片装入暗盒中，备二份。

(2) 把装片的暗盒放在摄影床上,再把铝梯体模放在暗盒上,放置铅字号码。

(3) 准直X线,焦片距为100 cm。

(4) 选择合适的曝光条件进行曝光。

(5) 暗室中将胶片从暗盒中取出,并用胶片夹夹好。

(6) 把胶片放入显影桶内,并上下活动几次,以防止胶片上附有气泡。2分钟后将显影中的胶片从显影桶内提出来观察影像的密度变化,注意正常冲洗胶片时,应尽量缩短观察时间和减少观察次数。

(7) 停显。

(8) 定影10～15分钟。

(9) 水洗15分钟。

(10) 干燥处理。

(二) 照片的自动冲洗

重复上面(1)至(4)过程。将自动冲洗机提前预热15分钟左右,待"ready"指示灯亮后,将胶片放入自动冲洗机的输入端。

(三) 照片的打印

在打印工作站上,选择要打印的病人图像,选择合适的版面分隔方式、调节图像的窗宽和床位、大小后打印。在相机上取回胶片,观察图像效果。

三、实训记录

记录实验目的和方法、实验器材名称、型号、数量、摄片条件、照片冲洗过程及照片结果。并详细记录摄片中出现的问题及处理措施。

四、实训报告

(1) 简要写出实训的全过程。

(2) 比较照片的手工冲洗和自动冲洗或打印的显示情况。

(3) 分析实验中出现的问题及原因,解决问题的方法。

(4) 结合实验,写出心得体会。

第二节 CT 检 查

CT 检查技术实训要求

CT 检查前的准备工作如下。

(1) 了解 CT 开机前的准备工作。

(2) 了解病人在扫描前的准备方法。

(3) 了解对比剂的使用要求及注意事项。

(4) 开机前检查机房的温度、湿度和电源电压稳定情况。

(5) CT 检查前要详细询问病史,向病人说明 CT 检查的注意事项。

(6) 嘱病人去除扫描范围内身体表面的高密度物品,如发夹、耳环、金属拉链、皮带等。

(7) 了解病人近期有无做胃肠道钡剂检查或吞服含金属成分的高密度药片史,以消除这些物质对检查部位的影响。

(8) 了解病人近期有无过敏反应史,以便在增强检查前做好预防措施。

(9) 病人的摆位一定要准确,被检查部位应位于扫描野的中央,同时根据病人的检查部位正确选用扫描野。

(10) 了解对比剂的使用要求及注意事项。

实训一 颅脑 CT 检查技术

一、实训目的

学会颅脑 CT 基本操作和临床应用。

二、实训器材

普通 CT 机。

三、实训步骤

(1) 将病人平卧于扫描床上，安置好病人，升床和进床，头部枕于头托上，使听眦线与轴位定位线平行，矢状定位线与正中定位线一致，冠状定位线与平外耳孔高度。

(2) 输入病人信息。

(3) 扫定位像，确定扫描范围，从听眦线扫到颅顶。

(4) 定扫描层厚，扫描层面图像。停止球管，退出扫描界面。

(5) 退出病人。

四、讨论

如何正确选择颅脑的 CT 检查方法？

实训二　颈部 CT 检查技术

一、实训目的

学会颈部 CT 基本操作和临床应用。

二、实训器材

CT 机。

三、实训步骤

(1) 将病人平卧于扫描床上，安置好病人，升床和进床，头部枕于头拖上，使听眦线与轴位定位线平行，矢状定位线与正中定位线一致，冠状定位线平外耳孔高度。

(2) 输入病人信息。

(3) 扫定位像,确定扫描范围。

①甲状腺:轴位扫描基线与甲状腺的长轴垂直,上缘包括第 5 颈椎上缘,下至胸骨柄上缘。

②喉部(轴位):扫描基线与喉室纵轴向垂直,上缘包括第 4 颈椎,下缘包括第 7 颈椎。

③颈部:针对病变大小确定病变范围,颈部检查通常要做 CT 增强扫描。

扫描方法及参数如下。

①甲状腺:层厚层间距 5 mm,螺旋扫描方式,重建算法采用软组织重建算法。

②喉部:层厚层间距 2～3 mm,采用软组织算法,螺旋扫描方式,重建算法采用软组织重建算法。

③颈部:视病变的大小,层厚层间距 5～8 mm。重建算法,采用软组织算法和低滤过函数算法。

(4) 结束扫描,退出扫描界面。

(5) 退出病人。

四、讨论

如何正确选择颈部的 CT 检查方法?

实训三　胸部 CT 检查技术

一、实训目的

学会胸部的 CT 基本操作和临床应用。

二、实训器材

CT 机。

三、实训步骤

(1) 将病人平卧于扫描床上,安置好病人,升床和进床,头部枕于头拖上,使人体水平面与轴位定位线平行,矢状定位线与正中线一致,冠状定位线平腋中线高度。

(2) 输入病人信息。

(3) 扫定位像,确定扫描范围,从肺尖扫到肺底。

(4) 定扫描层厚,扫描层面图像。停止球管,退出扫描界面。

(5) 退出病人。

四、讨论

如何正确选择胸部的 CT 检查方法?

实训四　腹部 CT 检查技术

一、实训目的

学会腹部的 CT 基本操作和临床应用。

二、实训器材

CT 机。

三、实训步骤

(1) 将病人平卧于扫描床上,安置好病人,升床和进床,头部枕于头拖上,使人体水平面与轴位定位线平行,矢状定位线与正中线一致,冠状定位线平腋中线高度。

(2) 输入病人信息。

(3) 扫定位像,确定扫描范围,从膈顶扫到髂嵴。

(4) 定扫描层厚,扫描层面图像。停止球管,退出扫描界面。

(5) 退出病人。

四、讨论

如何正确选择腹部的 CT 检查方法?

实训五　盆部 CT 检查技术

一、实训目的

学会盆部扫描方法。

二、实训器材

CT 机。

三、实训步骤

(1) 将病人平卧于扫描床上，安置好病人，升床和进床，头部枕于头拖上，使人体水平面与轴位定位线平行，矢状定位线与正中线一致，冠状定位线平腋中线高度。

(2) 输入病人信息。

(3) 扫定位像，确定扫描范围，从髂嵴到耻骨联合下缘。

(4) 定扫描层厚，扫描层面图像。停止球管，退出扫描界面。

(5) 退出病人。

四、讨论

如何正确选择盆部的 CT 检查方法？

实训六　腰椎间盘 CT 检查技术

一、实训目的

学会腰椎扫描方法。

二、实训器材

CT 机。

三、实训步骤

(1) 将病人平卧于扫描床上，安置好病人，升床和进床，头部枕于头拖上，使人体水平面与轴位定位线平行，矢状定位线与正中线一致，冠状定位线平椎弓跟高度。

(2) 输入病人信息。

(3) 扫定位像，确定扫描范围，从髂嵴到耻骨联合下缘。

(4) 定扫描层厚，扫描层面图像。停止球管，退出扫描界面。

(5) 退出病人。

四、讨论

如何正确选择腰椎的 CT 检查方法？

实训七　颅脑 CT 增强扫描技术

一、实训目的

学会颅脑增强扫描方法。

二、实训器材

CT 机。

三、实训步骤

(1) 将病人平卧于扫描床上，安置好病人，升床和进床，头部枕于头拖上，使人体水平面与轴位定位线平行，矢状定位线与正中线一致，冠状定位线平椎弓跟高度。

(2) 输入病人信息。

(3) 扫定位像，确定扫描范围，从颅底到颅顶。

(4) 团注对比剂碘海醇 60 mL 后开始扫描，扫描方式普通扫描，层距 10 mm、层厚10 mm，无间距扫描。

(5) 扫描结束,停止球管,退出扫描界面。

(6) 退出病人。

四、讨论

如何正确进行颅脑的CT增强扫描才能得到满意的图像?

实训八　肝脏CT增强扫描技术

一、实训目的

学会肝脏增强扫描方法。

二、实训器材

CT机。

三、实训步骤

(1) 将病人平卧于扫描床上,安置好病人,升床和进床,头部枕于头拖上,使人体水平面与轴位定位线平行,矢状定位线与正中线一致,冠状定位线平椎弓跟高度。

(2) 输入病人信息。

(3) 扫定位像,确定扫描范围,从膈顶到肝脏下缘。

(4) 首先做平扫,然后扫动脉期,再扫门静脉期,再扫平衡期。

(5) 定扫描层厚,扫描层面图像。停止球管,退出扫描界面。

(6) 退出病人。

四、讨论

如何正确进行肝脏的CT增强扫描以获得满意的图像?

第三节　磁共振检查

磁共振操作安全注意事项

一、病人安全事项

(一) 禁忌证

(1) 身体内装有心脏起搏器及神经刺激器者严禁扫描,并避免进入5高斯线以内(即磁体间内)。

(2) 体内存有动脉瘤夹、眼球内金属异物者应禁止扫描。

(3) 高热病人应禁止扫描。

(二) 相对禁忌证

(1) 如体内的金属异物(假牙、避孕环、金属植入物、术后金属夹等)位于扫描范围内时,应慎重扫描,以防止金属物运动或产热造成病人损伤,金属物亦可产生伪影而防碍诊断。如扫描其他部位,亦应注意病人有无不适感。

(2) 昏迷、神志不清、精神异常、易发癫痫或心脏骤停者、严重外伤、幽闭症病人、幼儿及不配合的病人应慎重扫描,要在医生或家属监护下进行。

(3) 孕妇和婴儿应征得医生同意再行扫描。

(三) 扫描注意事项

(1) 病人必须去除一切金属物品,最好更衣,以免金属物被吸入磁体而影响磁场均匀度,甚至伤及病人。

(2) 扫描过程中病人身体(皮肤)不要直接触碰磁体内壁及各种导线,防止病人灼伤。

(3) 纹身(纹眉)、化妆品、染发等应事先去掉,因其可能会引起灼伤。

(4) 病人应带耳塞,以防听力损伤。

(5) 准确输入病人体重。

(6) 使用平面回波成像 EPI 扫描时,要注意病人有无外周神经刺激症状,如病人有肢端的刺麻感,肌肉的抽搐等症状,应立即停止 EPI 扫描,而改用其他脉冲序列扫描。

(7) 用 EPI 扫描时,病人两手不能交叉放在一起,双手也不要与身体其他部位的皮肤直接接触,这样可减少外周神经刺激症状的出现。

二、工作人员安全事项

(1) 磁共振室的所有工作人员均必须熟知和遵守磁共振室各种安全事项。

(2) 所有需要进入磁体间的各类人员应去除一切金属及磁性物品。

(3) 操作人员给病人摆位时,最好面向大门站立,以防无关人员进入。

三、设备安全事项

(1) 严禁各类大型金属物体进入磁体间,如铁制的车、床、担架,氧气瓶,非磁共振用高压注射器等,以防造成严重的设备损害,甚至危及人身安全。

(2) 各种线圈导线,心电门控导线不能打折,成袢,亦不要直接接触病人皮肤及磁体内壁。

(3) 心电门控不能与各种表面线圈合用。

(4) 各种抢救设备不要带入磁体间。

四、紧急开关及监测装置

(1) Emergency Stop 键:用于磁体间的紧急情况(如失火等)。位于键盘上方及磁体两侧的红色按钮,按下后可切断磁体间的电源。此时扫描床可通过释放键手动拉出。

(2) 病人报警手柄。

五、紧急情况及其处理

(一) 病人紧急情况

(1) 按 Emergency Stop 键。

(2) 将病人移出扫描间,必要时通知抢救人员。

(二) 设备紧急情况

(1) 紧急情况:如失火、异常噪音、外界危害等。

(2) 按 Emergency Stop 键。

(3) 迅速撤离病人。

(4) 关机。

实训一 颅脑磁共振(MRI)检查技术

一、实训目的

学会颅脑检查部位的基本操作和临床应用。

二、实训器材

MR 机一台。

三、实训步骤

(1) MRI 检查前对被检者进行调查。

(2) 选择正确的检查线圈。

(3) 正确摆放检查体位:将病人平卧于扫描床上,安置好病人,升床和进床,头部枕于头拖上,使听眦线与轴位定位线平行,矢状定位线与正中定位线一致,冠状定位线平外耳孔高度。

(4) 正确进行扫描方法的定位:冠状定位像定矢状位扫描范

围,水平定位像定冠状扫描范围,从颅底扫到颅顶。

(5) 对扫描结果进行分析。

四、讨论

如何正确选择颅脑的 MRI 检查方法?

实训二　脊椎与脊髓磁共振检查技术

一、实训目的

(1) 掌握脊椎脊髓 MRI 检查前的准备。

(2) 掌握 MRI 的平扫脊髓脊柱扫描方法。

二、实训器材

MR 机一台。

三、实训步骤

(以颈椎为例)

(1) MRI 检查前对被检者进行调查。

(2) 选择正确的检查线圈。

(3) 正确摆放检查体位:将病人平卧于扫描床上,安置好病人,升床和进床,头部枕于头拖上,矢状位定位光标应正对病人鼻尖到胸骨柄切迹间连线,轴位定位光标对准甲状软骨水平,锁定位置。

(4) 正确进行扫描方法的定位:冠状定位像定矢状位扫描范围,再以矢状位像作为定位像,确定与椎间隙平行轴位扫描层面。

(5) 对扫描结果进行分析。

四、讨论

如何正确选择脊柱与脊髓的 MRI 检查方法?

实训三　腹部磁共振检查技术

一、实训目的

(1) 掌握腹部 MRI 检查前的准备。

(2) 掌握 MRI 的平扫腹部扫描方法。

二、实训器材

MR 机一台。

三、实训步骤

(1) MRI 检查前对被检者进行调查。

(2) 选择正确的检查线圈。

(3) 正确摆放检查体位：将病人平卧于扫描床上，安置好病人，升床和进床，头部枕于头拖上，使人体水平面与轴位定位线平行，矢状定位线与正中线一致，冠状定位线平腋中线高度。

(4) 正确进行扫描方法的定位：确定扫描范围。定扫描层厚，扫描层面图像，退出扫描界面。

(5) 对扫描结果进行分析。

四、讨论

如何正确选择腹部的 MRI 检查方法？

参考文献

[1] 李萌，樊先茂. 医学影像检查技术[M]. 3 版. 北京：人民卫生出版社，2014.

[2] 隗志峰，张晨. 医学影像检查技术实训与学习指导[M]. 北京：人民卫生出版社，2014.

（张　磊）

第四节　医学影像诊断学实训报告书写模板

第一部分　呼吸系统

一、正常胸部平片

（一）正常胸片

胸廓对称，肋骨走行自然，未见畸形及骨质破坏。两肺门大小、位置及密度正常。两肺纹理走行自然，未见扭曲及聚拢。两肺野清晰，未见实变及肿块影。胸膜无增厚及粘连。气管、纵隔居中，无增宽。心脏形态、大小在正常范围内。双侧膈面光滑，肋膈角锐利。

（二）肋骨像

胸廓对称，肋骨走行自然。片中所示骨性肋骨骨质连续性完整，未见中断影像。

二、气管和支气管疾病

（一）先天性支气管囊肿

胸廓对称，肋骨走行自然，未见畸形及骨质破坏。两肺门不大，位置及密度正常。右肺下野可见一近似圆形囊状透亮区，壁较薄，其内未见气液平面。气管居中，无增宽。心脏大小，形态在正常范围内。双膈光滑，肋膈角锐利（与正常肺不同的是右肺下叶，为判断理由）。

（二）支气管炎

胸廓对称，肋骨走行自然，未见畸形及骨质破坏，两肺门不大，位置及密度正常。两肺纹理增多增粗，以右肺明显，气管居中，纵隔居中，膈肌光滑，肋膈角锐利。心影形态大小在正常范围(以右肺纹理增多增粗为主要判断理由)。

(三) 慢性支气管炎、肺气肿

胸廓呈桶状，肋骨平举，肋间隙增宽，未见畸形及骨质破坏。两肺门大小、位置及密度正常。两肺纹理增多紊乱，肺野透亮增强，肺纹理变细，双肺野清晰，未见实变及肿块影，胸膜无增厚及粘连。气管居中、狭窄。心脏呈垂位型，外形无扩大。双侧膈肌变平，肋膈变平，肋膈角锐利。

(四) 支气管扩张

胸廓对称，肋骨走行自然，未见畸形及骨质破坏。两肺门不大，位置及密度正常。两下肺纹理增多、增粗、紊乱，并隐约可见多个囊状透亮区，余肺野清晰，未见实变及肿块影。胸膜无增厚及粘连。气管居中，纵隔居中，无增宽。心脏形态、大小在正常范围内。双侧膈肌光滑，肋膈角锐利。

三、肺部炎症

(一) 大叶性肺炎

胸廓对称，肋骨走行自然，未见畸形及骨质破坏。两肺门不大，位置及密度正常。右上肺大片状密度增高阴影，下缘清楚平直，上缘模糊，余肺野清晰，未见实性变及肿块影。胸膜无增厚及粘连。气管居中，纵隔居中，无增宽。心脏形态、大小在正常范围内。双侧膈肌光滑，肋膈角锐利。

右侧位:肺门不大。病变位于右肺上叶，呈一扇形密度增高阴影，前后肋膈角锐利。

(二) 支气管肺炎

胸廓对称，肋骨走行自然，未见畸形及骨质破坏，两肺门不大，位置及密度正常。两肺下野纹理增多增粗，模糊，并可见沿肺纹理分布的不规则小片状或斑点状密度增高阴影，边缘模糊，以右肺明显,气管居中,纵隔居中,膈肌光滑,肋膈角锐利。心影形态大小在正常范围。

(三) 炎性假瘤

胸廓对称,肋骨走行自然,未见畸形及骨质破坏,两肺门不大,位置及密度正常。左肺下野近心膈角处见一核桃大小球形阴影,密度均匀,边缘光滑。余肺野清晰,未见实变及肿块影。胸膜无增厚及粘连。气管居中,纵隔居中,膈肌光滑,肋膈角锐利。心影形态大小在正常范围。

右侧位:肺门不大。病变位于左肺前内基底段。与心影重叠。前后肋膈角锐利。

(四) 急性肺脓肿

胸廓对称,肋骨走行自然,未见畸形及骨质破坏,两肺门不大,位置及密度正常。左肺下中野可见一大片状密度增高阴影,边缘模糊不清,其内见一圆形空洞,空洞内壁尚光滑,并见一较宽液平面。余肺野清晰,未见实变及肿块影。胸膜无增厚及粘连。气管、纵隔居中,膈肌光滑,肋膈角锐利。心影形态大小大正常范围。

左侧位:肺门不大。病变位于左肺上叶前段,前后肋膈角锐利。

(五) 间质性肺炎

胸廓对称,肋骨走行自然,未见畸形及骨质破坏,两肺门阴影增深,增大。两侧肺野内中带广泛性条纹状密度增高影,边缘清楚或略模糊,交织呈网状。其内可见小点状阴影。胸膜无增厚及粘连。气管、纵隔居中,膈肌光滑,肋膈角锐利。心影形态大小在正常范围。

四、肺结核

(一) 原发型肺结核(支气管淋巴结核)

胸廓对称,肋骨走行自然,未见畸形及破坏。右上肺第一、第二前肋间见少许纤维条索影,右肺门见拇指头大小阴影,密度欠均匀,边缘欠光滑。左肺未见实变阴影,胸膜无增厚及粘连。气管、纵隔居中,膈肌光滑,肋膈角锐利。心影形态大小在正常范围。

(二) 浸润性肺结核

胸廓对称,肋骨走行自然,未见畸形及骨质破坏,两肺门不大,位置及密度正常。两上肺野可见一斑片状密度增高阴影,边缘糊不清,其内见更高密度纤维条索影,余肺野纵隔居中,膈肌光滑,肋膈角锐利。心影形态大小在正常范围。

(三) 浸润性肺结核伴空洞形成

胸廓对称,肋骨走行自然,未见畸形及破坏,两肺门不大,位置及密度正常。右上肺野可见一斑片状密度增高阴影,边缘模糊不清,密度不均,其内可见一蚕豆大小透亮区,余肺野清晰,未见实变及肿块影。胸膜无增厚及粘连。气管、纵隔居中,膈肌光滑,肋膈角锐利。心影形态大小正常范围。

(四) 结核球

胸廓对称,肋骨走行自然,未见畸形及骨质破坏,两肺门不大,位置及密度正常。右上肺野可见一球形阴影,约(　)cm×(　)cm大小,密度不均匀,其内可见点状钙化,轮廓欠清楚,阴影周围见散在纤维条索影,余肺野清晰,未见实变及肿块影。胸膜无增厚及粘连。气管、纵隔居中,膈肌光滑,肋膈角锐利。心影形态大小在正常范围。

(五) 干酪样肺炎

胸廓对称,肋骨走行自然,未见畸形及骨质破坏,两肺门不大,位置及密度正常。右上肺野可见一大片状密度增高阴影,边缘模糊不清,密度不均,隐约可见虫蚀状透亮区,余肺野清晰,未见实变及肿块影。胸膜无增厚及粘连。气管、纵隔居中,膈肌光滑,肋膈角锐利。心影形态大小在正常范围。

右侧位:肺门不大。病变位于右肺上叶后段。下缘光整,前后肋膈角锐利。

(六) 急性粟粒性肺结核

胸廓对称,肋骨走行自然,未见畸形及骨质破坏,两肺门不大,位置及密度正常。双肺均匀分布,呈大小、密度一致的粟粒状阴影,胸膜无增厚及粘连。气管、纵隔居中,膈肌光滑,肋膈角锐利。心影形态大小在正常范围。

(七) 慢性纤维空洞性肺结核

胸廓对称,肋骨走行自然,未见畸形及骨质破坏,两肺门不大,位置及密度正常。右上肺野可见一大片状密度增高阴影,边缘模糊不清,密度不均,其内可见大小不等的空洞,周围见高密度纤维条索影。胸膜无增厚及粘连。气管、纵隔居中,膈肌光滑,肋膈角锐利。心影形态大小在正常范围。

右侧位:肺门不大。病变位于右肺上叶后段,前后肋膈角锐利。

五、肺肿瘤

(一) 中央性肺癌伴右上肺不张

胸廓不对称,肋骨走行自然,未见畸形及骨质破坏,右上肺野可见一大片状密度增高阴影,下缘边界清楚,呈凹面向下之弧影,肺门区凸面向下,水平裂呈横"S"改变。右肺门影增大模糊,气管向右侧移位,右上肋间隙变窄。余肺野清晰,未见实变及肿块影。左肺门不大。纵隔居中,膈肌光滑,肋膈角锐利。心影形态大小在正常范围。

(二) 中央型肺癌

胸廓对称,肋骨走行自然,未见畸形及骨质破坏,左上肺野内带可见一圆形肿块阴影,约(　)cm×(　)cm大小,密度均匀,边缘毛糙,左侧肺门稍上提,余肺野清晰,未见实变及肿块影。右肺门不大,胸膜无增厚及粘连。气管、纵隔居中,膈肌光滑,肋膈角锐利。心影形态大小在正常范围。

左侧位:肺门增大。病变位于左肺上叶前段,前后肋膈角锐利。

（三）周围性肺癌

胸廓对称，肋骨走行自然，未见畸形及骨质破坏，两肺门不大，位置及密度正常。右上肺野中内带可见一高密度阴影，约（　）cm×（　）cm 大小，密度较均匀，边缘有分叶状改变，并可见细小毛刺，余肺野清晰，未见实变及肿块阴影。胸膜无增厚及粘连。气管、纵隔居中，膈肌光滑，肋膈角锐利。心影形态大小在正常范围。

（四）肺上沟瘤

胸廓对称，肋骨走行自然，未见畸形及骨质破坏，两肺门不大，位置及密度正常。右上肺第一前肋间类圆形高密度阴影，约（　）cm×（　）cm 大小，密度均匀，边缘不规则，分叶状，余肺野清晰，未见实变及肿块影。胸膜无增厚及粘连。气管、纵隔居中，膈肌光滑，肋膈角锐利。心影形态大小在正常范围。

右侧位：肺门不大。病变位于右肺上叶尖段密度增高肿块影，前后肋膈角锐利。

（五）细支气管肺泡癌

胸廓对称，肋骨走行自然，未见畸形及骨质破坏，两肺见弥漫性结节状阴影，直径 2～5 cm，病灶边缘锐利，右上肺野及左上肺野病灶有融合呈小团块状密度影，病灶以下肺较密集。气管、纵隔居中，膈肌光滑，肋膈角锐利。心影形态大小在正常范围。

（六）错构瘤

胸廓对称，肋骨走行自然，未见畸形及骨质破坏。左肺门处见一直径约（　）cm 大小球形阴影，边缘锐利似有浅分叶，病灶内隐约可见散在钙化影，余肺野清晰，未见实变及肿块影。胸膜无增厚及粘连。气管、纵隔居中，膈肌光滑，肋膈角税利。心影形态大小在正常范围。

（七）肺转移性肿瘤

胸廓对称，肋骨走行自然，未见畸形及骨质破坏，两肺门不大，位置及密度正常。两肺见多个大小不等的球形阴影，直径最大的为（　）cm，直径最小的为（　）cm，轮廓尚清楚，边缘完整，密度均匀。胸膜无增厚及粘连。气管、纵隔居中，膈肌光滑，肋膈角锐利。心影形态大小在正常范围。

六、尘肺

胸廓对称，肋骨走行自然，未见畸形及骨质破坏，两肺门不大，位置及密度正常。两肺纹理增多、增粗、紊乱。两肺中下野中内带见散在广泛性小点状致密影，直径（　）mm——（　）mm，边缘尚锐利，胸膜无增厚及粘连。气管、纵隔居中，膈肌光滑，肋膈角锐利。心影形态大小在正常范围。

七、其他原因疾病

（一）肺结节病

胸廓对称，肋骨走行自然，未见畸形及骨质破坏。两肺门结节状肿大，以右侧明显，主动脉结旁见半弧肿块影，右肺中下野见纹理增多、模糊，并见广泛片状阴影，部分融合成大片，左肺也见散在小片状阴影。左膈光整，右膈显示不清。心影形态大小在正常范围。

（二）特发性弥漫性肺纤维化

胸廓对称，肋骨走行自然，未见畸形及骨质破坏，两肺门阴影增深，增大。两侧肺野弥漫性纤维条索密度增高影，边缘模糊，交织呈网状。其内可见广泛分布蜂窝状阴影。气管、纵隔居中，膈肌光滑，肋膈角锐利。心影形态大小在正常范围。

八、肺不张

（一）右肺上叶不张

胸廓对称，右上胸廓略塌陷，右上肋间隙变窄，未见畸形及骨质破坏。气管及纵隔向右移位，右肺门向上移位。右上肺叶见一下缘清晰的扇形或三角形阴影，右下肺纹理呈垂柳状。余肺野清晰，未见实变及肿块影。胸膜无增厚及粘连。气管、纵隔居中，膈肌光滑，肋膈角锐利。心影形态大小在正常范围。

右侧位：肺门不大略上提。病变位于右肺上叶密度增高三角形影，其尖端指向肺门，基底与胸壁接触。前后肋膈角锐利。

（二）盘状肺不张

胸廓对称，肋骨走行自然，未见畸形及骨质破坏。两肺门不大，位置及密度正常。右肺下野近膈肌处见一厚度较扁的条状或盘状增高形阴影。气管、纵隔居中，膈肌光滑，肋膈角锐利。心影形态大小在正常范围。

九、胸膜病变

（一）胸腔积液（中等量）

胸廓对称，肋骨走行自然，未见畸形及骨破坏。两肺门不大，位置及密度正常。两肺纹理走行自然，右下肺野密度均匀增高阴影，呈外高内低弧形凹面，余肺野清晰，未见实变及肿块影。气管居中，纵隔居中，无增宽。心脏形态、大小在正常范围内。右侧膈肌显示不清，右侧肋膈角消失，左侧膈肌光滑，肋膈角锐利。

右侧位：肺门不大，病变位于右肺下后肋膈角斜形密度增高阴影，后肋膈角消失。

（二）胸腔积液（大量）

胸廓对称，右侧肋间隙增宽，肋骨骨质未见破坏。右肺门被掩盖，左肺门不大，位置及密度正常，右侧胸腔密度均匀增高阴影，达第一肋间隙水平、呈外高内低弧形凹面，左肺野清晰，未见实变及肿块影。气管和纵隔向左移，心脏右缘不清，心脏向左移位。右侧膈肌显示不清，右侧肋膈角消失，左侧膈肌光滑，肋膈角锐利。

右侧位：肺门显示不清，胸腔透亮度降低，胸骨后间隙闭塞。

（三）肺底积液（结合透视）

胸廓对称，肋骨走行自然，未见畸形及骨质破坏。两肺门不大,位置及密度正常。两肺纹理走行自然,未见扭曲及聚拢。两肺野清晰,未见实变及肿块影。右侧膈肌明显增高,膈肌最高点位于外侧部,气管、纵隔居中,无增宽。心脏形态、大小在正常范围内。左侧膈肌光滑,肋膈角锐利。

(四)包裹性积液

胸廓对称,肋骨走行自然,未见畸形及骨质破坏。两肺门不大,位置及密度正常。两肺纹理走行自然,未见扭曲及聚拢。左肺中叶外带见一半圆形或椭圆形的密度增高影,其基底紧贴胸壁外缘,内侧凸向肺野,边缘光滑。余肺野清晰,未见实变及肿块影。气管居中,纵隔居中,无增宽。心脏形态、大小在正常范围内。双侧膈肌光滑,肋膈角锐利。

(五)气胸

胸廓对称,肋骨走行自然,未见畸形及骨质破坏。右侧胸腔外带透亮度增高,无血管纹理。同时可见一压缩的肺组织边缘,肺组织压缩至原大小的百分比为(　)。气管和纵隔向左移,左肺野清晰,未见实变及肿块影。心脏形态、大小在正常范围内。双侧膈肌光滑,肋膈角锐利。

(六)液气胸

胸廓对称,肋骨走行自然,未见畸形及骨质破坏。右侧胸腔外带透亮度增高,无血管纹理。同时可见一压缩的肺组织边缘,肺组织压缩至原大小的百分比为(　)。右膈见一密度增高影,上缘清楚呈水平面,气管和纵隔向左移,左肺野清晰,未见实变及肿块影。心脏形态、大小在正常范围内。右膈肌不清,右肋膈角消失,左侧膈肌光滑,肋膈角锐利。

(七)胸膜钙化

胸廓不对称,左侧胸廓塌陷。肋骨走行自然,未见畸形及骨质破坏。两肺门不大,位置及密度正常。两肺纹理走行自然,未见扭曲及聚拢。左下胸呈梭形致密影。有多数斑点状钙化影形成,双肺野清晰,未见实变及肿块影。气管和纵隔向左移。心脏形态、大小在正常范围内。左侧肋膈角变钝，左膈肌位置升高，右侧膈肌光滑，肋膈角锐利。

左侧位：肺门不大，病变位于前胸壁，肺野清晰，前后肋膈角清晰。

（八）胸膜间皮瘤

胸廓对称，肋骨走行自然，未见畸形及骨质破坏。两肺门不大，位置及密度正常，两肺纹理走行自然，未见扭曲及聚拢。左肺中叶外带见一类圆形密度增高影，密度不均匀，边缘光滑，外缘与胸膜相连，夹角呈钝角，局部肋间隙略窄，左肋膈角稍钝。余肺野清晰，未见实变及肿块影。气管居中，纵隔居中，无增宽。心脏形态、大小在正常范围内。双侧膈肌光滑，右肋膈角锐利。

十、阻塞性肺气肿

胸廓对称，双侧肋间隙增宽，肋骨走行变平，未见畸形及骨质破坏。两肺门不大，位置及密度正常。两肺纹理走行自然，未见扭曲及聚拢。左肺中叶局限性透亮区其内肺纹理减少。两肺野清晰，未见实变及肿块影。胸膜无增厚及粘连。气管、纵隔居中，无增宽。心脏形态、大小在正常范围内。双侧膈肌光滑，肋膈角锐利。

十一、纵隔疾病

（一）胸内甲状腺肿

胸廓对称，肋骨走行自然，未见畸形及骨质破坏。两肺门不大，位置及密度正常。两肺纹理走行自然，未见扭曲及聚拢。两肺野清晰，未见实变及肿块影。胸膜无增厚及粘连。右上纵隔呈梭形密度增高影，边缘光滑，上缘边界不清，肋与颈部相连，气管略向左移位。心脏形态、大小在正常范围内。双侧膈肌光滑，肋膈角锐利。

右侧位：肺门不大，前上纵隔呈块状密度增高影。前后肋膈角清楚。

（二）神经源性肿瘤

胸廓对称，肋骨走行自然，未见畸形及骨质破坏。两肺门不大，位置及密度正常。右上肺及肺尖见一拳头大小球形阴影，密度均匀，边缘光滑，内侧与纵隔紧密相连与纵隔夹角呈钝角。左肺清晰，未见实变及肿块影。胸膜无增厚及粘连。气管居中，心脏形态、大小在正常范围内。双侧膈肌光滑，肋膈角锐利。

右侧位：肺门不大，病变位于后纵隔及中纵隔。前后肋膈角清楚。

（三）纵隔气肿

胸廓对称，肋、骨走行自然，未见畸形及骨质破坏。两肺影，与纵隔的轮廓相平行，在线条阴影内侧有透亮的气体，两肺纹理走行自然，未见扭曲及聚拢。两肺野清晰，未见实变及肿块影。胸膜无增厚及粘连。气管居中，心脏形态、大小在正常范围内。双侧膈肌光滑，肋膈角锐利。

（四）纵隔疝（大量胸腔积液合并纵隔疝）

胸廓对称，肋骨走行自然，未见畸形及骨质破坏。右侧胸腔透亮度增高，无血管纹理。同时可见肺门处被压缩的肺组织边缘，肺组织压缩80％。气管及纵隔明显左移，尤其上纵隔处见肺组织超过脊柱左缘。左肺野清晰，未见实变及肿块影。心脏形态、大小在正常范围内。双侧膈肌光滑，肋膈角锐利。

十二、膈疝

胸廓对称，肋骨走行自然，未见畸形及骨质破坏。两肺门不大及密度正常。两肺纹理走行自然，未见扭曲及聚拢。左侧胸腔内见巨大囊状充气阴影，其内有造影剂影，左侧膈肌模糊不清，纵隔心影向右侧移位。两肺野清晰，未见实变及肿块影。胸膜无增厚及粘连。气管居中，心脏形态、大小在正常范围内。右侧膈肌光滑，肋膈角锐利。

第二部分　循环系统

一、先天性心脏病

（一）心房间隔缺损

两肺血增多，右下肺动脉增宽，主干直径（　）cm，两肺野清晰，未见实变及肿块影。两膈肌光滑，肋膈角锐利。心脏呈“二尖瓣型”，主动脉结小，肺动脉段明显突出，左心缘圆隆，右心缘向肺野突出，右心房段延长，右心房与心室比例为（　），心脏增大，心胸比例为（　）。

（二）心室间隔缺损

两肺血增多，未见实变及肿块影。气管居中，纵隔居中，两膈肌光滑，肋膈角锐利。心脏呈“二尖瓣型”，主动脉结小，肺动脉段突出，左下心缘突出延长，心尖上翘，右心缘未见异常，心胸比例为（　）。

左前斜位：心后缘圆隆，向后突出，心后间隙缩小。

（三）动脉导管未闭

两肺血增多，未见实变及肿块影。两肺门不大，位置及密度正常。右下肺动脉未见明显增宽。主干直径为（　）cm，气管居中，纵隔居中，两膈肌光滑，肋膈角锐利。心脏呈“二尖瓣主动脉型”，主动脉结增大，肺动脉段突出，心影明显向两侧扩大，以左侧为著，心胸比例为（　）。

（四）肺动脉瓣狭窄

两肺血明显减少，未见实变及肿块影。两肺门不大，位置及密度正常。右下肺动脉未见明显改变。气管居中，纵隔居中，两膈肌光滑，肋膈角锐利。心脏呈“二尖瓣主动脉型”，主动脉结小，肺动脉段突出，心影明显向两侧扩大，心尖圆隆上翘，心胸比例为（　）。

（五）法洛四联症

两肺血明显减少，未见实变及肿块影。两肺门不大，位置及密度正常。右下肺动脉变细，气管居中，右上纵隔增宽，两膈肌光滑，肋膈角锐利。心脏呈“主动脉瓣型”，主动脉结小，肺动脉段凹陷，心影明显向左侧扩大，左心缘圆隆上翘，心胸比例为（　）。

（六）二尖瓣狭窄

两肺血增多，未见实变及肿块影。两肺门不大，位置及密度正常。气管居中，纵隔居中，两膈肌光滑，肋膈角锐利。心脏呈“二尖瓣型”，主动脉结缩小，肺动脉段突出，心影明显向两侧扩大，左心缘圆隆，心尖上翘，右心缘向右膨隆，心底部可见双房影，左主气管抬高，心胸比例为（　）。

左前斜位：服钡食管左心房呈Ⅱ度压迹，心后间隙缩小，心前缘膨隆，与胸骨接触面加大。

（七）心内膜垫缺损

两肺血增多，中央血管扩张，外围血管纤细，两肺野未见实变及肿块影。气管居中，纵隔居中，两膈肌光滑，肋膈角锐利。心脏呈“二尖瓣型”，主动脉结缩小，肺动脉段突出，左心缘向左突出，心尖上翘，右心缘未见异常，心胸比例为（　）。

（八）主动脉狭窄

两肺血不多，未见实变及肿块影。两肺门不大，位置及密度正常。气管居中，纵隔居中，两膈肌光滑，肋膈角锐利。心脏呈“主动脉型”，主动脉增宽，肺动脉段凹陷，左心缘向左、向下延伸，心腰凹陷，右心缘未见明显异常，心胸比例为（　）。

左前斜位：心后缘圆隆，心后间隙缩小。

二、获得性心脏病

（一）二尖瓣狭窄

两肺淤血，未见实变及肿块影。两肺门不大，位置及密度正常。气管居中，纵隔居中，两膈肌光滑，肋膈角锐利。心脏呈“二尖瓣型”，主动脉结缩小，肺动脉段平直，左心耳突出，左心缘突出，左心缘呈“四弧征”。右心缘向右膨隆，心底部可见双房影，左主气管抬高，心胸比例为(　)。

(二) 二尖瓣狭窄伴关闭不全

两肺轻度淤血，双肺门阴影增大、模糊，右下肺动脉不宽，两肺野未见实变及肿块影。气管居中，纵隔居中，两膈肌光滑，肋膈角锐利。心脏呈“二尖瓣——普大型”，主动脉结小，肺动脉段稍突出，左心缘向左下延伸，右心缘圆隆，心底部见双房影，心胸比例为(　)。

(三) 高血压性心脏病

两肺轻度淤血，未见实变及肿块影。右下肺动脉宽约(　)cm。气管居中，纵隔居中，两膈肌光滑，肋膈角锐利。心脏呈“主动脉动型”，主动脉结增宽，肺动脉段凹陷，左心缘向左、向下延伸，右心缘未见明显异常，心胸比例为(　)。

(四) 慢性肺源性心脏病

两肺血增多，中心肺动脉扩张，外周分支变细，右下肺动脉增宽，直径约(　)cm，两肺野透亮度增高，气管居中，纵隔居中，两膈肌光滑，肋膈角锐利。心脏呈梨形改变，主动脉结略增宽，肺动脉段突出，左心缘圆隆，上翘，右心缘未见明显异常，心胸比例为(　)。

(五) 扩张型心脏病

双肺轻度淤血，右下肺动脉较为增宽，横径为(　)cm，两肺野未见实变及肿块影。气管居中，纵隔居中，两膈肌光滑，肋膈角锐利。心脏呈普大型或主动脉型，主动脉结不宽，肺动脉段略平直，左心缘向左下延伸，圆隆，右心缘向圆隆，心胸比例为(　)。

三、心包病变

(一) 心包积液

双肺血不多，两肺野未见实变及肿块影。气管居中，纵隔居中，下纵隔增宽，两膈肌光滑，肋膈角锐利。心脏呈烧瓶状，主动脉结小，心脏两缘正常弧度消失，两侧心膈角呈钝角，心胸比例为(　)。

透视下心影搏动消失。

(二) 缩窄性心包炎

双肺血不多,两肺野未见实变及肿块影。气管居中,纵隔居中,两膈肌光滑,肋膈角锐利。心脏呈三角形,主动脉结小,心脏两缘正常弧度消失且僵直,心脏轻度向两侧增大左缘有弧形钙化影,心胸比例为( )。

左侧位:心前缘有明显弧形不规则钙化影,食管服钡见:食管受压向后移位,食管影与心影后缘之间有清晰线状透亮影。

四、肺栓塞和肺梗死

(一) 肺栓塞

胸廓对称,肋骨走行自然,未见畸形及骨破坏。右肺门增大,右下肺动脉增宽,约( )cm,呈残根状。远端肺纹理变细、稀疏,甚至消失。相应肺野透亮度增强。余肺野清晰,未见实变及肿块影。胸膜无增厚及粘连。气管居中,纵隔居中,无增宽。心脏形态、大小在正常范围内。双侧膈肌光滑,肋膈角锐利。

(二) 肺梗死

胸廓对称,肋骨走行自然,未见畸形及骨质破坏。两肺门不大,位置及密度正常。两肺纹理走行自然,右下肺野外带楔形密度增高影,基底与胸膜相邻接,尖端指向肺门,边缘不甚清楚。余肺野清晰,未见实变及肿块影。胸膜无增厚及粘连。气管居中,无增宽。心脏形态、大小在正常范围内。双侧膈肌光滑,肋膈角锐利。

第三部分 消化系统

一、正常消化道造影

(一) 正常食管造影

胸透:心肺膈未见异常。

食管:走行正常,管壁柔软,光滑,黏膜规则,未见中断和增粗,蠕动如常,未见狭窄。造影剂通过顺利,贲门形态完整,开放良好。

点片(　)张证实透视所见。

(二) 正常全消化道造影

胸透:心肺膈未见异常。

食管:走行正常,管壁柔软,光滑,黏膜规则,未见中断和增粗,蠕动如常,未见狭窄。造影剂通过顺利,贲门形态完整,开放良好。

胃:呈鱼钩形,轮廓光整,未见龛影,黏膜规则,未见破坏。胃小区大小正常,形态完整。胃内潴留液无增多,蠕动如常。幽门开放良好。

十二指肠:球部三角形,形态规则,未见龛影,无激惹,十二指肠环不大,无压迹,蠕动如常,造影剂通过顺利。

小肠:分布正常,活动度良好,未见粘连,空回肠黏膜规则,未见狭窄。造影剂通过顺利,回盲部结构清晰,未见病变。

点片(　)张证实透视所见。

二、食管病变

(一) 食管静脉曲张

胸透:心肺膈未见异常。

食管:走行正常,管壁柔软,黏膜增粗、紊乱,可见中下段食管有许多圆形及颗粒状小充盈缺损,蠕动如常,未见狭窄。造影剂通过顺利,贲门形态完整,开放良好。

点片(　)张证实透视所见。

(二) 食管憩室

胸透:心肺膈未见异常。

食管:走行正常,管壁柔软,黏膜规则,未见中断和增粗,蠕动如常,未见狭窄。食管中段侧壁可见一囊状影突出腔外,约(　)cm大小,边缘光滑,形态可变。造影剂通过顺利,贲门形态完整,开放良好。

点片（ ）张证实透视所见。

（三）贲门失迟缓症

胸透：心肺膈未见异常。

食管：贲门呈“鸟嘴样”狭窄（萝卜根状），边缘光整，管壁和黏膜未见破坏，狭窄以上食管明显扩张，余未见异常。

点片（ ）张证实透视所见。

（四）食管裂孔疝

胸透：心肺膈未见异常。

食管：走行正常，管壁柔软、光滑，黏膜规则，未见中断和增粗，蠕动如常，未见狭窄。造影剂通过顺利，贲门形态消失，左侧膈上显示一约（ ）大小疝囊影，内有粗大弯曲及蕈状黏膜皱襞，下方有较宽胃黏膜通过裂孔与胃相连。

点片（ ）张证实透视所见。

（五）食管前庭功能紊乱

胸透：心肺膈未见异常。

食管：走行正常，管壁柔软，光滑，黏膜规则，未见中断和增粗，食管下段前庭段扩张受限，钡剂通过受阻，并可见第三收缩波，贲门形态完整，开放良好。

点片（ ）张证实透视所见。

（六）食管——胃吻合中轻度狭窄

胸透：心肺膈未见异常。

贲门癌术后复查，本次造影示：吻合轻度狭窄，最窄处约为（ ）cm，钡剂通过受阻，并有轻度胃食管反流，未见黏膜及其他肿瘤复发征象，残胃形态规则，十二指肠未见异常。

点片（ ）张证实透视所见。

（七）食管癌

胸透：心肺膈未见异常。

食管：食管上段局限性狭窄（充盈缺损），病变长约（ ）cm，病变局部管壁僵硬,蠕动消失,钡剂通过受阻,贲门形态完整,开放良好。

点片(　)张证实透视所见。

(八)贲门癌伴胃炎

胸透:心肺膈未见异常。

食管:走行正常,管壁柔软,光滑,黏膜规则,未见中断和增粗,蠕动如常,未见狭窄。造影剂通过顺利,贲门线消失,贲门部位可见黏膜破坏,中断,壁僵便,局部蠕动消失,扩张受限,造影剂通过受阻,病变侵及食管下段和胃底及小弯侧,胃后壁黏膜迂曲紊乱,未见龛影及充盈缺损。

点片(　)张证实透视所见。

三、胃部病变

(一)慢性胃炎

胸透:心肺膈未见异常。

食管:走行正常,管壁柔软,光滑,黏膜规则,未见中断和增粗,蠕动如常,未见狭窄。造影剂通过顺利,贲门形态完整,开放良好。

胃:呈鱼钩形,轮廓光整,未见龛影,黏膜增粗走行紊乱,胃小区增大,形态不规则。胃内潴留液无增多,蠕动如常。幽门开放良好。

十二指肠:球部呈三角形,形态规则,未见龛影,无激惹,十二指肠环不大,无压迹,蠕动如常,造影剂通过顺利。

点片(　)张证实透视所见。

(二)胃底憩室

胸透:心肺膈未见常。

食管:走行正常,管壁柔软,光滑,黏膜规则,未见中断和增粗,蠕动如常,未见狭窄。造影剂通过顺利,贲门形态完整粗,开放良好。

胃:呈鱼钩形,轮廓光整,未见龛影,胃底贲门区后壁见一突出于胃腔外约(　)cm×(　)cm大小椭圆形囊袋状影，边缘整齐光滑，其内充钡，可见液平面，并可见有黏膜皱襞伸入其中。胃内潴留液无增多，蠕动如常。幽门开放良好。

十二指肠：球部呈三角形，形态规则，未见龛影，无激惹，十二指肠环不大，无压迹，蠕动如常，造影剂通过顺利。

点片(　)张证实透视所见。

(三) 慢性胃窦炎

胸透：心肺膈未见异常。

食管走行正常，管壁柔软、光滑，黏膜规则，未见中断和增粗，蠕动如常，未见狭窄。造影剂通过顺利，贲门形态完整，开放良好。

胃：呈鱼钩形，轮廓光整，未见龛影，胃窦狭窄，窦部黏膜皱襞增粗，紊乱呈弹簧状纵横交错排列，窦壁柔软，轮廓呈粗锯齿改变，狭窄胃窦与近端正常胃段移行过渡、无陡峭改变。胃小区大小正常，形态完整。胃内潴留液无增多，蠕动如常。幽门开放良好。

十二指肠：球部呈三角形，形态规则，未见龛影，无激惹，十二指肠环不大，无压迹，蠕动如常，造影剂通过顺利。

点片(　)张证实透视所见。

(四) 胃溃疡

胸透：心肺膈未见异常。

食管：走行正常，管壁柔软，光滑，黏膜规则，未见中断和增粗，蠕动如常，未见狭窄。造影剂通过顺利，贲门形态完整，开放良好。

胃：呈鱼钩形，胃体小弯侧可见一钡斑，周围可见黏膜集中，黏膜能到达龛影口部，胃壁柔软、切线位龛影位于腔外，龛影边缘光整，大小约(　)cm，上部稍窄，胃其他部位未见异常。胃内潴留液无增多，蠕动如常。幽门开放良好。

十二指肠：球部呈三角形，形态规则，未见龛影，无激惹，十二指肠环不大，无压迹，蠕动如常，造影剂通过顺利。

小肠：分布正常，活动度良好，未见粘连，空回肠黏膜规则，未见狭窄。造影剂通过顺利，回盲部结构清晰，未见病变。

点片(　)张证实透见。

(五) 胃穿透性溃疡

胸透:心肺膈未见异常。

食管:走行正常,管壁柔软,光滑,黏膜规则,未见中断和增粗,蠕动如常,未见狭窄。造影剂通过顺利,贲门形态完整,开放良好。

胃:呈鱼钩形,胃体小弯侧可见一约(　)cm×(　)cm大小囊袋状结构影,轮廓欠光整,其内阴影显示三层征象,无黏膜皱襞结构影,口部较狭窄,周围可见范围较大的透明带,黏膜皱襞向口部纠集,其上方可见一小乳头状龛影,呈现“项圈征”。胃其他部位未见异常。胃内潴留液无增多,蠕动如常。幽门开放良好。

十二指肠:球部呈三角形,形态规则,未见龛影,无激惹,十二指肠环不大,无压迹,蠕动如常,造影剂通过顺利。

小肠:分布正常,活动度良好,未见粘连,空回肠黏膜规则,未见狭窄。造影剂通过顺利,回盲部结构清晰,未见病变。

点片(　)张证实透视所见。

(六) 胃癌

胸透:心肺膈未见异常。

食管:走行正常,管壁柔软,光滑,黏膜规则,未见中断和增粗,蠕动如常,未见狭窄。造影剂通过顺利,贲门形态完整,开放良好。

胃:呈鱼钩形,胃体小弯侧可见局限性黏膜破坏区,局部胃壁僵硬,蠕动消失,与周围正常胃壁分界明显,胃其他部位未见异常。胃内潴留液无增多,蠕动如常。幽门开放良好。

十二指肠:球部呈三角形,形态规则,未见龛影,无激惹,十二指肠环不大,无压迹,蠕动如常,造影剂通过顺利。

小肠:分布正常,活动度良好,未见粘连,空回肠黏膜规则,未见狭窄。造影剂通过顺利,回盲部结构清晰,未见病变。

点片(　)张证实透视所见。

(七) 溃疡型胃癌

胸透:心肺膈未见异常。

食管:走行正常,管壁柔软,光滑,黏膜规则,未见中断和增粗,蠕动如常,未见狭窄。造影剂通过顺利,贲门形态完整,开放良好。

胃:呈鱼钩形,胃体小弯侧见一不规则盘状龛影,龛影周围显示有不规则透亮环,其内可见“指压征”和“裂隙征”。胃其他部位未见异常。胃内潴留液无增多,蠕动如常。幽门开放良好。

十二指肠:球部呈三角形,形态规则,未见龛影,无激惹,十二指肠环不大,无压迹,蠕动如常,造影剂通过顺利。

小肠:分布正常,活动度良好,未见粘连,空回肠黏膜规则,未见狭窄。造影剂通过顺利,回盲部结构清晰,未见病变。

点片(　)张证实透视所见。

(八)胃窦癌

胸透:心肺膈未见异常。

食管:走行正常,管壁柔软,光滑,黏膜规则,未见中断和增粗,蠕动如常,未见狭窄。造影剂通过顺利,贲门形态完整,开放良好。

胃:呈角钩形,胃窦狭窄,窦大弯侧见范围较广不规则充盈缺损,呈现“肩胛征”,胃窦黏膜皱襞破坏紊乱,窦壁粗糙僵硬。胃其他部位未见异常。胃内潴留液无增多,蠕动如常。幽门开放良好。

十二指肠:球部呈三角形,形态规则,未见龛影,无激惹,十二指肠环不大,无压迹,蠕动如常,造影剂通过顺利。

小肠:分布正常,活动度良好,未见粘连,空回肠黏膜规则,未见狭窄。造影剂通过顺利,回盲部结构清晰,未见病变。

点片(　)张证实透视所见。

(九)残胃癌

胸透:心肺膈未见异常。

食管:走行正常,管壁柔软,光滑,黏膜规则,未见中断和增粗,蠕动如常,未见狭窄。造影剂通过顺利,贲门形态完整,开放良好。

胃:呈鱼钩形,残胃吻合部大弯侧不规则残缺,大小弯侧胃壁均显示粗糙僵硬,吻合口狭窄、黏膜皱襞不规则紊乱、钡剂通过缓慢。胃其他部位未见异常。胃内潴留液无增多,蠕动如常。幽门开良好。

十二指肠:球部呈三角形,形态规则,未见龛影,无激惹,十二指肠环不大,无压迹,蠕动如常,造影剂通过顺利。

小肠:分布正常,活动度良好,未见粘连,空回肠黏膜规则,未见狭窄。造影剂通过顺利,回盲部结构清晰,未见病变。

点片(　)张证实透视所见。

(十) 胃黏膜脱垂

胸透:心肺膈未见异常。

食管:走行正常,管壁柔软,光滑,黏膜规则,未见中断和增粗,蠕动如常,未见狭窄。造影剂通过顺利,贲门形态完整,开放良好。

胃:呈鱼钩形,轮廓光整,黏膜不规则,未见破坏,胃小区大小不一、形态不规则,胃内潴留液增多,蠕动如常,幽门开放良好,幽门管增宽,可见胃黏膜通过。

十二指肠:球部呈三角形,形态规则,未见龛影,无激惹,十二指肠环不大,无压迹,蠕动如常,造影剂通过顺利,回盲部结构清晰,未见病变。

点片(　)张证实透视所见。

(十一) 胃石形成

胸诱:心肺膈未见异常。

食管:走行正常,管壁柔软,光滑黏膜规则,未见中断和增粗,蠕动如常,未见狭窄。造影剂通过顺利,贲门形态完整,开放良好。

胃:呈鱼钩形,轮廓光整,未见龛影,黏膜规则,未见破坏,胃内可见一巨大充盈缺损,位置可随体位变化而改变。胃小区大小不一,形态不规则,胃内潴留液增多,蠕动如常,幽门开放良好。

十二指肠:球部呈三角形,形态规则,未见龛影,无激惹,十二指肠环不大,无压迹,蠕动如常,造影剂通过顺利。

小肠:分布正常,活动度良好,未见粘连,空回肠黏膜规则,未见狭窄。造影剂通过顺利,回盲部结构清晰,未见病变。

点片(　)张证实透视所见。

（十二）幽门梗阻

胸透：心肺膈未见异常

食管：走行正常，管壁柔软，光滑，黏膜规则，未见中断和增粗，蠕动如常，未见狭窄。造影剂通过顺利，贲门形态完整，开放良好。

胃：胃内大量食物残渣和气体，胃腔扩张，胃蠕动减弱，造影剂与食物残渣相混合，胃内微细结构显示不清。幽门部位扩张稍受限。

十二指肠：内有少量造影剂注入，不能清楚显示。

点片（　）张证实透视所见。

四、十二指肠病变

（一）十二指肠球部溃疡

胸透：心肺膈未见异常。

食管：走行正常，管壁柔软，光滑，黏膜规则，未见中断和增粗，蠕动如常，未见狭窄。造影剂通过顺利，贲门形态完整，开放良好。

胃：呈鱼钩形，轮廓光整，未见龛影，黏膜规则，未见破坏，胃小区大小正常，形态完整。胃内潴留液无增多，蠕动如常。幽门开放良好。

十二指肠：球部前壁见一约（　）cm×（　）cm 大小龛影，周围显示有柔软的透光区，黏膜皱襞呈车辐状向龛影纠集，球部大弯侧有切迹样凹陷。十二指肠环不大，无压迹，蠕动如常，造影剂通过顺利。

小肠：分布正常，活动度良好，未见粘连，空回肠黏膜规则，未见狭窄。造影剂通过顺利，回盲部结构清晰，未见病变。

点片（　）张证实透视所见。

（二）十二指肠憩室

胸透：心肺膈未见异常。

食管：走行正常，管襞柔软，光滑，黏膜规则，未见中断和增粗，蠕动如常，未见狭窄。造影剂通过顺利，贲门形态完整，开放良好。

胃：呈鱼钩形，轮廓光整，未见龛影，黏膜规则，未见破坏，胃小区大小正常,形态完整。胃内潴留液无增多,蠕动如常。幽门开放良好。

十二指肠:球部呈三角形,形态规则,未见龛影,无激惹,十二指肠部见一突出于肠腔外,并有狭颈与肠腔相连之囊袋状影,其内见有黏膜皱襞影。十二指肠环不大,无压迹,蠕动如常,造影剂通过顺利。

小肠:分布正常,活动度良好,未见粘连,空回肠黏膜规则,未见狭窄。造影剂通过顺利,回盲部结构清晰,未见病变。

点片(　)张证实透视所见。

(三) 十二指肠癌

胸透:心肺膈未见异常。

食管:走行正常,管壁柔软,光滑,黏膜规则,未见中断和增粗,蠕动如常,未见狭窄。造影剂通过顺利,贲门形态完整,开放良好。

胃:呈鱼钩形,轮廓光整,未见龛影,黏膜规则,未见破坏,胃小区大小正常,形态完整。胃内潴留液无增多,蠕动如常。幽门开放良好。

十二指肠:十二指肠降部凹面见一不规则分叶状充盈缺损,充盈缺损区黏膜皱襞破坏、消失,周围黏膜皱襞不规则、紊乱,肠壁粗糙、僵硬,钡剂通过不畅。

小肠:分布正常,活动度良好,未见粘连,空回肠黏膜规则,未见狭窄。造影剂通过顺利,回盲部结构清晰,未见病变。

点片(　)张证实透视所见。

(四) 十二指肠淤滞症

胸透:心肺膈未见异常。

食管:走行正常,管壁柔软,光滑,黏膜规则,未见中断和增粗,蠕动如常,未见龛影,黏膜规则,未见破坏。

胃:呈鱼钩形,轮廓光整,未见龛影,黏膜规则,未见破坏,胃小区大小正常,形态完整。胃内潴留液无增多,蠕动如常。幽门开放良好。

十二指肠:球部呈三角形,形态规则,未见龛影,无激惹,十二指环增大,与水平部可见“笔杆征”,并可见逆蠕动,造影剂轻度受阻。

小肠:分布正常,活动度良好,未见粘连,空回肠黏膜规则,未见狭窄。造影剂通过顺利,回盲部结构清晰,未见病变。

点片(　)张证实透视所见。

五、小肠疾病

(一)小肠造影未见异常

胸透:心肺膈未见异常。

常规准备,经鼻腔下小肠影管至第二组小肠,自造影管注入5%钡剂2500 mL,观察钡头至盲肠,示2～6组小肠管壁完整,各组小肠黏膜规则,未见狭窄,粘连征象及充盈缺损,蠕动良好,钡剂通过顺利。

点片(　)张证实透视所见。

(二)小肠蛔虫症

胸透:心肺膈未见异常。

食管:走行正常,管壁柔软,光滑,黏膜规则,未见中断和增粗,蠕动如常,未见狭窄。造影剂通过顺利,贲门形态完整,开放良好。

胃:呈鱼钩形,轮廓光整,未见龛影,黏膜规则,未见破坏。胃小区大小正常,形态完整。胃内潴留液无增多,蠕动如常。幽门开放良好。

十二指肠:球部呈三角形,形态规则,未见龛影,无激惹,十二指肠环不大,与不平部可见“笔杆征”,并可见逆蠕动,造影剂轻度受阻。

小肠:分布正常,活动度良好,回肠可见蚯蚓状充盈缺损,充盈缺损中央可见一线状钡剂影,肠黏膜皱襞及肠壁正常。

点片(　)张证实透视所见。

(三)空肠多发憩室

空肠段见多发大小不等类圆形囊状影,有狭颈与肠腔相连,并见肠黏膜皱襞通入其中,2小时空肠排空仰卧位片示左中上腹有较多大小不等、形态不一的钡贮留影。

点片(　)张证实透视所见。

(四) 肠套叠

右侧中下腹部可见不规则柱状软组织块影,并见密集之弹簧状黏膜皱襞影与之重叠,压迫像显示软组织块轮廓不光整,表面覆以不规则条索及线状影。

点片(　)张证实透视所见。

(五) 肠结核

回肠末端收缩区狭窄,肠壁粗糙呈锯齿状改变,黏膜皱襞紊乱,其间见多发不规则状龛影与之重叠,并显示末端回肠与周围肠管粘连,盲肠收缩充盈不良,盲肠、升结肠均见深而尖的不规则肠袋。

点片(　)张证实透视所见。

(六) 小肠癌

回肠远端见局限性不规则充盈缺损区,黏膜皱襞破坏、减少,肠壁糜烂粗糙、显示不清,充盈缺损近侧回肠扩张并显示有反压迹征象,钡剂通过困难。

点片(　)张证实透视所见。

六、结肠疾病

(一) 结肠造影未见异常

造影方法:由肛门插管注入50%浓度钡剂250 mL和适量气体,经病人反复转动体位后透视下点片。

造影所见:结肠分布正常,未见狭窄,结肠袋完整,规则未见破坏,黏膜不粗、蠕动如常。造影剂涂抹良好,阑尾未显影,末端回肠显影未见异常。

点片(　)张证实透视所见。

（二）溃疡性结肠炎

造影方法：由肛门插管注入50%浓度钡剂250 mL和适量气体，经病人反复转体位后透视下点片。

造影所见：结肠分布正常，未见狭窄，降结肠、乙状结肠袋消失，肠腔壁线粗糙，边缘显示有多发锯齿状突起，黏膜面网目状结构消失而见许多大小不等之点状增高影，多数增高影周围见细圈状透光水肿区。

点片（　）张证实透视所见。

（三）结肠息肉

造影方法：由肛门插管注入50%浓度钡剂250 mL和适量气体，经病人反复转动体位后透视下点片。

造影所见：结肠分布正常，未见狭窄，结肠内侧壁见整齐光滑充盈缺损。结肠袋完整，规则未见破坏，黏膜不粗、蠕动如常。造影涂抹良好，阑尾显影。

点片（　）张证实透所见。

（四）过敏性结肠炎

造影方法：由肛门插管注入50%浓度钡剂250 mL和适量气体，经病人反复转动体位后透视下点片。

造影所见：结肠分布正常，未见狭窄，降结肠张力增高，肠腔变窄，结肠袋不规则增多，部分肠袋外形呈尖刺状，黏膜皱襞增多较紊乱。

点片（　）张证实透视所见。

（五）先天性巨结肠

患儿肛门插管困难，肛管插入约（　）cm处前进困难，注入造影剂后观察乙状结肠及部分降结肠显影，可见明显扩张。直肠末端见明显狭窄，余未见异常。

点片（　）张证实透所见。

（六）结肠癌

造影方法：由肛门插管注入50%浓度钡剂250 mL和适量气

体，经病人反复转动体位后透视下点片。

造影所见：降结肠见一约（　）cm 长不规则环状缩窄区，黏膜皱襞破坏紊乱，肠壁粗糙僵硬，病变局限，与正常肠段分界清楚。

点片（　）张证实透视所见。

（七）慢性阑尾炎

造影方法：由肛门插管注入 50%浓度钡剂 250 mL 和适量气体，经病人反复转动体位后透视下点片。

造影所见：结肠分布正常，未见狭窄，结肠袋完整，规则未见破坏，黏膜不粗、蠕动如常。造影剂涂抹良好，阑尾末端回肠显影未见异常。

点片（　）张证实透视所见。

（八）乙状结肠冗长

造影方法：由肛门插管注入 50%浓度钡剂 250 mL 和适量气体，经病人反复转动体位后透视下点片。

造影所见：结肠分布正常，未见狭窄，结肠完整，规则未见破坏，黏膜规则、乙状结肠反折过多，达（　）处，蠕动如常。造影剂涂抹良好，阑尾未显影，末端回肠显影未见异常。

点片（　）张证实透视所见。

七、急腹症

（一）胃穿孔（结合病史）

腹平片：双侧横膈及右侧腹壁下方分别见半月形、宽带状透明影。

（二）肠梗阻

腹平片：肠腔多量气体郁积，全腹显示多发宽窄不等、阶梯状排列的气液平面。余未见异常。

（三）乙状结肠扭转

造影方法：从肛门灌入 50%钡剂 250 mL 和适量气体，经病人反复转动体位后透视下点片。

造影所见:乙状结肠直肠交界处阻塞,上端变窄呈“鸟嘴状”,鸟嘴尖端指向右侧,其远端可见几乎平行的皱襞结构影,扭转肠伴内可见造影剂部分充盈。余未异常。

点片(　)张证实透视所见。

第四部分　泌尿系统

一、正常腹部片

(一) 腹部平片未见异常

双侧肾脏轮廓欠清楚,双肾区、输尿管走行区及膀胱区均未见阳性结石影。腰大肌影显示清楚。

(二) 排泄性肾盂造影未见异常

KUB:双侧肾脏轮廓欠清楚,双肾区、输尿管走行区及膀胱区均未见阳性结石影。腰大肌影显示清楚。

IVP:常规准备,经肘静脉注入阳性造影剂,分别于药后10、15、30、45分钟及松开腹带后拍片。结果:双肾10分钟已显影,双肾盂肾盏大小、外形未见异常,肾盂肾盏未见扩张及充盈缺损,双输尿管、膀胱未见异常。余同平片。

(三) 逆行肾盂造影未见异常

常规准备,膀胱镜下插管至右侧输尿管平肾下极水平,注入造影剂,显示:右侧肾盂肾盏充盈良好,输尿管无狭窄及扩张,膀胱有造影剂充盈。

二、先天性异常

(一) 肾发育不全

KUB:双侧肾脏轮廓清楚,双肾区、输尿管走行区及膀胱区均未见阳性结石影。腰肌影显示清楚。

IVP：常规准备，经肘静脉注入阳性造影剂，分别于注药后10、15、30、45分钟及松开腹带后拍片。结果：双肾10分钟已显影，右肾影较小，位置较左肾靠近中线，肾长径（　）cm，肾盏距（　）cm。肾盂肾盏显影迟缓浅淡，肾盏杯口圆钝，输尿管显影浅淡较细。左肾长径（　）cm，肾盏距（　）cm。输尿管未见异常。余同平片。

（二）输尿管囊肿

KUB：双侧肾脏轮廓欠清楚，双肾区、输尿管走行区及膀胱区均未见阳性结石影。腰大肌影显示清楚。

IVP：常规准备，经肘静脉注入阳性造影剂，分别于注药后10、15、30、45分钟及松开腹带后拍片。结果：肾盂肾盏未见扩张及边界缺损，膀胱区内右侧输尿管下端呈约乒乓球大小充盈；边界光滑，与充盈之膀胱有透光带环绕，在它之上的输尿管扩张，膀胱未见异常。余同平片。

三、泌尿系结石

（一）肾结石

KUB：双侧肾脏轮廓欠清楚，左肾区可见一约（　）cm×（　）cm大小，边缘锐利的高密度影，双输尿管走行区及膀胱区均未见阳性结石影。腰大肌显示清楚。

（二）输尿管结石

KUB：双肾轮廓欠清楚，左侧输尿管走行区平第四腰椎横突水平，可见一约（　）cm×（　）cm大小边缘锐利的高密度影。双肾区、右输尿管走行区及膀胱区均未见阳性结石影，腰大肌影显示清楚。

（三）膀胱结石

KUB：双侧肾脏轮廓欠清楚，膀胱区可见3个大小不等边缘锐利的高密度影，最大约（　）cm×（　）cm，最小约（　）cm×（　）cm，双肾区、输尿管走行区均未见阳性结石影。腰大肌显示清楚。

（四）肾盂积水

KUB：双肾轮廓欠清楚，左侧输尿管走行区平第四腰椎横突水平，可见一约（ ）cm×（ ）cm大小边缘锐利的高密度影。双肾区、右输尿管走行区及膀胱区均未见阳性结石影。腰大肌影显示清楚。

IVP：常规准备，经肘静脉注入阳性造影剂，分别于注药后10、15、30、45分钟及松开腹带后拍片。结果：右肾10分钟已显影，左肾15分钟方显影，左肾盂肾盏扩张，肾小盏呈球形，左上段输尿管扩张，左中段输尿管以下未显影。右肾大小、外形未见异常，肾盂肾盏未见扩张及充盈缺损，肾小盏边缘呈杯口状，左输尿管走行如常，未见梗阻征象，膀胱区有少量造影剂充盈，未见占位征象。余同平片。

四、泌尿系结核

（一）空洞溃疡型肾结核

KUB：左肾轮廓显示正常，右肾外形增大，双肾区，双输尿管走行区及膀胱区均未见结石影，腰大肌影显示清楚。

IVP：常规准备，经肘静脉注入阳性造影剂，分别于注药后10、15、30、45分钟及松开腹带后拍片。结果：双肾10分钟已显影，右肾小盏变形，杯口消失，下盏呈不规则盈影。肾盂狭细变形，肾盂输尿管结合部及输尿管上段失去正常柔软度，变僵硬、不规则狭细。左肾盂肾盏未见扩张及充盈缺损，左输尿管及右下段输尿管无扩张，膀胱有造影剂充盈。余同平片。

（二）输尿管结核

逆行尿路造影，常规准备，膀胱镜下行左侧输尿管逆行插管约15 cm，插入困难，注入造影剂，显示：左肾局部不规则充盈，上段输尿管失去正常柔软度，粗细不均，中下段输尿管充盈呈节段性粗细不均的串珠样充盈改变，边界粗糙。

五、泌尿系肿瘤

（一）肾盂癌

KUB：双侧肾脏轮廓欠清楚，双肾区、输尿管走行区及膀胱区均未见阳性结石影。腰大肌影显示清楚。

IVP:常规准备,经肘静脉注入阳性造影剂,分别于注药后 10、15、30、45 分钟及松开腹带后拍片。结果:双肾 10 分钟已显影,左肾盏不规则充盈缺损和“双边征”。右肾盂肾盏未见扩张及充盈缺损,双侧输尿管无扩张及充盈缺损,双侧输尿管无扩张,膀胱有造影剂充盈。余同平片。

(二) 输尿管癌

行排泄性静脉肾盂造影右侧尿路不显影,行逆行尿路造影显示:右侧输尿管下段有约(　)cm×(　)cm 大小的充盈缺损。其上段输尿管扩张。

(三) 膀胱癌

KUB:双侧肾轮廓欠清楚,双肾区、输尿管走行区及膀胱区均未见阳性结石影。腰大肌显示清楚。

IVP:常规准备,经肘静脉注入阳性造影剂,分别于注药后 10、15、30、45 分钟及松开腹带后拍片。结果:双肾 10 分钟已显影,双肾盂肾盏大小、外形未见异常,肾盂肾盏未见扩张及充盈缺损,双输尿管未见扩张,膀胱侧壁可见一巨大充盈缺损,密度不均匀,边界分叶状。余同平片。

六、其他

(一) 前列腺增生

KUB:双侧肾脏轮廓欠清楚,双肾区、输尿管走行区及膀胱均未见阳性结石影。腰大肌显示清楚。

IVP:常规准备,经肘静脉注入阳性造影剂,分别于注药后 10、15、30、45 分钟及松开腹带后拍片。结果:双肾 10 分钟已显影,双肾盂肾盏大小、外形未见异常,肾盂肾盏未见扩张及充盈缺损,双输尿管未见扩张,膀胱体积变小,底部抬高,膀胱与耻骨联合距离加大,膀胱底部可见一呈表面光滑、基底宽大的丘状充盈缺损。余同平片。

（二）尿道异物

斜位片:距尿道口约（　）cm 处可见一长约（　）cm 金属异物影。余未见异常。

第五部分　骨骼系统

一、骨与关节正常片

（一）关节骨质未见异常

（膝、肘、腕、肩、髋、踝等）关节各组成骨骨质结构完整,未见骨质破坏。关节面光滑,关节间隙清晰,宽窄正常。周围软组织未见肿胀。

（二）腰椎骨质未见异常

腰椎诸椎体排列整齐,生理曲度存在,各椎体及附件对应关系正常,骨质未见破坏及增生,椎间孔大小形态正常,椎间隙宽窄如常,腰大肌影不宽。

（三）颈椎骨质未见异常

颈椎诸椎体排列整齐,生理曲度存在,各椎体及附件对应关系正常,骨质未见破坏及增生,椎间孔大小形态正常,椎间隙宽窄如常,前后纵韧带无钙化。

（四）双手骨质未见异常

手指间关节、掌指间关节对应关系良好,关节间隙清晰,关节面光滑,骨质未见破坏及增生,软组织未见肿胀。

（五）双足骨质未见异常

双足诸骨及跖趾关节间隙清楚,无狭窄及增宽,关节面光滑,各组成骨骨质结构完整,未见骨质破坏。

二、骨折

（一）四肢骨折

（　）骨（　）位见骨折线影，皮质断裂（可见骨碎片），断端对位对线良好（不良、移位、成角等）。周围软组织未见肿胀。

（二）脊柱骨折

腰椎体前缘变扁，呈楔形改变，前缘皮质断裂（凹陷或凸出），上缘密度增高，余椎体及附件未见异常。

（三）骨盆骨折

耻骨上下支见骨折线，对位对线良好，余骨盆组成骨未见异常。

三、关节脱位

（一）肩关节脱位

左侧肩关节组成骨对应关系不良，左肱骨头向左下移至肩胛骨下。周围软组织未见肿胀。未见骨质连续性中断。

（二）髋关节脱位

右侧髋关节组成骨骨质结构完整，未见骨折线影，对应关系不良，股骨呈高度外展，股骨头于髋臼下方与坐骨部分重叠。

四、骨与关节化脓性感染

（一）急性化脓性骨髓炎（右胫骨上段）

右胫骨上段有虫蚀状骨质破坏，骨小梁模糊，骨干见线样骨膜反应。周围软组织肿胀，肌间隙模糊。

（二）慢性化脓性骨髓炎（右胫骨上段）

右胫骨上段增粗，皮质增厚，干骺端可见脓腔，其内可见大片状死骨。

（三）慢性骨脓肿

左胫骨干骺端中心部位可见椭圆形骨质破坏区，边缘光整，其周围骨密度增高，骨小梁模糊。骨皮质正常，未见中断影。周围软组织未见肿胀。

（四）硬化性骨髓炎

左侧胫骨上段增粗，普遍密度增高，骨质增厚硬化，髓腔消失。未见骨破坏及骨膜反应，周围软组织未见肿胀。

（五）脊柱化脓性骨髓炎

胸 8 椎体中央见骨破坏区，其周见骨硬化现象，椎体前方见骨破坏毛糙，T_8～T_9 椎间隙变窄，余椎体未见异常，周围软组织未见肿胀。

（六）化脓性关节炎（早期）

左侧髋关节组成骨对应关系良好，组成骨骨小梁稀疏，密度减小，关节间隙增宽，关节面光滑，周围软组织肿胀。

（七）化脓性关节炎（晚期）

左侧髋关节组成骨对应关系良好，关节间隙变窄，关节面不光滑，可见骨质破坏，周围软组织可见钙化。

五、骨与关节结核

（一）骨骺及干骺端结核

左侧膝关节组成骨骨小梁稀疏，骨质密度减小，骨质变薄，胫骨上段干骺端及骨骺见类圆形透亮区，边缘部分呈致密影，其内见沙粒样死骨。关节间隙增宽，关节周围软组织明显肿胀。

（二）骨干结核

右侧桡骨下段增粗，骨干规则样透亮区，边缘见硬化带，其内小死骨，肘关节正常。周围软组织未见肿胀。

（三）关节结核（滑膜型）

左侧膝关节关节囊肿胀积液，关节间隙增宽，胫骨内髁见骨破坏，密度不均，有小死骨，边缘模糊，骨骺较大。关节周围骨骨小梁稀疏，皮质变薄。关节周围软组织肿胀。

（四）骶髂关节结核

骶髂关节两侧关节面见骨破坏，骶骨缘毛糙，右侧骶骨密度不均，髂骨耳状面有凹陷性缺损区，周围有硬化现象，部分关节面狭窄。

（五）脊柱结核

胸椎诸组成骨对应关系不良，脊柱略向右弯。T_5～T_7 椎体前缘呈凹陷性骨破坏，边缘毛糙，T_8 椎体变扁与 T_9 融合，T_5～T_8 椎体椎间隙变窄，T_8 椎体右缘见类圆形略高密度影。余体未见异常。

六、其他慢性骨关节病

（一）类风湿骨关节炎

双手骨质密度减小，骨小梁稀疏，关节骨端显著，近节指间关节，第 1、2、5 掌指关节间隙狭窄，关节面模糊、毛糙。第 1、3、5 掌指关节面下可见小囊状改变。近节指间关节梭形肿胀。

（二）强直性脊柱炎

两侧骶髂关节间隙不均匀变狭窄、关节面毛糙，关节的髂骨缘骨质密度增高（关节间隙消失，见骨小梁通过；脊柱呈“竹节样”改变）。

（三）髂骨致密性骨炎

两侧髂骨的骶髂关节旁下半部有对称性的三角性密度增高影，外侧边缘模糊，关节间隙正常，关节面光滑，未见骨质破坏。

（四）退行性骨关节病

（髋、肩、膝）关节间隙不均匀变窄，关节面密度增高，关节面下见大小等囊状透亮区，其边缘见硬化环。

七、骨缺血性坏死及骨软骨病

（一）股骨头无菌性坏死（股骨头骨软骨病）

右侧髋臼变形，股骨头失去正常形态，较正常变扁，密度增高且不均，干骺端见多个囊状透亮区，关节间隙模糊，双侧骨骶髂关节对称，关节间隙清楚，关节面光滑，左侧髋关节未见异常。

（二）跖骨头缺血性坏死

左足第三跖骨头变平、增宽中央有凹陷，密度增高，不均。对应趾骨关节面边缘呈唇样骨质增生，关节间隙相对增宽。余骨质未见异常。

（三）耻骨骨软骨炎

耻骨联合明显增宽，两侧耻骨缘呈鼠咬状，密度增高，其周围见致密小骨片。

八、骨与关节肿瘤及肿瘤样病变

（一）骨软骨瘤（皮质旁）

右侧胫骨远端正前方自皮质向外生长一巨大密度不均匀骨性肿物，约（　）cm×（　）cm 大小，其内见正常骨小梁，并见斑块状硬化影。表面不光滑，界限不清楚。

（二）孤立性内生软骨瘤

右中指近节指骨近端呈偏侧性囊状膨胀性骨破坏，皮质变薄，表面光滑，内面不光滑，其内呈半透明，有小条状及细点状钙化影，病变区与正常质交界清楚，无骨膜反应。

（三）软骨母细胞瘤

左胫骨近端骨骺内侧见一椭圆形低密度区，界限不清楚，约（　）cm×（　）cm 大小，边界光滑，其内呈半透明影，伴有粗条状骨嵴。

（四）骨母细胞瘤

右侧股骨中段见边缘清楚的囊状破坏区，骨皮质变薄，呈蛋壳状，大小约（　）cm×（　）cm，周围软组织肿胀。

（五）骨巨细胞瘤

右肘桡骨近端有一巨大囊状膨性骨质改变，形如鹅蛋大，皮质完整，表面骨外壳不光整，其内有长短不一隔断线，桡骨关节面消失，病变区超越关节。侧位见皮质缘部分不连续，周围软组织肿胀。

（六）骨血管瘤

右侧尺骨自上至下骨结构紊乱，密度不均匀，呈广泛性筛孔样改变，皮质表面欠光滑。周围软组织肿胀。

（七）骨肉瘤（成骨型）

右胫骨上中段有高密度硬化影，均匀分布，边界不清，病变向干骺侵犯进入关节，外后方皮质旁软组织内有棉絮状、针状突起，未见明显骨破坏。

（八）皮质旁骨肉瘤

左股骨远端背侧偏内有一巨大高密度团块状骨性肿物，约（　）cm×（　）cm 大小，边界呈不规则的分叶状。骨质无破坏，内侧皮质结构不清，有硬化。

（九）尤文肉瘤

右胫骨中上段呈广泛性斑片状骨质破坏区，皮质表面不光滑，呈断续状。两侧皮外均有骨膜增生，呈梭形。外后方有巨大肿块界限不清，肿块内有浅淡不规则影，腓骨被推至外后方，呈弧形弯曲。

（十）转移性骨肿瘤

骨盆密度减小，骨小梁稀疏，双髂骨呈不规则、斑片状、大片状骨破坏缺损，尤以髂骨翼明显。两侧骶髂及髋关节周围骨及股骨有分布不均匀的高密度硬化及球形结节影。

（十一）骨纤维异常增生症

左侧尺骨上中段有轻度膨胀，其内低密度毛玻璃样改变，与正常骨分界不清,呈移行过程。毛玻璃样改变中心区内有小斑点状及条状钙化影。皮质外无骨膜反应。

(十二) 骨囊肿

右肱骨干骺端有约(　)cm×(　)cm 大小的囊状膨胀性骨破坏区,其内有骨嵴分隔,两侧皮质有断裂,病变周围界限清楚。

(十三) 动脉瘤样骨囊肿

左股骨远端关节面上方内侧皮质向外膨胀呈气球样透光区,边界清楚,两端皮质增厚。硬化,其内有少量条状骨间隔,无钙化影。

(十四) 多发性骨髓瘤

骨盆诸骨见满布大小不等的穿凿样骨破坏区,界限清楚,相互重叠。边缘光滑锐利,无硬化。

九、营养代谢性疾病

痛风性关节炎

左手中指与无名指第一至第二节指骨间关节肿胀,呈梭形,密度高,第三掌指关节软组织呈球形,无钙化。

左足第一跖趾关节肿胀,跖骨头骨密度减小,骨小梁稀疏,软骨下呈蜂窝状骨破坏,边缘锐利,局部关节间隙窄。

十、骨质增生

(一) 腰椎骨质增生

腰椎诸椎体排列整齐,生理曲度存在,各椎体及附件对应关系正常,$L_2 \sim L_5$ 椎体两侧及前缘可见唇样(尖样)突起,椎间孔大小形态正常,椎间隙变窄,腰大肌影不宽。

(二) 腰椎退行性变

腰椎诸椎体排列整齐,生理曲度存在,各椎体及附件对应关系正常,骨质密度减小,骨小梁稀疏,$L_2 \sim L_5$ 椎体两侧及前缘可见唇样（尖样）突起，椎间孔大小形态正常，L_2～L_3、L_3～L_4 椎间隙变窄，腰大肌影不宽。

（三）颈椎骨质增生

颈椎诸椎体排列整齐，生理曲度存生，各椎体及附件对应关系正常，颈 2、3、4 椎体前及后缘见唇样（尖样）突起，双斜位见 C_2～C_3、C_3～C_4 椎间孔变窄，余椎体附件椎间孔均未见异常，前后纵韧带无钙化。

（四）颈椎病

颈椎诸椎体排列整齐，生理曲度存在，各椎体及附件对应关系正常，诸椎体骨质密度减小，骨小梁稀疏，C_2、C_3、C_4 椎体前及后缘见唇样（尖样）突起，C_2～C_3、C_3～C_4 椎间孔变窄，余椎体附件椎间孔均未见异常，前后纵韧无钙化。

第六部分　头　颈　部

一、头颅平片

（一）头颅平片未见异常

头颅大小、形态正常，颅骨内外板未见骨质破坏，脑回压迹可见，蝶鞍形态及位置未见异常。

（二）颅内压增高

头颅大小、形态正常，颅缝增宽（冠状缝或人字缝），鞍背基部内面局部骨密度降低和模糊。脑回压迹增多、增深。

（三）多发性骨髓瘤颅骨改变

头颅大小、形态正常，颅骨骨板可见多发性、大小不等、密度不均的圆形透亮区。未见硬化边，病灶边缘清楚锐利。呈“穿凿样”，未见软组织肿块。

（四）蛛网膜粒压迹

头颅大小、形态正常，颅骨中线旁局限变薄，向外膨隆，边界清楚。脑回压迹可见，蝶鞍形态及位置未见异常。

（五）颅骨骨折

头颅大小、形态正常，可见顶骨及颞骨线样骨折影。脑回压迹可见，蝶鞍形态及位置未见异常。

（六）顶骨凹陷骨折

头颅大小、形态正常，可见顶骨向内凹陷并可见骨折线影。脑回迹可见，蝶鞍形态及位置未见异常。

（七）婴儿脑积水

头颅增大呈球形，颅壁薄，囟大，蝶鞍浅，颅底平，颅盖骨与面骨失去正常比例。

（八）狭颅症

头颅小，近于球形。颅较薄。各颅逢均已封合。脑回压迹极为显著。蝶鞍形态及位置未见异常。

二、眼及眼眶

（一）正常眼眶片

两侧眼眶基本对称，眶内密度正常，骨质连续性完整，眶上裂对称。

（二）泪腺肿瘤

左眼眶普遍性增大，眶内密度增高，左眶外上方密度明显增高，局部骨皮质不连续，泪腺窝扩大。右侧眼眶未见异常。

（三）眼球异物

左眼眶内有一点状高密度影，位于眼球内水平轴下（　）mm、偏颞侧（　）mm。

（四）眼眶骨骨折

左侧眶底即上颌窦顶壁骨塌陷、骨质连续性中断，眶底软组织内积气影，上颌窦内可见积血。右侧眼眶未见异常。

三、鼻及鼻窦

（一）正常鼻窦片

两侧额窦、双侧前组筛窦、双侧上颌窦对称，窦腔清晰、密度均匀，与两侧眼眶密度相仿。周围骨质未见破坏，骨白线影清楚锐利。

（二）两侧上颌窦炎

双侧上颌窦窦腔密度增高，窦腔缩小，窦壁骨质完整未见破坏。额窦及前组织筛窦未见异常。

（三）全前组鼻窦炎

两侧额窦、双侧前组筛窦、双侧上颌窦窦腔密度增高，窦腔缩小，周围骨质未见破坏，骨白线模糊。

（四）上颌窦囊肿

右侧上颌窦底部见一圆形软组织影，密度均匀，表面光滑，周围骨质未见异常，左侧上颌窦、双侧额窦及前组筛窦未见异常。

（五）额窦骨瘤

左侧额窦内有一类圆形、紧贴于前壁的高密度影，边缘清楚锐利。右侧额窦、双侧上颌窦及前组筛窦未见异常。

（六）上颌窦癌

右侧上颌窦扩大，密度增高，右侧上颌窦内上壁骨质破坏、断裂，左侧上颌窦、双侧额窦及前组筛窦未见异常。

（七）鼻骨骨折

可见鼻骨近端连续性中断，远端未见明显错位。软组织未见肿胀。

（八）鼻息肉

两侧额窦、双侧前组筛窦、双侧上颌对称，窦腔清晰、密度均匀，与两侧眼眶密度相仿。周围骨质未见破坏，骨白线影清楚锐利。右侧鼻腔内可见椭圆形密度增高影,鼻中隔左移。

四、耳病变

(一)右侧乳突炎

右侧乳突气化不良,乳突气房透亮度减小,密度增高、小房间隔模糊,周围骨质未见破坏。左侧乳突气化良好,周围骨质未见破坏。

(二)左耳乳突炎伴胆脂瘤形成

左侧乳突气化不良,乳突气房透亮减小,密度增高、小房间隔模糊,左侧鼓室区可见骨质破坏呈马蹄形透亮区,边缘光滑硬化,其后壁临近乙状窦后壁。右侧乳突气化良好,周围骨质未见破坏。

(三)右侧中耳癌

右侧乳突气化不良,乳气房消失,密度增高、外耳道壁骨质破坏、断裂,外耳孔扩大明显,鼓窦入口及上鼓室骨质吸收,边缘模糊。

(张　磊)

参考文献

[1] 夏瑞明,刘林祥. 医学影像诊断学[M]. 3 版. 北京:人民卫生出版社,2014.

[2] 刘祥林,夏瑞明. 医学影像诊断学实训与学习指导[M]. 北京:人民卫生出版社,2014.

第八章　临床检验基础

一、皮肤采血法

【目的】 掌握皮肤采血法。

【准备】 一次性采血针、微量吸管、消毒用品等。

【步骤】

(1) 材料准备。

(2) 选择采血部位。

(3) 按摩。

(4) 消毒。

(5) 针刺。

(6) 吸血。

(7) 止血。

【注意事项】

(1) 采血时必须注意严格消毒和生物安全防范。

(2) 采血针应为一次性使用的“专用采血针”,针刺深度以 2～3 mm 为宜。

(3) 取血时可稍加挤压,但切忌用力过大,以免使过多组织液混入血液中。

(4) 采血要迅速,防止流出的血液发生凝固。

二、静脉采血法——负压采血法

【目的】 掌握静脉采血法和无菌操作技术。

【准备】 双向采血针、真空采血管、压脉带、垫枕、消毒用品、无菌棉签。

【步骤】

(1) 准备材料。

(2) 选择静脉。

(3) 扎压脉带。

(4) 消毒。

(5) 穿刺针端穿刺。

(6) 刺塞针端刺入采血管。

(7) 退出刺塞针端针头。

(8) 混匀或不混匀血液。

(9) 退出穿刺针端针头。

(10) 止血。

【注意事项】

(1) 使用前切勿松动或拔除采血管的胶塞头盖。

(2) 乳胶套能防止拔除采血试管后流血,因此不可取下乳胶套。

(3) 采血完毕后,先拔下刺塞针端的采血试管,后拔穿刺针端。

(4) 一次采血,使用玻璃采血管多管采集血液标本的分配顺序为:血培养管、无抗凝剂血清管、枸橼酸钠抗凝管和其他抗凝剂管。

使用塑料采血管分配顺序:血培养管(黄色)、枸橼酸钠抗凝管(蓝色)、加或未加促凝剂或分离胶的血清管、加或未加分离胶的肝素管(绿色)、EDTA 抗凝管(紫色)、加葡萄糖分解抑制剂管(灰色)。

三、微量吸管的使用

【目的】 掌握微量吸管的使用方法。

【准备】 微量吸管、带孔乳胶吸头、试管、干棉球、移液管。

【步骤】

(1) 准备吸管:将带孔乳胶吸头套在微量吸管上。

(2) 加稀释液。

(3) 持管吸血:右手拇指和中指夹住吸管与吸头交接处,食指盖住吸头小孔。三指轻微用力,排出适量的气体使管内形成负压。将管尖插入抗凝血,三指慢慢松开,吸取抗凝血到所需刻度后抬起食指。

(4) 拭净余血。

(5) 释放血液,用上清液冲洗管内余血 2～3 次。

(6) 轻轻混匀。

【注意事项】

(1) 吸管和乳胶吸头连接处应严密不漏气。

(2) 挤压吸头力度适宜。

(3) 吸血时动作宜慢,防止血液吸入乳胶吸头。

(4) 避免产生气泡。

(5) 吸血后擦净管外余血。

四、血细胞分析仪的使用

【目的】 掌握血细胞操作方法、注意事项。

【准备】

(1) 全自动血细胞分析仪。

(2) 血细胞分析仪配套试剂及全血质控物。

(3) EDTA-K_2 抗凝静脉血。

【步骤】

(1) 仪器准备。

①按仪器说明检查装置的接口是否正常。

②开启电源,进行仪器自检。

③检测空白标本。

(2) 测定质控物。

(3) 采集 EDTA-K_2 抗凝静脉血。

(4) 测定血液标本。

(5) 结果报告。

【注意事项】

(1) 血细胞分析仪属于高精度设备,环境要求高。

(2) 标本的抗凝剂使用 ICSH 推荐的 EDTA-K_2。

(3) 采血要顺利,抗凝要完全。

(4) 标本应在 4 小时内测试完毕。

(5) 仪器操作要严格按照操作手册进行。

(6) 开展室内质控，定期参加室间质评或实验室间能力比对试验。

五、ABO 血型鉴定——盐水介质法

【目的】 掌握盐水介质法 ABO 血型鉴定的原理、操作、结果判断和注意事项。

【准备】

(1) 小试管、载玻片、标记笔、台式离心机、显微镜等。

(2) 标本准备。

①取标本，分离血浆，编号，标记。

②用生理盐水洗涤红细胞，操作 2～3 次，最后一次把洗涤后的上清液完全弃去。

③用生理盐水把洗涤后的红细胞制备成 2%～5%的红细胞悬液，混匀，标记。

【操作】

(1) 取 2 只小试管，编号并分别标记抗 A、抗 B。

(2) 在相应试管中加入抗体。

(3) 加待检红细胞悬液，混匀，离心。

(4) 观察结果。

(5) 结果判断。

	正 定 型	
	A 型红细胞	B 型红细胞
A	+	−
B	−	+
O	−	−
AB	+	+

(6) 结果报告。

【注意事项】

(1) 试剂从冰箱取出后应平衡到室温后再使用。

(2) 一般是先加抗体再加红细胞悬液。

(3) 离心时间和速度要严格遵从操作规程。

(4) 观察结果前不要摇动试管，最好在日光灯下以白色背景观察。

(5) 注意生物安全。

六、凝聚胺介质配血法

【目的】 掌握凝聚胺介质交叉配血的基本原理、方法和注意事项。

【准备】

(1) 小试管、尖滴管、离心机、记号笔、显微镜。

(2) 凝聚胺试剂盒(含凝聚胺、解聚液)。

(3) 供血者、受血者的静脉血。

【步骤】

(1) 标本的制备：受血者血清标记为 Ps，供血者血清标记为 Ds。分别离心分离供血者和受血者血清，配置 5%红细胞悬液。

(2) 交叉配血：取小试管 2 支，分别标明主侧和次侧。在主侧试管中加入受血者血清 2 滴，供血者红细胞悬液 1 滴。在次侧试管中加入受血者红细胞悬液 1 滴，供血者血清 2 滴，混匀，使抗原抗体充分反应。

(3) 在上述已加好反应物的试管中各加入低离子强度溶液 0.6 mL，混匀后再加凝聚胺 2 滴，混匀，15 秒后以 3000 r/min 离心 15 秒，观察上清液有无溶血，弃去上清液观察试管底部红细胞呈凝集状态。

(4) 向各管中分别加入解聚液 2 滴，轻轻混匀 30 秒内凝块散开，配血相合。

(5) 结果判断：主、次侧均无溶血、无凝集，血型相合，可以输血。

【注意事项】

(1) 配血前严格检查被检者信息,确保标本准确无误。

(2) 标本要新鲜,防止污染。

(3) 不能使用过期、无效试剂。

(4) 离心时间、速度要准确。

(5) 观察结果要仔细。

七、尿液有形成分检查

【目的】 掌握尿液有形成分未染色显微镜检查的内容和方法。

【准备】

(1) 刻度离心管。

(2) 水平离心机。

(3) 载玻片、盖玻片。

(4) 胶乳吸头。

【步骤】

(1) 混匀尿标本。

(2) 吸取混匀的尿液 10 mL 于刻度离心管内,离心。

(3) 弃去上清液,留管底含有形成分的尿沉渣 0.2 mL。

(4) 制备涂片,观察并计数有形成分。

(张立梅)

第九章　免疫学检查

实验一　免疫系统示教

一、吞噬现象观察

（1）大吞噬现象：单核细胞吞噬鸡红细胞。

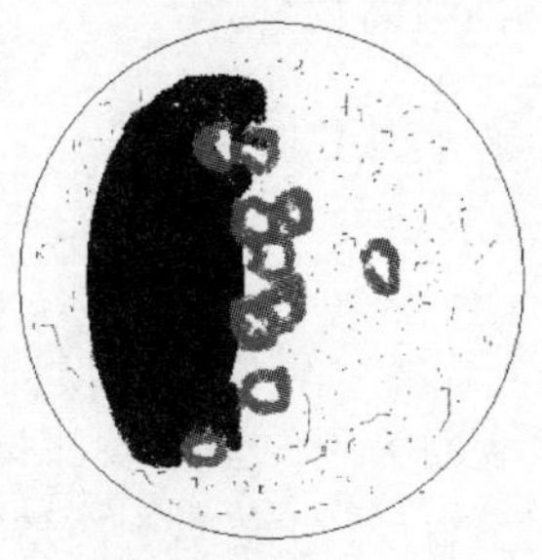

（2）小吞噬现象：中性粒细胞吞噬细菌。

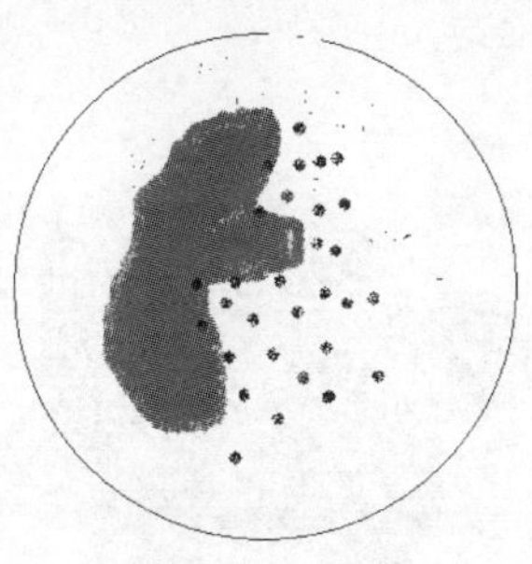

二、E-玫瑰花结实验

（1）基本原理：T 细胞表面有绵羊红细胞受体（E 受体），将 T

细胞与绵羊红细胞按一定比例混匀，置 4 ℃至少 2 小时或过夜，T 细胞表面的 E 受体能与绵羊红细胞结合，形成“E 花环”。

(2) 结果观察。

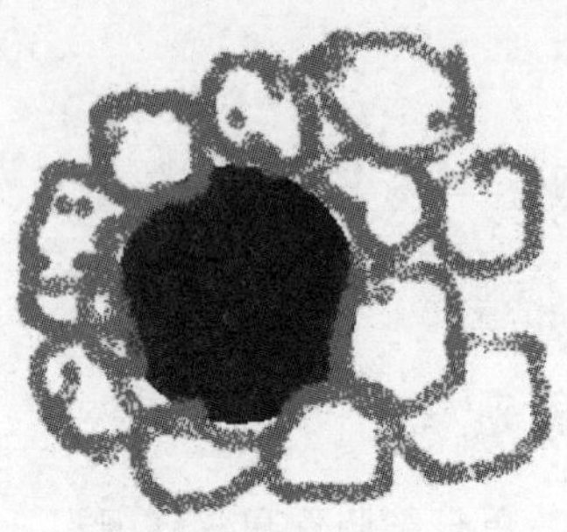

(3) 意义：计数 T 细胞的数量。

三、淋巴细胞转化试验

(一) 原理

T 细胞在体外受到有丝分裂原或抗原的刺激后，细胞的代谢和形态发生变化，主要表现为胞内蛋白质和核酸合成增加，发生一系列增殖反应，如细胞变大(3～4 倍)，胞质增多，胞质出现空泡，核染色质疏松，核仁明显，并转化为淋巴母细胞。

(二) 淋巴母细胞的形态

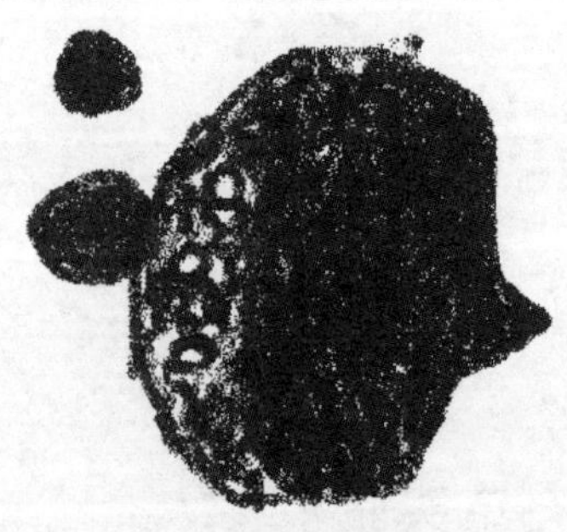

实验二　凝集试验(玻片凝集法)

【实验目的】

(1) 理解玻片凝集试验、类风湿因子测定、抗 O 试验的原理及临床意义。

(2) 能正确进行试验操作、结果判断及分析。

【主要内容】

玻片凝集试验:(菌种鉴定)定性。

【目的】

观察细菌在载玻片上与其相应抗体结合出现的细菌凝集现象,理解抗原抗体反应的特异性。

【原理】

将已知细菌抗体与待测细菌混合,如果抗原与抗体相对应,则引起细菌凝集,反之则不凝集,据其凝集现象可判断细菌种类。

【材料】

(1) 标本:伤寒沙门菌、大肠杆菌。

(2) 试剂:伤寒诊断血清、生理盐水。

(3) 器材:载玻片、蜡笔、接种环等。

【方法】

取载玻片一片,用蜡笔划为三等份,左侧加生理盐水 1 滴,中间及右侧各加伤寒沙门菌诊断血清 1 滴。

用接种环无菌操作取伤寒沙门菌培养物,分别与左侧盐水及中间伤寒沙门菌诊断血清混匀,同法取大肠杆菌培养物与右侧伤寒沙门菌诊断血清混匀,如下图所示。

生理盐水	诊断血清	诊断血清
+	+	+
伤寒沙门菌	伤寒沙门菌	大肠杆菌

玻片凝集实验操作步骤:轻轻晃动载玻片,1～2 分钟后,观察结果。

【结果观察】 阳性:液体变清,并有乳白色凝集块出现。阴性:液体仍然混浊,无凝集块出现。

一、类风湿因子(RF)测定

【实验原理】

类风湿因子(RF)是一组抗变性 IgG 的自身抗体,它能与人或动物的变性 IgG 结合,而不与正常人 IgG 发生凝集反应。根据这一特点,将处理过的人 IgG 与羧化聚苯乙烯胶乳共价交联,使其吸附于胶乳颗粒载体上,成为致敏的胶乳颗粒。当待检血清中有 RF 时,则致敏的胶乳颗粒上的变性 IgG 与相对应的抗体(RF)发生反应,出现凝集现象。

【主要试剂与器材】

(1) 类风湿因子测定试剂盒。

(2) 待检血清。

【操作方法】

(1) 试剂预置达室温,轻摇混匀试剂,并核对阳性和阴性对照血清。

(2) 在黑色反应板上取三个格,用毛细滴管各加待检血清、阳性血清、阴性血清 1 滴(约 50 μL),然后分别加免疫胶乳试剂 1 滴。

(3) 轻轻摇动反应板(或用牙签充分混匀后)2～3 分钟,观察结果。

【结果判断】

加入免疫胶乳试剂后,连续摇动,在室内的光线下 2～3 分钟出现清晰凝集颗粒,且液体澄清者为阳性,即 RF 阳性。若需做定量测定,可将血清做倍比稀释,重复上述测定,以出现凝集的血清最高稀释度为 RF 滴度。

【注意事项】

(1) 试剂应置 4 ℃环境下保存,严禁冻结,用时摇匀。

（2）所有试验器皿和反应板均应洗净干燥。

（3）若阴性对照出现凝集，则表示免疫胶乳试剂有质量问题，不能使用。

【应用与评价】

类风湿关节炎（RA）患者 RF 阳性检出率为 75%，RF 阳性患者临床表现好转时，试验仍呈阳性，只有少数病例一开始效价就低；RF 阳性支持 RA 的倾向性诊断，如为青年女性，应进一步做 RA 和风湿热的鉴别诊断；除了 RA，还有多种疾病可检出高效价 RF，如系统性红斑狼疮（SLE）、心内膜炎、结核病、梅毒、病毒感染、肾移植等；不超过 5%的正常人群呈低效价的阳性，年龄越大效价越高，多次疫苗注射和输血者效价亦可增高。

该法操作简便，结果清晰，容易判断，敏感性高于血凝试验，但特异性低于血凝试验。

二、抗 O 试验（ASO 试验）

【原理】

链球菌溶血素 O（SLO）和胶乳制成诊断试剂（ASO 胶乳），ASO 胶乳灵敏度调整到 200 U/mL，当血清中有相应的抗体并超过上述滴度时，就会和致敏胶乳结合，出现凝集现象。

【主要试剂与器材】

（1）抗 O 检测试剂盒。

（2）待检血清。

【操作方法】

（1）试剂预置达室温，轻摇使其混匀，并核对阳性和阴性对照血清。

（2）在黑色反应板上取三个格，用毛细滴管各加待检血清、阳性血清、阴性血清 1 滴（约 50 μL），然后分别加免疫胶乳试剂 1 滴。

轻轻摇动反应板（或用牙签充分混匀后），2～3 分钟，观察结果。

【结果判断】

加入免疫胶乳试剂后，连续摇动，在室内的光线下 2～3 分钟出现清晰凝集颗粒，且液体澄清者为阳性。若需做定量测定，可将血清做倍比稀释，重复上述测定，以出现凝集的血清最高稀释度为滴度。

【注意事项】

试剂应置于 4 ℃环境下保存，严禁冻结，用时摇匀。

所有试验器皿和反应板均应洗净干燥。

若阴性对照出现凝集，则表示免疫胶乳试剂有质量问题，不能使用。

【意义】

用于风湿热、链球菌感染后肾小球肾炎等链球菌感染性疾病的辅助诊断。

实验三　凝集反应：肥达反应（试管凝集法）

【实验目的】

(1) 了解肥达反应的原理及意义。

(2) 正确进行试验操作、结果判定及分析。

【实验原理】

用已知伤寒沙门菌 O(菌体)和 H(鞭毛)以及甲型(A)与乙型(B)副伤寒沙门菌的标准液与患者血清做凝集试验，用于伤寒、副伤寒的辅助诊断或用于流行病学调查的免疫凝集实验。

【操作方法】

(1) 取康氏试管，排成 4×7 形式，4 排分别编成 O、H、A、B。

(2) 另取大试管一支，加入患者血清 0.2 mL，用 3.8 mL 生理盐水作 1∶20 稀释，取 2 mL 该稀释血清于每排第一管内分别注入 0.5 mL。

(3) 再取 2 mL 生理盐水将大试管内血清进行 2 倍稀释，取 2

mL 该稀释血清于每排第二管内分别注入 0.5 mL，以此类推，每排最后一管加 0.5 mL 生理盐水作为阴性对照，稀释度依次为 1/20、1/40、1/80、1/160、1/320。然后于前六管中逐管加入 1∶10 稀释的菌液 0.5 mL（从对照管往前加），各管最终稀释度为 1/40、1/80、1/160、1/320、1/640。

(4) 充分振荡混匀，于 37 ℃放置 16～20 小时判断结果。

注意：同时做比浊管：0.25 mL 菌液加 0.75 mL 生理盐水混匀。

【结果判定】

根据凝集反应的强弱和有无，分别以（＋＋＋＋）、（＋＋＋）、（＋＋）、（＋）、（－）记录，以呈现（2＋）的血清最高稀释度为终点效价。

(1) ＋＋＋＋：液体清澈透明，菌体全部被凝成块，沉于管底。

(2) ＋＋＋：液体较透明，大部分菌体被凝集而沉于管底。

(3) ＋＋：液体稍透明，管底有少量凝集沉淀物。

(4) ＋：液体较混浊，可见极少量凝集物。

(5) －：液体混浊，细菌因重力下降于管底呈边缘光滑圆点（与对照管相似）。

【结果分析】

(1) 首先应考虑当地正常人效价（正常效价）。一般以单份血清凝集效价：0 效价应达 1∶80 以上、H 效价应在 1∶160 以上，PA 和 PB 应达 1∶40 以上方有诊断价值。若病程中第 2 次血清效价比第 1 次高 4 倍以上亦有诊断价值。

(2) 由于 H 凝集素在血内保持时间较久，0 凝集素较短暂，所以曾接种过伤寒、副伤寒沙门菌疫苗者，0 凝集效价在诊断上较重要。

(3) 真正的伤寒患者，0 凝集素常较 H 凝集素出现早，但维持时间较短；H 凝集素出现较晚，但效价较高且持续时间较长。

(4) 回忆反应：过去曾接种过伤寒、副伤寒沙门菌疫苗或患过伤寒、副伤寒，近期又患流感、肝炎、结核病等，可非特异地产生较高的H凝集素和较低的O凝集素，此现象称为回忆反应。

(5) 若O效价高而H不高(对正常效价而言)，则可能是感染早期或与伤寒沙门菌O抗原有交叉反应的其他沙门菌感染。

(6) 确诊为伤寒的患者中，约有10%的患者该试验始终阴性或效价不高，故阴性结果不能排除伤寒的诊断。

(7) 采血时间不同，肥达反应的阳性率也不同。发病第1周约为50%，第2周为80%，第4周达90%以上。恢复期效价最高，以后逐渐下降，直至转阴。一般以双份血清(急性期和恢复期)对比，效价有明显上升者作为新近感染的指征。

【注意事项】

(1) 应在光亮处观察管底凝集状态，轻轻摇动判定结果，不能剧烈振荡。

(2) 菌液稀释后应及时使用。

(3) 菌液中有摇不散的凝块时，不能使用。

(4) 应在标签载明的有效期内使用。

实验四　沉淀反应(免疫比浊法、单向琼脂扩散法)IgG、IgM、IA、C3、C4的测定

【学习目标】

(1) 列出Ig、C测定常用的方法。

(2) 叙述单向琼脂扩散试验、免疫浊度测定的原理。

(3) 能熟练进行试验操作，正确判定及分析结果。

【学习重点】　试验原理及操作步骤。

方法一：(略)

【实验原理】　单向琼脂扩散试验(略)

【操作方法】

(1) 标本采集：新鲜血清。

(2) 做好标记(包括血清标本和反应彩板)。

(3) 按说明要求稀释相应的血清。

(4) 分别取不同种类的反应彩板,把已稀释好的相应血清按要求的量加入相应孔中,每份标本同时测 5 项。(学生试验时,可让一组只做 1～2 种)。

(5) 加样完毕,将反应彩板水平置于湿盒 37 ℃ 24～48 小时后测沉淀环的直径。

(6) 查标准曲线表,求出相应含量。

【临床意义】

(1) 单克隆性增高:表现为 Ig 中仅有某一种 Ig 增高而其他 Ig 不增高或可降低,主要见于免疫增殖性疾病。如:原发性巨球蛋白血症时,表现为 IgM 单独明显增高;多发性骨髓瘤时可分别见到 IgG、IgA、IgD、IgE 增高,并据此分为 IgG 型、IgA 型、IgD 型和 IgE 型多发性骨髓瘤;过敏性皮炎、外源性哮喘及某些寄生虫感染可表现为 IgE 增高。

(2) 多克隆性增高:表现为 IgG、IGA、IgM 均增高。常见于各种慢性感染、慢性肝病、淋巴瘤以及系统性红斑狼疮(IgG、IgA 或 IgG、IgM 同时升高)、类风湿关节炎(IgM 增高为主)等自身免疫性疾病。

方法二:免疫比浊法(以 IgM 为例)

【实验原理】

样品中 IgM 与试剂中相应的抗体在溶液中相遇,立即形成抗原抗体复合物,并形成一定浊度。该浊度的高低在一定量抗体存在时与抗原的含量成正比。通过与同样处理的校准液比较,计算未知样品中的 IgM 含量。

【试剂与器材】

(1) 相应的检测试剂盒。

(2) 待测标本:新鲜不溶血清,2～8 ℃可稳定 7 天,－20 ℃可稳定一个月。

(3) 具有 340 nm 波长、37 ℃恒温装置的生化分析仪。

(4) 其他。

【检验方法】

(1) 试剂配制:临用前根据待测样品(含校准液)将试剂与抗血清按比例配制,当日用完。

配制比例:试剂 1.0 mL(1000 μL)
抗血清 50 μL

实际配制按人算:除一组做空白管、校准管、样品管外,其他各组只做样品管,都和同一空白管、校准管做对照(如待测样品为10份,则最少需要试剂 10×2 mL+4 mL=24 mL)。

(2) 测定步骤

加入物(μL)	空白管(B)	校准管(S)	样品管(T)
蒸馏水	10(20)	—	—
校准液/样品	—	10(20)	10(20)
试剂	1000(2000)	1000(2000)	1000(2000)

注意:由于实际操作时光源离管底有一定距离,所以上述加样均按比例增加,以括号中为准。

上述试剂先用试管配好,混匀,在 37 ℃孵育 10 分钟后倒入比色杯,于 340 nm 处以空白管调零,读取各管吸光度 A。

(3) 试验结果的计算:IgM(g/L)$=C_s A_T/A_S$(g/L)

公式中:C_s——校准液中 IgM 的浓度;

A_T——以空白管吸光度作为对照的样品管吸光度;

A_S——以空白管吸光度作为对照的校准管吸光度。

(4) 参考值(下列数据仅供参考,各实验室应建立自己的参考值范围):0.5~2.2 g/L。

实验五　乙肝两对半试验——酶联免疫吸附试验(ELISA)

一、两对半试验

用 ELISA 检测 HBV 抗原抗体的试验。

二、HBV 的抗原抗体组成

抗原:HBs-Ag、HBe-Ag(HBc-Ag)。

抗体:抗-HBs、抗-HBe、抗-HBc。

各项阳性的意义如下。

(1) HBs-Ag 阳性:感染了 HBV,见于急、慢性乙肝或携带者。

(2) 抗-HBs 阳性:接种了乙肝疫苗或感染 HBV 痊愈后。

(3) HBe-Ag 阳性:体内 HBV 复制的标志。

(4) 抗-HBe 阳性:HBV 停止复制,机体已获得一定免疫力。

(5) 抗-HBc 阳性:IgM 阳性:HBV 处于复制状态。IgG 阳性:急性患者恢复期,慢性感染等。

(6) HBs-Ag、IIBe-Ag、抗 HBc 阳性:大三阳,见于急、慢性乙肝患者,传染性极强。

(7) HBs-Ag、抗-HBe、抗-HBc 阳性:小三阳,见于急性感染趋向恢复或慢性肝炎,有传染性。

三、检测原理

(一) HBs-Ag 的检查

双 Ab 夹心法。

(二) 抗-HBs 的检查

双 Ag 夹心法。

（三）HBe-Ag 的检查

双 Ab 夹心法。

（四）抗-HBe 的检查（竞争抑制法）

包被 e 抗体，同时加入：①待测的患者血清（e 抗体）；②酶标记的 e 抗体；③中和试剂。

e 抗原温育洗涤后，如果患者血清中有相应的抗体，那么这种抗体可与酶标记的抗体竞争结合“中和抗原”，形成相应的复合物，这种复合物再结合到固相抗体上。加底物后显色弱或无，结果为阳性。相反，若血清中无相应的抗体，那么最后结果为：显色为阳性，无色为阴性。

（五）抗-HBc 的检查（竞争抑制法）

包被抗原，同时加入：①患者血清（抗-HBc）；②酶标记抗-HBc。加底物后，显色为阴性，无色为阳性。

四、操作步骤

（1）标记：阴、阳对照，每个班可只做一对。

（2）固定：用透明胶带。

（3）加样：每纵列 5 个孔加同一个人相同量的待测血清 50 μL（测抗-HBc 的血清要做 1∶30 稀释后再加：待测血清 50 μL 加生理盐水 1.45 mL，混匀后取 50 μL 加样）。

同时加入相应的阴性或阳性对照血清：50 μL/孔。

（4）加酶标记物：各横排加同种同量酶标记物 1 滴（垂直滴加）。

（5）加中和试剂：只在测 e 抗体的一排中加（有的试剂盒不用加）。

（6）振荡 30 秒后封板，湿盒中避光，37 ℃水浴箱中温育 30 分钟。

（7）洗板：带上一次性手套，洗板 5 次，最后一次挤干水分。

（8）加底物：每孔加底物 A 和 B 各 1 滴。

(9) 振荡 30 秒后封板，湿盒中避光，37 ℃水浴箱中温育 8～15 分钟。

(10) 观察：肉眼观察结果(定性)：前三排显色为＋，无色为－。后两排显色为－，无色为＋，加终止液后，用酶标仪比色，求出阳性结果含量(定量)。

五、注意事项

(1) 加样量准确。

(2) 做好标记，避免差错。

(3) 洗板干净，防止假阳性。

实验六　HAV-IgM 的检测——酶联免疫吸附试验(ELISA)

【实验原理】

ELISA 捕获法酶联免疫吸附试验

先用抗人 IgM 抗体包被固相，以捕获血清标本中的 IgM(其中，包括针对抗原的特异性 IgM 抗体和非特异性的 IgM)，然后加入抗原，此抗原仅与特异性 IgM 相结合，继而加入酶标记的针对抗原的特异性抗体，再与底物作用。呈色即与标本中的 IgM 呈正相关。此法常用于病毒性感染的早期诊断，如甲型肝炎病毒(HAV)。

【试剂盒组成】

不同生产厂家试剂不能混用。

【适用仪器】

加样器、温箱、洗板机(或手工洗板)。

【样本要求】

(1) 本试剂用人血清或血浆，含有 EDTH、柠檬酸钠或肝素等抗凝剂的样品可用于本实验。

(2) 不能检测含叠氮钠的样品，因叠氮钠抑制过氧化物酶的活性；不能检测含悬浮纤维蛋白或聚集物、重度溶血的样品。

（3）样品中应无微生物，无菌分离的样品可在 2～8 ℃储存 1 周，长期储存应于－20 ℃或更低温度条件下，避免反复冻融。

（4）使用前将样品置于室温平衡 30 分钟以上，冷冻样品实验前需混匀。

【试验方法】

（1）配洗涤液：将浓缩洗涤液用蒸馏水或去离子水 20 倍稀释。

（2）排板、编号、做标记：注意设阴、阳对照孔。

（3）加样：分别在相应孔中加入待测样品和阴性、阳性对照血清各 50 μL。

（4）温育：混匀—封板—置 37 ℃湿盒温育________分钟。

（5）洗涤：30～60 秒/次静置，洗 5 遍，最后一次尽量挤干水分。

（6）加酶标试剂：100 μL/孔（空白对照不加），轻振混匀。

（7）温育：同第 4 步。

（8）洗涤：同第 5 步。

（9）显色：每孔加显色剂 A、B 各 50 μL（或 1 滴），轻振混匀，置 37 ℃避光显色 15 分钟。

若用酶标仪，则做第 10 步：每孔加终止液 50 μL，轻振混匀，10 分钟内用酶标仪于单波长 450 nm（设空白对照）或双波长 450 nm/600～650 nm（不需调零）测定各孔吸光度 A。

【结果判定】

显色：阳性。

无色：阴性（正常人为阴性）。若用酶标仪，按如下方法判断结果。

（1）阴性对照的正常范围：正常情况下，阴性对照 $A \leqslant 0.10$。若有 1 个孔阴性对照 $A > 0.1$ 应舍弃，若有 2 个孔 $A > 0.1$，应重做试验。

（2）阳性对照的正常范围：正常情况下，阳性对照 $A \geqslant 0.8$。若有 1 个孔阳性对照 $A < 0.8$ 应舍弃，若有 2 个孔 $A < 0.8$，应重做

试验。

(3) 临界值计算：临界值＝阴性对照孔 A(均值)×2.1，若 A＜0.5 按 0.5 计。

(4) 阴性判定：样品 A 小于临界值者为 HAV-IgM 抗体阴性。

(5) 阳性判断：样品 A 大于临界值者为 HAV-IgM 抗体阳性。

【本试剂的局限性】

(1) 不能作为定量试剂使用。

(2) 仅用于人血清或血浆样品的检测。

(3) 由于 ELISA 反应原理的限制，检测结果阴性并不排除 HVA 感染的可能。

【产品性能指标】

(1) 健康人群 1200 份检测，特异性 99%。

(2) 临床 248 例样品检测，符合率 99%。

(3) 其他影响因素

①常见的干扰因素如溶血、高脂、黄疸、RF 增高、ALT 增高、孕期均不会造成假阳性。

②本试剂检测血清与常见的三种抗凝剂抗凝血浆标本，结果无差异。

③本试剂与其他抗-HAV、抗-HCV、抗-HIV 等阳性样品无交叉反应。

【注意事项】

(1) 严格按说明书进行，避免在有挥发性物质及次氯酸类消毒剂(如 84 消毒液)的环境下操作。

(2) 使用前，试剂盒置室温平衡约 30 分钟，未用完的板条与干燥剂一起用自封袋密封 2～8 ℃保存，保存期不超过 1 周，试剂使用前轻轻混匀。

(3) 封板膜不重复使用，不同批次酶标板、酶标试剂和阴阳对照不可混用，在有效期(6 个月)内使用。

(4) 加样准确，防止出现交叉污染。

(5) 加洗涤液时满而不溢，静置 30～60 秒，洗板结束后，立即进行下一步,防止酶标板干燥。

(6) 加显色剂时必须先加 A,再加 B,以免显色过低。

(7) HAV-Igm 抗体测定结果的判定必须以酶标仪读数为准,读取结果时,应擦干酶标板底部,且孔内不能有气泡,不要碰触孔底部的外壁,指印或划痕都可能影响板孔的读数。

(8) 所有的样品、废液和废弃物都应按传染物处理,使用硫酸时注意安全。

实验七　甲胎蛋白(AFP)测定——酶联免疫吸附试验(ELISA)

一、AFP 概述

AFP 是人胚胎发育早期的一种血清蛋白,出生后血清中几乎消失,正常成人血清中仅有极微量的 AFP(小于 20 μg/L),经典的免疫学方法检测不出来,当肝细胞癌变时,AFP 含量升高,查 AFP 可辅助诊断原发性肝癌及胎儿发育畸形。

二、实验原理

待检标本,如血清中的抗原(AFP)与吸附于聚苯乙烯塑料微孔表面的特异抗体结合,再与酶标记的特异抗体反应后,洗涤去除未结合的抗体/抗原,加入底物显色,显色深浅与待测抗原的含量成正比。

三、试剂与材料(试剂盒组成)

试剂与材料于 2～8 ℃环境下保存,有效期 6 个月。

(1) 标准品:20 ng/mL 标准品、200 ng/mL 标准品各一瓶。

(2) 包被孔:12×4 孔或 12×8 孔。

(3) 酶结合物:酶标记抗体一瓶。

(4) 显色剂:A、B各一瓶。

(5) 终止液:一瓶。

(6) 粘胶板:2份。

四、操作方法

(一) 二步法

此法临床常用,不存在倒钩现象。

(1) 各种试剂平衡至室温(20～25 ℃)。

(2) 分组、排板、做标记:标准品视具体情况而定,一般只做一组(如定量,则设空白对照)。

(3) 加样:将 20 ng/mL 标准品、200 ng/mL 标准品及待测样品各 50 μL 加入对应孔中。

(4) 混匀,封板,37 ℃温育 30 分钟。

(5) 洗板:静置 10 秒,洗 3 次,挤干水分。

(6) 加酶结合物:(空白孔除外)1 滴/孔。

(7) 混匀,封板,37 ℃温育 15 分钟。

(8) 洗板(同第 5 步)。

(9) 加显色剂:A、B 各 1 滴/孔,混匀,室温避光显色 8～15 分钟。

如用酶标仪,则在每孔(包括空白孔)加终止液 1 滴,用空白孔调零,于 450 nm 波长酶标仪上读吸光度值。

(二) 一步法

此法试验常用。

(1) 各种试剂平衡至室温(20～25 ℃)。

(2) 分组、排板、做标记:标准品视具体情况而定,一般只做一组(如定量,则设空白对照)。

(3) 加样:将 20 ng/mL 标准品、200 ng/mL 标准品及待测样品各 50 μL 加入对应孔中。

(4) 加酶结合物(空白孔除外)1 滴/孔。

(5) 混匀,封板,37 ℃温育 30 分钟。

(6) 洗板(同二步法)。

(7) 加显色剂:A、B 各 1 滴/孔,混匀,室温避光显色 8～15 分钟。

如用酶标仪,则在每孔(包括空白孔)加终止液 1 滴,用空白孔调零,于 450 nm 波长处在酶标仪上读吸光度值。

五、结果观察

目测:若被测孔显色浅于或等于 20 ng/mL 标准品,则可判为阳性(AFP＜20 ng/mL)。

若被测孔显色深于或等于 200 ng/mL 标准品,则可判为阴性(AFP＞200 ng/mL)。若被测孔介于两者之间,则可判断为弱阳性(AFP 20～200 ng/mL)。

酶标仪:每孔加终止液 1 滴后,用空白孔调零,于 450 nm 波长处读取吸光度值。

六、注意事项

(1) 本方法只能对样本的结果进行定性判断。

(2) AFP 弱阳性的患者要加强随访观察及结合影像学进行诊断。

(3) 不同个体中 AFP 水平高低与疾病预后未见明显关系。

(4) 加样量准确,防止加样时气泡产生(试剂加入前可弃去1～2 滴)。

(5) 洗板时注意要洗干净,吸水纸不可重复使用,洗涤液为蒸馏水或去离子水。

(6) 显色剂顺序不能加错。

(7) 不同批号试剂不能混用。

(8) 室温要求 20～25 ℃,如室温差异较大,可以适当调整显色时间。

(李　垒　王纯伦)

第十章　生物化学检验实验操作技术

生物化学检验是融合了多学科、多技术的一门学科，在医学检验领域中占有主导地位。根据医学检验技术专业的培养目标，结合岗位需求，确定医学检验专业学生的核心能力，生物化学检验实验操作技术是学生必须掌握的基本技术。

一、生物化学检验实验室基本操作技术

（一）刻度吸量管的容积检定

【目的】　学习称重法检定刻度吸量管容积的实验方法。每位学生检定一支刻度吸量管的容积，并评价该刻度吸量管的等级。

【器材准备】

（1）器材准备：刻度吸量管规格为 1 mL 至 10 mL 数支、1/10000分析天平。

（2）物品准备：称量瓶、温度计。

【操作步骤】

（1）调整分析天平零点。

（2）粗称称量瓶，再用分析天平准确称其重量。

（3）用刻度吸量管吸蒸馏水至刻度，随即放入称量瓶内，用分析天平准确称重。

（4）测量蒸馏水水温。

（5）根据称重结果与水温，利用所学公式计算刻度吸量管的实际容量。

【注意事项】

（1）分析天平使用要正确、熟练。

（2）注意刻度吸量管正确使用。

（二）722 型分光光度计波长检测与校正

【目的】　学习 722 型分光光度计的使用方法、吸收曲线绘制

及波长校正方法。

【准备】

(1) 器材准备:722 型分光光度计、分光光度计配件——镨钕滤光片、滤光片支架。

(2) 物品准备:白卡纸、螺丝刀、坐标纸。

【操作步骤】

(1) 吸收曲线绘制。

①接通仪器电源,预热 20 分钟。

②待仪器稳定后将镨钕滤光片(水红色)固定于滤光片支架,置于比色皿座上。转动波长调节旋钮,使波长刻度盘读数为 520 nm,以空气调零、调“T”旋钮至 100%,将镨钕滤光片推向光路并记录吸光度(每一波长重复测定 3 次)。

③按下表重复上述步骤(每次均须重新调零和调 100%),记录数据。

不同波长处镨钕滤光片的吸光度

λ/nm	A_1	A_2	A_3	$\overline{A}$	λ/nm	A_1	A_2	A_3	$\overline{A}$
520					532				
522					534				
524					536				
526					538				
528					540				
530					—				

④按如下方法对结果进行处理。

a. 取方格坐标纸,以波长为横坐标、吸光度为纵坐标(每一小格为 0.01A)建立直角坐标。

b. 将不同波长处测得吸光度的平均值($\overline{A}$)按相应波长在坐标纸上标出。

c. 连接各点,即可得到所测标准滤光片的吸收曲线。

d. 观察指定吸收峰波长(实测值)与标度值是否相符,若不符合，即两者存在偏差。偏差值在±2 nm以内，波长误差在允许误差范围；偏差的绝对值>2 nm（超过允许误差），则应进行波长校正。

（2）波长校正。

①接通仪器电源，预热20分钟。

②将镨钕滤光片固定于滤光片支架，置于比色皿座内，旋转波长至528（或530）nm处，以空气调零、调“T”旋钮至100%。

③用螺丝刀卸下仪器侧面板上的四颗固定螺丝，按说明书指示找准波长调节螺杆。

④手握螺丝刀，缓慢转动波长调节螺杆，同时观察读数表盘上吸光度变化（吸光度下降应反向转动）直至调至最大（透光度为最小）为止。

⑤读取特征波长附近各10 nm（间隔2 nm测定一次）的吸光度验证无误后，上好侧面板。

【注意事项】

（1）调节前务必确认波长螺杆是否找准，且不可错调，以免引起更大的麻烦。

（2）调节波长螺杆时用力要均匀，转动要缓慢，用力过猛可导致螺杆头损坏。

（3）分光光度计波长检定属计量部门定期强制检定项目，各实验室应接受当地计量部门检定，并保留检定合格证书备查。

（三）回收试验

【目的】　将被测物标准液加入待测标本中作为回收样品，原待测标本中加入等量的无被测物的溶剂作为基础样品，然后同时用候选方法对两样品进行测定，通过以下公式计算回收率。

【准备】

（1）器材准备：722型分光光度计、配套比色杯。

（2）标本准备：收集无肝炎病毒、无溶血、无脂浊的人混合血清。

（3）试剂准备：GOD-POD法测血糖试剂盒。

【操作步骤】

(1) 样品准备。

①基础样品:血清 2 mL+蒸馏水 0.1 mL。

②回收样品Ⅰ:血清 2 mL+25 mmol/L 葡萄糖标准液 0.1 mL。

③回收样品Ⅱ:血清 2 mL+50 mmol/L 葡萄糖标准液 0.1 mL。

(2) 血糖浓度测定:按 GOD-POD 法测定各制备样品的血糖浓度。

(3) 将计算结果填入下表。

回收试验的数据处理

项　　目	测得浓度/(mmol/L)	加入浓度/(mmol/L)	回收浓度/(mmol/L)	回收率/(%)
基础样品				
回收样品Ⅰ				
回收样品Ⅱ				
平均回收率				

【注意事项】

(1) 吸量要准确,否则将严重影响实验结果。

(2) 加入的标准液体积要小,一般不超过待测标本体积的10%,否则血清基质被过分稀释,不能反映原有标本的实际情况。

(3) 一般须做高、中、低不同浓度标准液的回收试验,计算平均回收率;且加入标准液后,样品中被测物浓度最好达到医学决定水平。

(4) 每份样品应重复测定 2~3 次,以减少随机误差对实验结果的干扰。

(5) 为防止标准液不稳定、制备中的误差或实验操作等因素影响实验结果,可用比较方法对样品进行同步分析,增加实验结果的可靠性。

【结果判断】

一般实验方法回收率应为95%～105%。

二、血清(浆)蛋白质测定

(一) 血清总蛋白测定(双缩脲法)

【目的】 掌握双缩脲法测定血清总蛋白(TP)的实验原理与方法;练习比色法的结果计算及标准曲线制作;巩固分光光度计的使用。

【准备】

(1) 器材准备:722型分光光度计、配套比色杯。

(2) 标本准备:收集无肝炎病毒、无溶血、无脂浊的人混合血清。

(3) 试剂准备:双缩脲法测蛋白试剂盒、生理盐水(154 mmol/L氯化钠)。

【操作步骤】

(1) 自动分析法:按仪器说明书的要求进行测定。

(2) 手工操作法:取试管三支,标明测定、标准和空白管,按下表操作。

双缩脲法测定血清总蛋白操作表

加　入　物	测定管	标准管	空白管
待测血清/mL	0.1	—	—
蛋白标准液/mL	—	0.1	—
生理盐水/mL	0.4	0.4	0.5
双缩脲试剂/mL	3.0	3.0	3.0

混匀,置37 ℃水浴10分钟(或25 ℃保持30分钟),用540 nm波长比色,以空白管调零,读取各管吸光度。

【计算】

$$血清\ TP(g/L)=\frac{A_U}{A_S}\times 蛋白标准液浓度(g/L)$$

【注意事项】

(1) 血清标本以新鲜为宜;明显溶血标本可干扰双缩脲反应,不宜使用;黄疸血清应做相应血清空白;含脂类极多的血清加入试剂后仍混浊不清,可用乙醚抽提后再比色。

(2) 蛋白标准液要求澄清。不可选用未知性能的蛋白质作为血清蛋白测定的标准。

(3) 双缩脲试剂要密闭储存,防止吸收二氧化碳;双缩脲试剂中二价铜离子容易还原成一价铜,故不宜长期保存。

(4) 右旋糖酐对测定有干扰,若患者注射右旋糖酐后,应过几天再进行测定。

(5) 血清蛋白含量的单位一般用 g/L 表示,不用 mol/L 表示。

【参考范围】 60～80 g/L。

【临床意义】

(1) 血清总蛋白增高

①血液浓缩:如呕吐、腹泻、高热等,外伤性休克,慢性肾上腺皮质功能减退(由于钠的丢失而导致继发性失水)。

②血浆蛋白合成增加:如多发性骨髓瘤。

(2) 血清总蛋白降低

①血浆稀释:如静脉注射过多低渗溶液或各种原因引起的水钠潴留。

②营养不良和消耗增加:如长期蛋白质摄取不足或慢性肠道疾病引起吸收不良,使体内缺乏合成蛋白质的原料;消耗性疾病,如严重结核病、甲状腺功能亢进症和恶性肿瘤等。

③合成障碍:当肝功能严重受损时,血浆蛋白合成量减少,以清蛋白最为显著。

④蛋白质大量丢失:严重烫伤、大出血、肾病综合征、溃疡性结肠炎。

【方法评价】

(1) 双缩脲法并非蛋白质特有的颜色反应,凡含有两个或两个以上肽键的物质均能发生双缩脲反应。

(2) 双缩脲法呈色稳定,30 分钟到 4 小时颜色不变。操作简便、快速,试剂稳定。不仅适合手工操作,也便于上机分析。

(3) 线性范围为 0～140 g/L,RCV 为 4%。

(二) 血清清蛋白测定(溴甲酚绿法)

【目的】 掌握 BCG 法测定血清 Alb 的实验原理与方法;学习微量加样器的使用方法;能熟练使用分光光度计。

【准备】

(1) 器材准备:722 型分光光度计,配套比色杯。

(2) 标本准备:收集无肝炎病毒、无溶血、无脂浊的人混合血清。

(3) 试剂准备:溴甲酚绿法测定白蛋白试剂盒、生理盐水(154 mmol/L 氯化钠)。

【操作步骤】

(1) 自动分析法:按仪器说明书的要求进行测定。

(2) 手工操作法:取试管 3 支,标明测定管、标准管和空白管,按下表操作。

BCG 法测定血清清蛋白操作表

加　入　物	测定管	标准管	空白管
待测血清/mL	0.02	—	—
清蛋白标准液/(g/L)	—	0.02	—
生理盐水/mL	—	—	0.02
BCG 试剂/mL	4.0	4.0	4.0

充分混匀,置室温 10 分钟,用 630 nm 波长比色,以空白管调零,读取各管吸光度。

【计算】

$$\text{血清清蛋白(g/L)}=\frac{A_U}{A_S}\times\text{清蛋白标准液浓度(g/L)}$$

同时测定血清清蛋白与总蛋白,以总蛋白浓度减去清蛋白浓度,即得球蛋白(G)浓度,并计算清蛋白与球蛋白的比值(A/G)。

【参考范围】 清蛋白 35～55 g/L;球蛋白 20～29 g/L;A/G (1.5～2.5)/1。

【临床意义】

(1) 血清清蛋白。

①增高:常见于严重脱水所致的血浆浓缩。

②降低:临床上较常见,与总蛋白降低的原因大致相同。急性降低常见于大量出血或严重烧伤;慢性降低见于肾病蛋白尿、肝功受损、肠道肿瘤与结核、慢性出血、营养不良和消耗性疾病等。清蛋白如低于 20 g/L,患者可出现水肿。

(2) 血清球蛋白。

①增高:严重脱水、炎症、免疫系统疾病和肿瘤。

②降低:血液稀释、严重营养不良、胃肠道疾病等。肾上腺皮质激素和其他免疫抑制剂有抑制免疫功能的作用,会导致球蛋白合成减少。球蛋白浓度如低于 10 g/L,可怀疑为无 γ 球蛋白血症。

(3) 清蛋白与球蛋白比值(A/G) 临床上常用 A/G 衡量肝病的严重程度,当 A/G 小于 1 时,称比值倒置,为慢性肝炎或肝硬化的特征之一。

【方法评价】

(1) 高胆红素血症和溶血标本对本法不产生干扰。严重高脂血症可使结果偏高,应采用标本空白校正。若标本混浊,可做标本空白(血清 0.02 mL,加琥珀酸缓冲液 4 mL),用测定管吸光度减去标本空白管吸光度后再计算结果。

(2) BCG 系一种 pH 指示剂,它受酸、碱影响较大,所用器材必须清洁,无酸、碱污染。

(3) BCG 试剂的 pH 值必须严格控制在 4.15±0.05,pH 值升高可使染料空白增高,与清蛋白结合率下降。所以,控制反应液的 pH 值是本法测定的关键。

(4) BCG 与蛋白质结合的特异性较低。它不仅与清蛋白结合呈色,还与血清中其他蛋白质呈色,其中以 α_1 球蛋白、运铁蛋白(属 β 球蛋白)、触珠蛋白(属 α_2 球蛋白)最为明显,BCG 与不同蛋白质的反应速率不同，与清蛋白可立即发生反应（快反应），与其他蛋白质反应较慢（慢反应）。实验证明，血清与 BCG 试剂一经混合，“慢反应”即可发生，约持续 1 小时才完成。

(5) Brij-35 是一种非离子去垢剂，它可增强 BCG-清蛋白复合物的溶解度，消除 BCG 同清蛋白反应时可能产生的沉淀，它的浓度高于或低于所指定的浓度时，均导致敏感度降低和直线性丧失，对测定结果有较大影响。故其配制浓度和所加试剂量一定要准确。

(6) 当 60 g/L 清蛋白标准液与 BCG 试剂作用时，溶液在光径 1 cm、波长 630 nm 时，测定的吸光度应为 0.811 ± 0.035，若达不到此值，表示 BCG 试剂灵敏度较差。

(7) 本法灵敏度高，操作简便，重复性好，并可用于自动化分析技术。

(8) 线性范围为 10～60 g/L，变异率小于 3%。

（三）血清黏蛋白测定（酚试剂法）

【目的】　掌握酚试剂法测定血清黏蛋白的实验原理、方法与计算方法；学会使用离心机；练习吸取上清液的技能。

【准备】

(1) 器材准备：离心机。

(2) 标本准备：收集无肝炎病毒、无溶血、无脂浊的人混合血清。

(3) 试剂准备：生理盐水、1.8 mol/L 过氯酸溶液、17.74 mmol/L 磷钨酸溶液、酚试剂、酪氨酸标准溶液（0.05 mg/mL）。

【操作步骤】

在 15 mL 离心管中加入血清 0.5 mL 和生理盐水 4.5 mL，混匀，滴加 1.8 mol/L 过氯酸溶液 2.5 mL，混匀，使血清蛋白沉淀。静止 10 分钟后，用定量滤纸过滤或离心。取滤液或上清液 2.5 mL 置于另一试管中，加 17.74 mmol/L 磷钨酸 0.5 mL 混匀，使黏蛋白沉淀。静止 10 分钟后，以 3000 r/min 离心 10 分钟，倾去上清液并沥干，再加磷钨酸溶液 2 mL，悬浮沉淀物，同法离心后倾去上清液(不可使沉淀损失!),沥干,以此管为测定管。

另取试管两支,标明标准管和空白管,按下表测定。

酚试剂法测定血清黏蛋白操作表

加入物	测定管	标准管	空白管
0.05 mg/mL 酪氨酸标准液/mL	—	0.25	—
蒸馏水/mL	1.75	1.50	1.75
1.88 mol/L 碳酸钠溶液/mL	0.50	0.50	0.50
酚试剂/mL	0.25	0.25	0.25

混匀,放置 37 ℃水浴 15 分钟,取出后在 650 nm 波长处进行比色,以空白管调零,分别读取各管吸光度。

【计算】

$$血清黏蛋白(mg/L)(以酪氨酸计)=\frac{A_U}{A_S}\times 75$$

黏蛋白含酪氨酸为 4.2%,如果血清黏蛋白以黏蛋白计发报告,只需将上述以酪氨酸计算结果乘以 100/4.2 即可。

【注意事项】

(1) 过氯酸为强氧化剂,应按危险品保存,实验操作时也应小心。

(2) 过氯酸沉淀蛋白在 30 ℃以下进行较好,否则结果将偏低。操作中滴加过氯酸溶液时速度宜慢,以 30~40 秒内加完 2.5 mL 为度。速度过快易发生混浊,离心后不易得到清晰的上清液。

(3) 加过氯酸溶液沉淀蛋白后,以及滤液加磷钨酸后,均需放置 10 分钟再进行过滤或离心。倾去上清液时,须细心操作,不能使沉淀丢失,否则结果偏低。

【参考范围】

血清清蛋白以酪氨酸计为(33.8±12.7)mg/L;血清清蛋白以蛋白质计为 0.71~8.7 g/L。

【临床意义】

(1) 血清黏蛋白增高:见于结核病、肺炎、风湿热、风湿性关节炎、系统性红斑狼疮、肿瘤(尤其是女性生殖器肿瘤)等。

(2) 血清黏蛋白降低:见于实质性肝病和肾病综合征。

【方法评价】

本法准确度低,测定结果一般偏低。

(四) 血清蛋白质测定(醋酸纤维素薄膜电泳法)

【目的】 掌握醋酸纤维素薄膜电泳技术分离血清蛋白的原理及操作;熟悉正常人血清蛋白电泳图谱特征;了解血清蛋白测定的临床意义。

【准备】

(1) 器材准备:醋酸纤维素薄膜(2 cm×8 cm)、培养皿、滤纸、镊子、剪子、加样器(可用血红蛋白吸管)、直尺、铅笔、玻璃板(8 cm×12 cm)、电泳仪、分光光度计、吸光度仪。

(2) 标本准备:收集无肝炎病毒、无溶血、无脂浊的人混合血清。

(3) 试剂准备。

①巴比妥缓冲液(pH 8.6,0.07 mol/L,离子强度 0.06):取巴比妥钠 12.76 g、巴比妥 1.66 g,加蒸馏水 500 mL,加热溶解,冷却后用蒸馏水稀释至 1000 mL。

②氨基黑 10B 染色液:取氨基黑 10B 0.5 g,加甲醇 50 mL、冰醋酸 10 mL,混匀溶解后,加蒸馏水至 100 mL。

③漂洗液:取 95%乙醇 45 mL,加冰醋酸 5 mL,混匀后用蒸馏水稀释至 100 mL。

④洗脱液:0.4 mol/L NaOH。

⑤透明液:取柠檬酸 21 g、N-甲基-2-吡咯烷酮 150 g,以蒸馏水溶解,并稀释至 500 mL。

【操作步骤】

(1) 准备。

①电泳槽准备:将电泳槽置于水平平台上,两侧电泳槽中注入等量巴比妥缓冲溶液,使槽内液面处于同一高度,液面与支架距离 2～2.5 cm,支架宽度调节到恰好适合醋酸纤维素薄膜的长度(8～

10 cm)。用 4 层纱布搭桥,此即盐桥(图 10-1)。

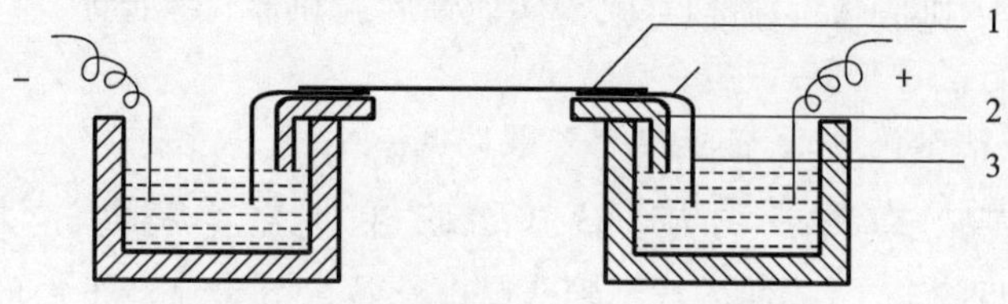

图 10-1　醋酸纤维素薄膜电泳装置示意图

1. 醋酸纤维素薄膜;2. 滤纸桥;3. 支架

②薄膜准备:取 2 cm×8 cm 醋酸纤维素薄膜,在膜的粗糙面一端 1.5 cm 处用铅笔轻划一直线,作为点样位置,并编号。将薄膜浸入巴比妥缓冲液中,待充分浸透(20 分钟以上),即薄膜无白色斑点后,用镊子取出,夹在滤纸中间轻轻吸去多余的缓冲液。

(2) 点样:用加样器取血清 3～5 μL,均匀加在薄膜点样线上,待血清渗入膜内后,移开加样器。膜上血清样本应有一定宽度、粗细均匀,不要浸润至膜边缘。

(3) 电泳:将薄膜点样端靠近阴极,膜粗糙面向下,平整地贴于盐桥上,加盖,平衡约 5 分钟,开启电源,调节电压为 100～160 V,电流为 0.4～0.6 mA/cm 膜宽,通电 40～50 分钟,待电泳区带展开 3.5～4.0 cm 时,可关闭电源。

(4) 染色:用镊子取出薄膜,浸入染色液中 2～3 分钟。

(5) 漂洗:从染液中取出薄膜,沥去染液,依次浸入 3～4 个漂洗皿的漂洗液中反复漂洗,直至背景颜色脱净为止。此时即得 5 条蛋白色带,从阳极端起,依次为清蛋白,α_1、α_2、β 和 γ 球蛋白。

(6) 透明:将漂净吹干的薄膜浸入透明液中 3～5 分钟,取出平铺于洁净干燥载玻片上(应无气泡),直立片刻除去透明液,干燥后即成透明膜。此膜可扫描定量,并可长期保存。

(7) 定量。

①吸光度法:将干燥的薄膜放入微机控制的自动扫描吸光度仪内,对蛋白质区带进行扫描,自动绘出电泳图形,并直接打印出各部分蛋白质的相对百分含量。

②洗脱比色法：取试管 6 支，将 0.4 mol/L NaOH 溶液 6 mL 加入第 1 管，其余各管加 3 mL。将漂净的薄膜用滤纸吸干后，剪下各条蛋白区带，并于空白部位剪一相当于清蛋白宽度的薄膜作为空白。将清蛋白区带浸入第 1 管溶液，其余蛋白区带与空白区带依次浸入后 5 管溶液中。置于 37 ℃水浴 20 分钟（不时振摇）。待颜色脱净，取出冷却。用分光光度计比色，于 620 nm 波长，以空白管调零，读取各管的吸光度。

【计算】

$$吸光度总和(A_{\mathrm{T}})=A_{清}+A_{\alpha_1}+A_{\alpha_2}+A_{\beta}+A_{\gamma}$$

$$各部分蛋白质所占百分比(\%)=\frac{A_x}{A_{\mathrm{T}}}\times 100$$

式中：A_x 表示各部分蛋白质（清蛋白、α_1、α_2、β、γ）的吸光度。

【注意事项】

（1）每次电泳前，电泳槽两边的缓冲液液面应保持平衡。

（2）在电泳过程中，电泳槽一定要加盖密闭，电泳完毕，要先断开电源，再取出薄膜，以免触电。

（3）缓冲液越新鲜越好，不用时，宜储于冰箱。电泳槽内的缓冲液可以连续使用数次，但是下次电泳时，正负极要更换。

（4）下述原因会引起电泳图谱分离不清或不整齐：①点样过多；②点样不均匀、不整齐，样品触及薄膜边缘；③薄膜过湿致样品扩散；④点样速度过慢，薄膜表面局部干燥；⑤样品不新鲜或溶血；⑥薄膜与盐桥接触不良；⑦薄膜位置与电流方向不平行；⑧缓冲液变质。

【参考范围】

各实验室应根据不同的实验条件及检测方法和检测对象设定参考值范围，下表仅供参考。

氨基黑 10B 染色洗脱法参考范围

血清蛋白质组分	占总蛋白的百分数/(%)
清蛋白	57.45～71.73
α_1 球蛋白	1.76～4.48

续表

血清蛋白质组分	占总蛋白的百分数/(%)
$α_2$球蛋白	4.04～8.28
β球蛋白	6.79～11.39
γ球蛋白	11.18～22.97

【临床意义】

(1) 慢性肾炎、肝硬化时,清蛋白含量降低,γ球蛋白含量升高2～3倍。

(2) 肾病综合征时,清蛋白含量降低,$α_2$及β球蛋白含量升高。

(3) 结缔组织病(如红斑狼疮、类风湿关节炎等)时,γ球蛋白含量显著升高。

(4) 多发性骨髓瘤时,清蛋白含量降低,γ球蛋白含量增多,于β球蛋白和γ球蛋白区带之间出现"M"带。

三、体液葡萄糖及其代谢物测定

(一) 血糖测定(GOD-POD法)

【目的】 掌握血糖测定葡萄糖氧化酶-过氧化氢酶(GOD-POD法)的原理,操作方法。能及时发现和解决实验中出现的问题。

【准备】

(1) 器材准备:722型分光光度计、配套比色杯。

(2) 标本准备:收集无肝炎病毒、无溶血、无脂浊的人混合血清。

(3) 试剂准备:血糖测定(GOD-POD)法试剂盒、蒸馏水。

【操作步骤】

(1) 自动分析法:按仪器说明书的要求进行测定。

(2) 手工操作法:取试管3支,按下表操作。

GOD-POD 法测定血糖操作步骤

加　入　物	空白管	标准管	测定管
血清/mL	—	—	0.02
葡萄糖标准液/mL	—	0.02	—
蒸馏水/mL	0.02	—	—
酶工作液/mL	2.0	2.0	2.0

混匀，置于 37 ℃水浴，保温 10 分钟，在波长 505 nm 处比色，以空白管调零，读取标准管及测定管吸光度。

【计算】

$$\text{血清葡萄糖(mmol/L)}=\frac{\text{测定管吸光度}}{\text{标准管吸光度}}\times\text{标准液浓度(mmol/L)}$$

【参考范围】

空腹血清葡萄糖为 3.89～6.11 mmol/L (70～110 mg/dL)。

【临床意义】

(1) 生理性高血糖：见于饭后 1～2 小时，注射葡萄糖或摄入高糖食物后、情绪紧张肾上腺素分泌增加时，但不应超过 10 mmol/L。

(2) 病理性高血糖，见于：①内分泌腺功能障碍引起的高血糖，如胰腺 β 细胞损害导致的胰岛素分泌缺乏，血糖可超过正常值，临床上称为糖尿病，其他内分泌疾病引起的各种对抗胰岛素的激素分泌增加也会出现高血糖；②颅内压增高，颅内压增高刺激血糖中枢，如颅外伤、颅内出血、脑膜炎等；③由于脱水引起的高血糖，如呕吐、腹泻和高热等可使血糖轻度增高。

(3) 生理性或暂时性低血糖：见于饥饿、剧烈运动、注射胰岛素后、妊娠和服用降糖药后。

(4) 病理性低血糖，见于：①胰岛 β 细胞增生瘤等，使胰岛素分泌过多；②对抗胰岛素的激素分泌不足，如垂体前叶功能减退，肾上腺皮质功能减退和甲状腺功能减退而使生长素、肾上腺皮质激素分泌减小；③严重肝病患者，由于肝脏储存糖原及糖异生等功能低下，肝脏不能有效地调节血糖。

【方法评价】

葡萄糖氧化酶法因其操作简便、特异性高，已作为临床实验室测定血糖的主要方法。本法线性范围可达 23 mmol/L，但溶血（胆色素＞0.34 mmol/L）、左旋多巴（0.5 mmol/L）、谷胱甘肽、维生素 C 等还原性物质均可使测定结果下降。

（二）糖化血红蛋白测定（亲和层析法）

【目的】 熟悉层析法测定糖化血红蛋白的原理和主要临床意义，通过仪器操作掌握该法的基本操作过程及注意事项，并能联系临床分析实验结果。

【准备】

（1）器材准备：糖化血红蛋白分析仪。

（2）标本准备：收集无肝炎病毒、无溶血、无脂浊的人混合血清。

（3）试剂准备：糖化血红蛋白试剂盒。

【操作步骤】

将糖化血红蛋白检测试剂放到仪器上，向试管 1（包含硼酸亲和树脂、表面活性剂、0.1%叠氮钠和缓冲液）内加入血样（使用 EDTA 或肝素抗凝的静脉血或指尖血）10 μL，血细胞会迅速裂解并释放出血红蛋白，硼酸亲和树脂与糖化血红蛋白结合。短暂孵育后，将液体倒入测试杯中央管道，其中非糖化血红蛋白部分将进入一个空腔并接受光学检测。糖化血红蛋白仍然保留在位于测试杯底部管道的硼酸树脂上。硼酸亲和树脂经由试管 2（包含 0.1%叠氮钠和缓冲液）溶液的洗脱，并由试管 3（包含缓冲液，0.5%苯氧乙醇和表面活性剂）溶液再抽提洗脱，糖化血红蛋白的浓度由分光光度计（440 nm）读数，然后计算 HbA1c 相对浓度。

【参考范围】

非糖尿病儿童及成人平均 HbA1c 为 5%，参考范围为 3%～7%。

【注意事项】

如用静脉血，样本须先充分混合并平衡至室温，用微量加样器抽取 10 μL 样本加入测试管中。

【临床意义】

血糖控制良好的糖尿病患者 HbA1c 应为小于 7%。当糖尿病患者的血糖控制不佳，或一天中血糖有较大的波动时，HbA1c 会超过 7%。

【方法评价】

(1) 糖化血红蛋白仪及检测试剂测试 HbA1c 的性能符合“糖尿病控制与并发症实验”(DCCT)的要求，通过美国糖化血红蛋白标准化项目(NGSP)对它的检验，是国际认可的标准方法。

(2) 精密度：用 3 个不同批号的糖化血红蛋白检测试剂进行平行对照试验，HbA1c 在 5.7%水平的样本，变异率为 4.1%；HbA1c 在 9.4%水平的样本，变异率为 3.8%。

(3) 线性和温度的影响：理论测试的线性范围为 2%～25%。用患者样本测试结果为 4%～15%。温度在 17～30 ℃之间时，测试结果不受影响。

(4) 其他血红蛋白的影响：糖化血红蛋白仪使用的硼酸亲和层析法测定血 HbA1c，不受 HbS、HbC、HbD、HbF 的影响。

四、血清(浆)脂类及脂蛋白测定

(一) 血清总胆固醇测定(胆固醇氧化酶法)

【目的】 掌握血清总胆固醇(TC)测定(胆固醇氧化酶法)的原理，操作方法。能及时发现和解决实验中出现的问题。

【准备】

(1) 器材准备：722 型分光光度计、配套比色杯。

(2) 标本准备：收集无肝炎病毒、无溶血、无脂浊的人混合血清。

(3) 试剂准备：胆固醇氧化酶法试剂盒。

【操作步骤】

(1) 自动分析法:按仪器说明书的要求进行测定。

(2) 手工操作法:取试管 3 支,按下表操作。

胆固醇氧化酶法测定胆固醇操作步骤

加　入　物	空白管	标准管	测定管
血清/mL	—	—	0.02
胆固醇标准液/mL	—	0.02	—
蒸馏水/mL	0.02	—	—
酶工作液/mL	2.0	2.0	2.0

混匀,置于 37 ℃水浴,保温 10 分钟,在波长 505 nm 处比色,以空白管调零,读取标准管及测定管吸光度。

【计算】

$$血清总胆固醇(mmol/L)=\frac{测定管吸光度}{标准管吸光度}\times 参考血清胆固醇浓度(mmol/L)$$

【参考范围】

正常血清总胆固醇<5.17 mmol/L(血清总胆固醇<200 mg/dL)。

临界值(轻度增高):5.17~6.47 mmol/L(200~250 mg/dL)。

高胆固醇血症:血清总胆固醇≥6.47 mmol/L(血清总胆固醇≥250 mg/dL)。

严重高胆固醇血症:血清总胆固醇≥7.76 mmol/L(血清总胆固醇≥300 mg/dL)。

【临床意义】

(1) 增高:见于脂肪肝、肝脏肿瘤、甲状腺功能低下症、严重糖尿病、黏液性水肿、动脉粥样硬化、妊娠、肾病综合征等。家族性高胆固醇血症时血清总胆固醇可显著增高。

(2) 降低:常见于急性肝坏死、肝硬化。甲状腺功能亢进症、恶性贫血、溶血性贫血、营养不良等血清总胆固醇也可见降低。

【方法评价】

该方法灵敏度高、准确度和精密度好，线性范围宽，可达 15.51 mmol/L，既适用于手工操作，也适合自动分析，是目前测定胆固醇的主要方法。胆红素、谷胱甘肽、尿酸和维生素 C 等一些还原性物质可使结果受到干扰。

（二）血清高密度脂蛋白胆固醇测定（化学修饰酶法）

【目的】　熟悉血清高密度脂蛋白胆固醇测定（化学修饰酶法）的原理、操作方法，能及时发现和解决实验中出现的问题。

【准备】

（1）器材准备：半自动、全自动生化分析仪。

（2）标本准备：收集无肝炎病毒、无溶血、无脂浊的人混合血清。

（3）试剂准备：血清高密度脂蛋白胆固醇测定化学修饰酶法试剂盒。

【操作步骤】

严格按试剂盒操作规程操作。例如：

血清 4 μL，加试剂Ⅰ300 μL，37 ℃水浴 5 分钟，在 546 nm 处读取吸光度 A_1，再加入试剂Ⅱ100 μL，37 ℃保温 5 分钟，在 546 nm 处读取吸光度 A_2。

上机操作参数：根据各实验室仪器的型号及操作说明书设置。

【计算】

$$\Delta A = A_2 - A_1$$

$$\text{血清 HDL-C(mmol/L)} = \frac{\Delta A_u}{\Delta A_s} \times \text{标准液浓度(mmol/L)}$$

【参考范围】

男性：1.14～1.76 mmol/L。女性：1.22～1.91 mmol/L。

建议各实验室建立自己的参考范围。

【临床意义】

（1）下降：多见于脑血管病、糖尿病、肝炎、肝硬化等患者；高甘油三酯血症往往伴有低 HDL-C；肥胖者多偏低；吸烟可使 HDL-C

下降。

(2) 升高:饮酒和长期体力活动会使 HDL-C 升高。

【方法评价】

本方法测定线性可达 3.07 mmol/L(120 mg/dL),在全自动分析仪上的线性取决于所用试剂量与样品量的比例、测定时间和比色杯光径。

(三) 血清甘油三酯测定(GPO-PAP 法)

【目的】 掌握血清甘油三酯(TG)测定(GPO-PAP 法)的原理、操作方法,能及时发现和解决实验中出现的问题。

【准备】

(1) 器材准备:722 型分光光度计、配套比色杯。

(2) 标本准备:收集无肝炎病毒、无溶血、无脂浊的人混合血清。

(3) 试剂准备:甘油三酯测定(GPO-PAP 法)试剂盒。

【操作步骤】

(1) 自动分析法:按仪器说明书的要求进行测定。

(2) 手工操作法:取试管 3 支,按下表操作。

GPO-PAP **法测定甘油三酯操作步骤**

加入物	空白管	标准管	测定管
血清/mL	—	—	0.02
标准液/mL	—	0.02	—
蒸馏水/mL	0.02	—	—
酶工作液/mL	2.0	2.0	2.0

混匀,置 37 ℃水浴,保温 10 分钟,在波长 500 nm 处比色,以空白管调零,读取标准管及测定管吸光度。

【计算】

$$\text{血清甘油三酯(mmol/L)}=\frac{\text{测定管吸光度}}{\text{标准管吸光度}}\times\text{标准液浓度(mmol/L)}$$

【参考范围】

参考范围:0.56～1.71 mmol/L(50～150 mg/dL)。

临界值:1.71～2.26 mmol/L(150～200 mg/dL)。

高甘油三酯血症:血清甘油三酯>2.26 mmol/L(200 mg/dL)。

【临床意义】

(1) 增高:见于脂肪肝、其他肝病、糖尿病、肾病综合征、胰腺炎、糖原积累病等。冠状动脉粥样硬化、服用激素避孕药、先天性脂蛋白脂肪酶缺陷时TG异常增高。

(2) 降低:见于肝功能严重受损、肾上腺皮质功能降低等。

【方法评价】

该法具有快速、简便、微量、准确、线性范围宽等优点,既可用于手工操作,也适合自动化分析。线性范围可达11.4 mmol/L。维生素C和胆红素可使结果降低,但在参考范围时两者对测定结果均无影响。

(四) 血清脂蛋白测定(琼脂糖电泳法)

【目的】　熟悉琼脂糖凝胶电泳分离血清脂蛋白的原理及操作;了解血清脂蛋白测定的临床意义。

【准备】

(1) 器材准备:电泳仪与电泳槽、加样器(可用血红蛋白吸管)、滤纸、剪刀、载玻片、分光光度计、离心机、可调温烘箱(37～200 ℃)。

(2) 标本准备:收集无肝炎病毒、无溶血、无脂浊的人混合血清。

(3) 试剂准备。

①饱和苏丹黑B染液:取苏丹黑B 0.5 g,溶于5 mL无水乙醇中,使之呈饱和溶液。

②电泳缓冲液(pH 8.6,离子强度0.075):取巴比妥钠15.45 g,巴比妥2.76 g,溶于煮沸过的蒸馏水中,加蒸馏水至1000 mL。

③巴比妥-盐酸缓冲液(pH 8.2,离子强度0.082):取巴比妥钠17.0 g溶于600 mL蒸馏水中,再加1 mol/L HCl 23.5 mL,然后

加蒸馏水至 1000 mL。

④10 mmol/L EDTA-Na_2：取 EDTA-Na_2 372 mg，溶于 100 mL 蒸馏水中。

⑤250 g/L 蔗糖溶液：取蔗糖 2.5 g，加蒸馏水 10 mL。

⑥5 g/L 琼脂糖凝胶：取琼脂糖 0.5 g，加巴比妥-盐酸缓冲液 5 mL，EDTA-Na_2 1.2 mL，蒸馏水 50 mL，加热溶解并摇匀，加蒸馏水至 100 mL 分装于小锥形瓶中，冷却后放置冰箱备用。

【操作步骤】

(1) 血清预染：取血清 0.18 mL 置于小试管中，加饱和苏丹黑 B 染液 0.02 mL，混匀，置于 37 ℃水浴中染色 30 分钟。然后在 2000 r/min 离心 5 分钟，以去除多余染料颗粒。

(2) 制备琼脂糖凝胶板：取普通载玻片（2.5 cm×7.5 cm）擦净，将已溶化的 5 g/L 琼脂糖凝胶均匀地涂布于载玻片上，室温下静置待凝固。然后，距载玻片一端 1.5 cm 处打一小槽（1 cm×0.1 cm），注意勿将小槽挑破。

(3) 加样：吸净槽内水分，用加样器吸取预染血清 20 μL，加入样品槽内。

(4) 电泳：将上述琼脂糖板放在电泳槽中，加样端放在阴极，用四层滤纸搭桥，接通电源，电压控制在 100～120 V，电泳时间 40～60 分钟。

(5) 结果判断：自阴极端起，原点为乳糜微粒（CM），依次为 β 脂蛋白（β-LP）、前 β 脂蛋白（前 β-LP）、α 脂蛋白（α-LP），正常可出现三条区带。判断结果的方法如下。

①直观法：可用肉眼直接观察，以各区带颜色深浅、宽窄加以描述。

②分光光度法：将凝胶板上的各脂蛋白区带用刀片切下来，分别置于盛有 3 mL 蒸馏水的小试管中，另在空白区切下一块与脂蛋白区带大小相当的凝胶作为空白管。各管置于沸水浴 3 分钟，使凝胶溶解。冷却后，以空白管调零，波长 660 nm 处比色，读取各管吸光度。

【计算】

$$吸光度总和(A_T)=A_{\alpha\text{-LP}}+A_{前\beta\text{-LP}}+A_{\beta\text{-LP}}+A_{CM}$$

$$脂蛋白各组分质量分数(\%)=\frac{A_x}{A_T}\times 100\%$$

式中：A 表示吸光度。

【注意事项】

(1) 标本应为新鲜的空腹血清。

(2) 气温较高时，可将载玻片放在平稳的小冰块上以加速琼脂糖凝胶的形成，而气温很低时，琼脂糖应完全热熔时趁热迅速均匀地涂于载玻片上。

(3) 用滤纸搭盐桥时，既要使滤纸与凝胶紧贴，又要动作轻柔以免凝胶撕裂。

(4) 应根据电泳情况确定电压、电流，一般 α 带距离原点 2～3 cm 为宜。

(5) 如果需要保存电泳标本，可将电泳后的凝胶板置于清水中浸泡脱盐约 2 小时，再置烘箱(80 ℃)中烘干即可。

【参考范围】

α 脂蛋白：31.8%±5.3%。β 脂蛋白：53.1%±5.1%。

前 β 脂蛋白：15.1%±4.1%。乳糜微粒：阴性。

【临床意义】

血脂高于正常参考值的上限即称为高脂血症，临床上常见高甘油三酯血症和高胆固醇血症。由于血脂以脂蛋白形式在血浆中运输，所以高脂血症常伴随有高脂蛋白血症。人血清脂蛋白成分比例的分析是诊断高脂蛋白血症的重要依据。1970 年世界卫生组织(WHO)建议，将高脂蛋白血症分为Ⅰ型、Ⅱa 型、Ⅱb 型、Ⅲ型、Ⅳ型及Ⅴ型。其中，Ⅱ型、Ⅳ型高脂蛋白血症是最常见的高脂血症。脂蛋白电泳对疾病的诊断具有重要的参考价值。

【方法评价】

本方法比较简便，重复性好，但乳糜微粒不够清楚。样品槽质量好坏对脂蛋白图谱有直接关系，因此要求样品槽大小适宜，边缘整齐、光滑。

（五）载脂蛋白测定（免疫比浊法）

【目的】 学生以参考血清对比法测定血清 apoAⅠ或者 apoB。通过实验掌握免疫透射比浊法测定过程。了解试剂的配制和临床意义。

【准备】

(1) 器材准备：生化半自动分析仪。

(2) 标本准备：收集无肝炎病毒、无溶血、无脂浊的人混合血清。

(3) 试剂准备：载脂蛋白测定免疫比浊法商品试剂盒。

【操作步骤】

按照试剂盒说明书要求严格操作。

(1) 参考血清对比测定法。

①按 apoAⅠ抗血清液（或 apoB-100）抗血清 100 μL，加相应的 apo 缓冲液（RⅠ）900 μL 的比例混合成单一试剂（apo 抗体液）。临用前配制当天用量。

②各试剂用量见下表。

比浊法测定 apoAⅠ和 apoB-100 操作表

加入物	apoAⅠ			apoB-100		
	标准管	测定管	空白管	标准管	测定管	空白管
参考血清	5 μL	—	—	5 μL	—	—
待测血清	—	5 μL	—	—	5 μL	—
apoAⅠ抗体液	1.0 mL	1.0 mL	1.0 mL	—	—	—
apo B-100 抗体液	—	—	—	1.0 mL	1.0 mL	1.0 mL

混匀各管，37 ℃保温 10 分钟，在波长 340 nm 处于半自动分析仪上先吸入空白管液，再吸入标准管液，仪器根据吸光度及参考值得出一换算系数，再吸入测定管液，仪器根据吸光度及系数进行运算，打印结果。

(2) 工作曲线测定法。

①配制抗血清稀释工作液：按 RⅠ试剂 900 μL，加 RⅡ试剂 100 μL 的比例（apo 抗体液）混匀，待用。

制备 5 点校正液：取 RⅢ（参考血清），用生理盐水倍比稀释成 5 个浓度（见下表），第 5 管为原参考血清浓度，其他分别为第 5 管的 1/2、1/4、1/8 和生理盐水。

比浊法测定 apoAⅠ和 apoB-100 标准曲线制备

管　号	1	2	3	4	5
生理盐水/μL	5	—	—	—	—
(1/8)参考血清/μL	—	5	—	—	—
(1/4)参考血清/μL	—	—	5	—	—
(1/2)参考血清/μL	—	—	—	5	—
参考血清原液/μL	—	—	—	—	5
apo 抗体液/mL	1.0	1.0	1.0	1.0	1.0

混匀各管，置 37 ℃水浴保温 10 分钟，按程序上机绘制工作曲线。

②标本测定：吸待测血清（测定管）5 μL，加上述稀释抗血清工作液 1.0 mL，于 37 ℃水浴保温 10 分钟，上机读数，打印结果。

③如测定值超过工作曲线上限，仪器会打印显示"过高"，此时，将待测标本稀释 1 倍再测。测定结果乘稀释倍数。

④每批号的抗血清应做一次多点定标，即测定标本的抗血清应与定标的抗血清是同一批号抗血清。

【参考范围】

apoAⅠ男性 0.96～1.76 g/L；apoB-100　男性 0.43～1.28 g/L。

apoAⅠ女性 1.03～2.03 g/L；apoB-100　女性 0.42～1.12 g/L。

apoAⅠ/apoB-100　1.0～2.5。

【临床意义】

冠心病患者 apoAⅠ偏低，脑血管患者 apoAⅠ也明显低下。

家族性高 TC 血清患者 HDL-C 往往偏低，但 apoA Ⅰ不一定低，不增加冠心病危险；但家族性混合型高脂血症患者 apoA Ⅰ与 HDL-C 都会轻度下降，冠心病危险性高。apoA Ⅰ缺乏症（Tangier 病，一种罕见遗传性疾病）、家族性低 α-脂蛋白血症、鱼眼病等血清中 apoA Ⅰ与 HDL-C 极低。

对于动脉粥样硬化，测定 apoB-100 比测定 LDL-C 更具有意义。apoA Ⅰ/apoB-100 在 1 以下可视为心血管疾病的危险指标，比单独测定 apoA Ⅰ或 apoB-100 更有意义。肾病综合征、活动性肝炎、肝实质性损伤、糖尿病等也可见 apoA Ⅰ降低，apoB-100 增高。

五、常用酶类测定

（一）血清丙氨酸氨基转移酶测定（赖氏法）

【目的】 掌握血清丙氨酸氨基转移酶测定（赖氏法）的原理、操作方法及标准曲线的绘制；了解试剂的配制和临床意义。

【准备】

（1）器材准备：分光光度计、配套比色杯。

（2）标本准备：收集无肝炎病毒、无溶血、无脂浊的人混合血清。

（3）试剂准备：血清丙氨酸氨基转移酶测定（赖氏法）商品试剂盒。

【操作步骤】

（1）ALT 标准曲线的绘制。

①按下表向各管加入相应试剂。

ALT 测定标准曲线绘制操作步骤

加　入　物	0	1	2	3	4
0.1 mol/L 磷酸盐缓冲液/mL	0.1	0.1	0.1	0.1	0.1
2 mmol/L 丙酮酸标准液/mL	0	0.05	0.10	0.15	0.20
底物缓冲液/mL	0.5	0.45	0.40	0.35	0.30

续表

加入物	0	1	2	3	4
2,4-二硝基苯肼溶液/mL	0.5	0.5	0.5	0.5	0.5
混匀,置 37 ℃水浴 20 分钟					
0.4 mol/L NaOH 溶液	5.0	5.0	5.0	5.0	5.0
相当于酶活性单位(卡门单位)	0	28	57	97	150

②混匀,放置 5 分钟后在波长 505 nm 处,以蒸馏水调零,读取各管吸光度,各管吸光度减去"0"号管吸光度即为该标准管的吸光度。

③以吸光度为纵坐标,卡门单位为横坐标,各标准管的吸光度对活性单位作图,即为标准曲线。

(2) 标本的测定:按下表操作。

ALT 测定(赖氏法)操作步骤

加入物	测定管	对照管
血清/mL	0.1	0.1
底物缓冲液/mL	0.5	—
混匀,置 37 ℃水浴保温 30 分钟		
2,4-二硝基苯肼溶液	0.5	0.5
底物缓冲液	—	0.5
混匀,置 37 ℃水浴保温 20 分钟		
0.4 mol/L NaOH 溶液	5.0	5.0

室温放置 5 分钟,在波长 505 nm 处,以蒸馏水调零,读取各管吸光度。

【计算】

测定管吸光度减去对照管吸光度的差值为标本的吸光度,用该值在标准曲线上查得 ALT 的卡门单位。

【参考范围】

5～25 卡门单位。

【临床意义】

(1) 血清 ALT 活性增高可见于下述疾病:①肝胆疾病,如传染性肝炎、肝癌、肝硬化活动期、中毒性肝炎、脂肪肝、胆管炎和胆囊炎等;②心血管疾病,如心肌梗死、心肌炎、心力衰竭时的肝脏淤血、脑出血等;③骨骼肌疾病,如多发性肌炎、肌营养不良等。

(2) 一些药物和毒物可引起 ALT 活性升高,如氯丙嗪、异烟肼、利福平、奎宁、地巴唑、水杨酸制剂、乙醇、铅、汞、四氯化碳、有机磷等。停药后 ALT 活性下降。

【方法评价】

(1) 赖氏法以卡门单位报告结果。卡门单位定义:血清 1 mL,反应液总体积 3 mL,25 ℃,波长 340 nm,比色杯光径 1.0 cm,每分钟吸光度下降 0.001 为一个单位(相当于 0.1608 μmol NADH 被氧化)。由于底物 α-酮戊二酸和 2,4-二硝基苯肼浓度不足,以及产物丙酮酸的抑制作用,赖氏法的标准曲线不能延长到 200 卡门单位。

(2) 血清中 ALT 活性在室温(25 ℃)可维持 2 天,在 4 ℃冰箱可维持 1 周。

(3) 正常血清对照管吸光度接近试剂空白管(以 0.1 mL 蒸馏水代替血清,其他步骤同对照管)。测定成批标本一般不需要每份标本都用自身血清做对照管,以试剂空白代替即可。但酶活性超过参考值的标本应进行复检,复检时,应做自身血清的对照管。

(4) 严重脂血、黄疸或溶血血清可能引起吸光度增加,这类标本应做血清标本对照管。

(5) 当酶活性超过 150 卡门单位时,应用生理盐水做 5～10 倍稀释样本,测定结果乘以稀释倍数。

(6) 加入 2,4-二硝基苯肼溶液后,应充分混匀,使反应完全。加入氢氧化钠溶液的速度要一致,减少吸光度管间的差异。

(7) α-酮戊二酸、2,4-二硝基苯肼均为呈色物,称量必须准确,每批试剂空白管的吸光度上下波动应在 0.015 以内,否则应检查试剂及仪器等方面的问题。

(8) 成批测定时，各管加入血清后，试管架应在 37 ℃水浴中，以一定时间间隔向各管加入底物缓冲液，加入时混匀。以加入第 1 管开始计时，在准确保证酶促反应时间 30 分钟后，立即以相同间隔时间加入 2,4-二硝基苯肼溶液，并立即混匀，确保成批测定结果的准确性。

(9) 赖氏法重复性差，变异率为 20%左右；准确性差，线性范围窄，影响实验结果的因素多，且不易控制，系统误差大。

(10) 赖氏法操作简便，实验条件要求低，便于基层医院开展。但不是 ALT 测定的理想方法，有条件的实验室应采用速率法测定。

(二) 血清乳酸脱氢酶测定(比色法)

【目的】 掌握血清乳酸脱氢酶测定(比色法)的原理、操作方法及标准曲线的绘制。

【准备】

(1) 器材准备：分光光度计、配套比色杯。

(2) 标本准备：收集无肝炎病毒、无溶血、无脂浊的人混合血清。

(3) 试剂准备：血清乳酸脱氢酶测定(比色法)商品试剂盒。

【操作步骤】

(1) LDH 标准曲线的绘制。

LDH 标准曲线的绘制操作步骤

加　入　物	B	1	2	3	4	5
丙酮酸标准液/mL	0	0.025	0.05	0.10	0.15	0.20
底物缓冲液/mL	0.5	0.475	0.45	0.40	0.35	0.30
蒸馏水/mL	0.11	0.11	0.11	0.11	0.11	0.11
2,4-二硝基苯肼溶液/mL	0.50	0.50	0.50	0.50	0.50	0.50
混匀，37 ℃水浴 15 分钟						
0.4 mol/L NaOH 溶液	5.0	5.0	5.0	5.0	5.0	5.0
相当 LDH 活性金氏单位	0	125	250	500	750	1 000

混匀，室温放置 5 分钟后进行比色，波长 440 nm，比色杯光径为 1 cm，用 B 管调零，读取各管吸光度。以吸光度为纵坐标，相应酶活性单位为横坐标绘制标准曲线。

（2）标本的测定：按照下表操作。

LDH 测定（比色法）操作步骤

加　入　物	测定管	对照管
血清/mL	0.01	0.01
底物缓冲液/mL	0.5	0.5
混匀，37 ℃水浴 5 分钟		
NAD^+ 溶液	0.1	—
混匀，37 ℃水浴 15 分钟		
2,4-二硝基苯肼溶液	0.5	0.5
NAD^+ 溶液	—	0.1
混匀，37 ℃水浴 15 分钟		
0.4 mol/L NaOH 溶液	5.0	5.0

混匀，室温放置 5 分钟后进行比色，波长 440 nm，比色杯光径为 1 cm，用蒸馏水调零，读取各管吸光度。

【计算】

测定管吸光度减去对照管吸光度的差为标本的吸光度，用该值在标准曲线上查得 LDH 活性单位。

单位定义：以 100 mL 血清在 37 ℃与底物作用 15 分钟，产生 1 μmol 丙酮酸为一个金氏单位。

【参考范围】

190～437 金氏单位。

【临床意义】

血清 LDH 活性增高常见于下列疾病。

（1）心肌疾病：心肌梗死时，虽然 LDH 活性增高的时间比 CK 要迟，但持续时间较 CK 长。心肌梗死发病后 9～20 小时 LDH 开始升高，30～60 小时达高峰，持续 4～10 天后恢复正常。

(2) 肝脏疾病：急性肝炎和慢性肝炎活动期 LDH 常显著或中度增高，其灵敏度略低于 ALT，肝癌时 LDH 活性明显增高，尤其是转移性肝癌时 LDH 活性增高更为明显。

(3) 血液病：白血病、贫血、恶性淋巴瘤。

(4) 其他疾病：肌营养不良、横纹肌损伤、胰腺炎、肺梗死等。

【方法评价】

(1) 红细胞内 LDH 活性较血清约高 100 倍，故标本应严格避免溶血。LDH_4、LDH_5 对冷不稳定，血清标本不宜储存于冰箱中。

(2) 除二乙醇胺缓冲液外，还可用 Tris 或焦磷酸缓冲液，甘氨酸对 LDH 有抑制作用，故不能用甘氨酸缓冲液。

(3) 测定结果超过 1000 单位时，应将血清稀释后重新测定，结果乘以稀释倍数。

(4) 比色应在 5～15 分钟内完成，否则吸光度会降低。

(5) LDH 活性测定目前多采用正向反应，即乳酸生成丙酮酸方向(L→P)，其优点是乳酸和 NAD^+ 稳定性好，且 NAD^+ 纯品易得，价格较低，过量乳酸对 LDH 活性的抑制作用较小。缺点是需要较高的底物浓度，反应速度较慢，且反应开始的转化速率不成线性。

(三) 血清淀粉酶测定(碘淀粉比色法)

【目的】 掌握血清淀粉酶测定(碘淀粉比色法)的原理、操作方法及酶活性单位的计算。

【准备】

(1) 器材准备：分光光度计、配套比色杯。

(2) 标本准备：收集无肝炎病毒、无溶血、无脂浊的人混合血清。

(3) 试剂准备：血清淀粉酶测定(碘淀粉比色法)商品试剂盒。

【操作步骤】

用生理盐水将血清做 10 倍稀释后，按下表操作。

淀粉酶测定(碘淀粉比色法)操作步骤

加　入　物	测定管	空白管
稀释血清/mL	0.2	—
缓冲淀粉液(37 ℃预温 5 分钟)/mL	1.0	1.0
混匀,置 37 ℃水浴保温 7.5 分钟(准确)		
碘应用液	1.0	1.0
蒸馏水	6.0	6.2

混匀,以波长 660 nm,蒸馏水调零,读取各管吸光度。

单位定义:100 mL 血清中的淀粉酶在 37 ℃,15 分钟水解 5 mg 淀粉为 1 个单位。

【计算】

$$淀粉酶(U/L)=\frac{空白管吸光度-测定管吸光度}{空白管吸光度}\times\frac{0.4}{5}\times\frac{15}{7.5}\times\frac{1000}{0.02}$$

$$=\frac{空白管吸光度-测定管吸光度}{空白管吸光度}\times 8000$$

【参考范围】

血清 800～1800 U/L;尿液 1000～12000 U/L。

【临床意义】

淀粉酶主要是由胰腺和唾液腺分泌。患急性胰腺炎、流行性腮腺炎时,血和尿中的淀粉酶显著升高。急性胰腺炎发病后 8～12 小时血清淀粉酶开始升高,可为参考值上限的 5～10 倍,12～24 小时达到高峰,可为参考值上限的 20 倍,2～5 天下降至正常。若超过 5000 U/L(或正常上限的 4 倍)即有诊断意义;若达到 3500 U/L 应怀疑此病;尿淀粉酶在发病后 12～24 小时开始升高,达峰值时间较血清慢,当血清淀粉酶恢复正常时,尿淀粉酶可持续升高 5～7 天,故在急性胰腺炎后期测尿淀粉酶更有价值。

急性阑尾炎、肠梗阻、胰腺癌、胆石症、溃疡病穿孔以及吗啡注射后,淀粉酶也可升高,但常低于 5000 U/L。

淀粉酶升高程度与病情轻重不成正相关,病情轻者可能很高,病情重者如暴发性胰腺炎因腺泡组织受到严重破坏，淀粉酶生成大为减少，因而测定结果可能不高。

【方法评价】

(1) 草酸盐、枸橼酸盐、EDTA-Na_2及氟化钠对淀粉酶活性有抑制作用，肝素无抑制作用。

(2) 唾液含高浓度淀粉酶，须防止带入。

(3) 不同淀粉产品，其空白吸光度有很大差异，一般空白吸光度应在 0.4 以上。

(4) 缓冲淀粉溶液若出现混浊或絮状物，表示缓冲淀粉溶液受污染或变质，不能再用。

(5) 本法亦适用于其他体液淀粉酶的测定。尿液应先做 20 倍稀释后测定。

(6) 酶活性在 400 单位以下时与底物的水解量成线性关系。如测定管吸光度小于空白管吸光度一半时，应加大血清稀释倍数或减少稀释血清加入量，测定结果乘以稀释倍数。

(7) 本法线性范围在 4000 U/L 以内，批内变异率 3.1%～9.0%，批间变异率 12.4%～15.1%。本法不是淀粉酶的理想测定方法，但该法简单、易行，不需特殊设备、试剂价廉，故目前临床上仍广泛使用。

(四) 血清碱性磷酸酶测定(速率法)

【目的】 熟悉血清碱性磷酸酶(ALP)测定(速率法)的原理，测定参数的设置及酶活性单位的计算。

【准备】

(1) 器材准备：生化分析仪。

(2) 标本准备：收集无肝炎病毒、无溶血、无脂浊的人混合血清。

(3) 试剂准备：血清碱性磷酸酶测定商品试剂盒。

【操作步骤】

(1) 血清 20 μL，加 37 ℃预温的底物应用液 1.0 mL，立即吸入生化分析仪，此时血清稀释倍数为 51 倍。

(2) 上机操作参数:根据各实验室仪器的型号及操作说明书设置。系数(K)为 2757;孵育时间为 30 秒;监测时间为 60 秒;波长 405 nm;吸样量 500 μL;温度 37 ℃。

【计算】

$$\text{ALP(U/L)} = A_{\min} \times \frac{10^6}{18500} \times \frac{1.02}{0.02} = A_{\min} \times 2757$$

式中:18500 是对硝基苯酚在 1 mol/L 二乙醇胺缓冲液(pH 10.0,25 ℃),波长 405 nm 的摩尔吸光度;$A_{\min}$ 为每分钟吸光度的变化值。

【参考范围】

40～160 U/L (37 ℃)。

【临床意义】

ALP 常作为肝胆疾病和骨骼疾病的辅助诊断指标。可用耐热试验区分 ALP 的来源,将血清于 56 ℃水浴加热 10 分钟后测定其 ALP 活性,并计算占加热前活性的百分率。肝病患者 ALP 活性保存为 43%±9%,均高于 34%;而骨骼疾病患者 ALP 活力仅保存 17%±9%,都低于 26%。

血清 ALP 活性病理性增高见于:肝胆疾病,如阻塞性黄疸、急性或慢性黄疸型肝炎、肝癌等;骨骼疾病,如纤维性骨炎成骨不全症、佝偻病、骨软化病、骨转移癌和骨折修复愈合期。

血清 ALP 活性生理性增高见于妊娠期与儿童生长发育期。

【方法评价】

(1) 血清置室温(25 ℃),ALP 活性显示轻度增高;血清置室温 6 小时,ALP 活性增高约 1%;放置 1～4 天后,酶活性增高 3%～6%;血清置于 4 ℃ ALP 活性也缓缓升高;冰冻血清,ALP 活性降低,但当血清复温后,酶活性会慢慢恢复。质控血清或冻干质控血清也有类似的 ALP 活性升高现象。

(2) 做摩尔吸光系数校正用的标准物对硝基苯酚(4-NP)必须达到规格:①色泽为无色或淡黄色;②熔点为 113～114 ℃;③含水量小于 0.1%;④摩尔吸光度:溶于 10 mmol/L NaOH 中,波长 401

nm,24 ℃ ε=(18380±90) L/(mol·cm)。

(3) 由于试剂盒组分不同,参考值差异较大,报告时除注明方法外,还应注明所用方法参考值范围。

(4) 本法以4-NPP和AMP缓冲液为底物,其优点在于:①4-NPP易被ALP水解;②产物对硝基苯酚具有较高的摩尔吸光度(在pH 10.0的AMP缓冲液中,ε=18500 L/(mol·cm)),在反应pH条件下几乎能达到最大呈色;③AMP缓冲液能充当磷酸受体,避免游离无机磷酸对ALP的抑制作用。以上优点决定了该法灵敏度高、线性范围宽(500 U/L以上)和精密度高(批内变异率为2.06%~2.36%,批间变异率为2.74%)。

(五) 血清γ-L-谷氨酰基转移酶测定(速率法)

【目的】 熟悉血清γ- L-谷氨酰基转移酶(GGT)测定(速率法)的原理,测定参数的设置及酶活性单位的计算。

【准备】

(1) 器材准备:生化分析仪。

(2) 标本准备:收集无肝炎病毒、无溶血、无脂浊的人混合血清。

(3) 试剂准备:血清γ-L-谷氨酰基转移酶测定(速率法)商品试剂盒。

【操作步骤】

(1) 血清100 μL,加37 ℃预温的底物应用液1.0 mL,立即吸入生化分析仪,此时血清稀释倍数为11倍。

(2) 上机操作参数:根据各实验室仪器的型号及操作说明书设置。系数(K)为1159;孵育时间为30秒;监测时间为60秒;波长为405 nm;吸样量500 μL;温度37 ℃。

【计算】

$$\text{GGT(U/L)}=A_{\min}\times\frac{10^6}{9490}\times\frac{1.1}{0.1}=A_{\min}\times1159$$

式中:9490为2-硝基-5-氨基苯甲酸在405 nm处的摩尔吸光度;$A_{\min}$为每分钟吸光度变化值。

【参考范围】

男性 11～50 U/L (37 ℃)；女性 7～32 U/L (37 ℃)。

【临床意义】

人体各器官 GGT 含量不同，肾最高，其次是前列腺、胰、肝等器官。肾中 GGT 含量虽高，但肾脏疾病时，血液中酶活性增高不明显，可能是肾单位病变时，GGT 经尿排出所致，所以测定尿中 GGT 活性可能有助于肾病诊断。

血清 GGT 测定主要用于诊断肝胆疾病。

(1) 原发性或转移性肝癌：血清中 GGT 可高于正常的几倍至几十倍，且 GGT 活性与肿瘤大小及病情严重程度呈平行关系，对 GGT 动态观察，有助于判断疗效及预后。

(2) 阻塞性黄疸：肝内或肝外性胆道阻塞，GGT 明显升高。一般地讲，阻塞发生愈快，GGT 上升愈迅速，阻塞愈重，上升也愈显著。

(3) 病毒性肝炎和肝硬化：肝炎时血清 GGT 升高，上升幅度低于 ALT，肝炎恢复期，GGT 是唯一仍然升高的酶；如长期升高可能有肝坏死的倾向。

(4) 酒精性肝炎：酒精性肝硬化、肝炎者血清 GGT 几乎都上升，为酒精性肝病的特征。

【方法评价】

(1) 速率法测定 GGT 的底物有两种，即 L-γ-谷氨酰-3-羧基-4-硝基苯胺和 L-γ-谷氨酰-4-硝基苯胺。L-γ-谷氨酰-3-羧基-4-硝基苯胺由于分子中含有羧基，溶解度较大，且无明显水解现象，采用 6 mmol/L 浓度，相当于 K_m(0.65 mmol/L)的 9.23 倍，使测定的反应速度能达到最大反应速度的 95%。而 L-γ-谷氨酰-4-硝基苯胺受溶解度的限制，使用浓度只能达到 4 mmol/L，相当于 K_m(0.98 mmol/L)的 4.1 倍，测定的反应速度小于最大反应速度的 80%。因此国内外均推荐 L-γ-谷氨酰-3-羧基-4-硝基苯胺法。

(2) 测定波长为 405 nm，在此波长下羧基底物比非羧基底物有更高的吸光度，而空白吸光度更低。2-硝基-5-氨基苯甲酸的摩尔吸光度，由于各仪器的性能与精度有差别，建议各实验室自行测定。

(3) 甘氨酸对 GGT 活性有抑制作用，所用双甘肽制剂中甘氨酸含量应少于 0.1%。溶血标本，血红蛋白在 500 mg/L 以上可使 GGT 活性降低，黄疸和血脂不干扰本法测定结果。

(4) 本法精密度好，线性范围宽(460 U/L)，操作简便；但对试剂纯度要求较高。

(六) 血清肌酸激酶测定(速率法)

【目的】 掌握血清肌酸激酶(CK)测定(速率法)的原理，测定参数的设置及酶活性单位的计算。能及时发现和解决实验中出现的问题。

【准备】

(1) 器材准备：生化分析仪。

(2) 标本准备：收集无肝炎病毒、无溶血、无脂浊的人混合血清。

(3) 试剂准备：血清肌酸激酶(CK)测定(速率法)商品试剂盒。

【操作步骤】

(1) 血清 40 μL，加 37 ℃预温的工作液 1.0 mL，37 ℃保温 2 分钟，立即吸入生化分析仪，此时血清稀释倍数为 26。

(2) 上机操作参数：根据各实验室仪器的型号及操作说明书设置。

【计算】

$$\mathrm{CK(U/L)} = A_{\min} \times \frac{10^6}{6220} \times \frac{1040}{40}$$

式中：$A_{\min}$ 为每分钟吸光度变化值。

【参考范围】

成年男性参考范围上限为 180 U/L(37 ℃)，女性为 130 U/L(37 ℃)。

【临床意义】

CK 主要存在于骨骼肌和心肌细胞中，正常人血浆中 CK 活性很低。血清中CK活性增高主要见于以下几种情况。

(1) 心肌梗死：心肌梗死发病早期，即发病后2～4小时血清CK活性开始升高，12～18小时达最高峰值，可达正常上限的10～12倍，在2～4天降至正常水平。CK对诊断心肌梗死较其他的心肌酶谱AST、LDH的阳性率高，特异性强，是用于心肌梗死早期诊断、估计病情和判断预后的较好指标。病毒性心肌炎CK也有明显升高。

(2) 其他疾病：肌营养不良症、皮肌炎、骨骼肌损伤、脑血管意外、脑膜炎、甲状腺功能低下症。

(3) 一些非疾病因素：如剧烈运动、各种插管及手术、肌肉注射冬眠灵和抗生素等。

【方法评价】

线性范围为0～2000 U/L。

(七) 血清脂肪酶测定(速率法)

【目的】 通过实验掌握速率法测定人血清脂肪酶，了解试剂成分、配制和临床意义。

【准备】

(1) 器材准备：生化分析仪。

(2) 标本准备：收集无肝炎病毒、无溶血、无脂浊的人混合血清。

(3) 试剂准备：血清脂肪酶测定(速率法)商品试剂盒。

【操作步骤】

遵守试剂盒提供的操作规程，可按下表操作。

LPS 测定(速率法)操作步骤

加入物	空白管	样品管	标准管
标准液/μL	—	—	50
血清/μL	—	50	—
工作液/mL	1.0	1.0	1.0

混合均匀，在37 ℃保温1分钟，空白管调零，在波长578 nm

处分别测定各管3分钟内的每分钟吸光度变化值(A_{min})。

【计算】

$$脂肪酶(U/L)=\frac{A_{min\cdot 样品}}{A_{min\cdot 标准}}\times c_{标准}$$

【参考范围】

小于220 U/L(37 ℃)。

【临床意义】

(1) 急性胰腺炎时血清淀粉酶增高时间较短,而血清LPS升高可持续10～15天,故主张在患者发病的后期用血清脂肪酶(LPS)来帮助诊断。

(2) 腮腺炎在未累及胰腺时,LPS通常在正常范围,因而LPS对急性胰腺炎的诊断更具有特异性。

(3) 胰腺癌患者有40%～50%血清LPS增高。

(4) 胆道疾病、肠道疾病和肝脏疾病有时亦可见增高。

【方法评价】

方法线性:1200 U/L(37 ℃);总变异率为5.7%～9.6%。

六、血清无机离子及微量元素测定

(一) 血清钾、钠、氯、钙离子测定(离子选择电极法)

【目的】　通过实验掌握离子选择电极法测定K^{+}、Na^{+}、Cl^{-}、Ca^{2+}的原理,熟悉操作过程,了解注意事项和临床意义。

【准备】

(1) 器材准备:离子选择电极法分析仪。

(2) 标本准备:收集无肝炎病毒、无溶血、无脂浊的人混合血清。

(3) 试剂准备:有商品试剂盒供应。各厂家生产的仪器所需试剂都是配套供应。一般分低、高两种浓度标准液(定标标准液、斜率标准液),以及高、中、低浓度质控液。

【操作步骤】

生产离子选择电极分析仪的厂家很多,各种型号离子选择电极法分析的试剂配方，试剂用量、操作方法大同小异，一般操作步骤如下。

(1) 开启仪器，清洗管道。

(2) 用低、高两种标准液进行两点定标。

(3) 将样品直接吸入电极管道测定。

(4) 测定结果由仪器自动计算后打印。

(5) 每测试完毕一个即自动清洗一次，不必关机，机器自动定时清洗并单点校准，随时待机。

【参考范围】

血清钾：3.5～5.3 mmol/L。血清钠：136～145 mmol/L。

血清氯：96～108 mmol/L。脑脊液氯：120～132 mmol/L。

血清离子钙：成人 1.0～1.32 mmol/L；儿童稍高。

【注意事项】

(1) 血液标本不能使用草酸盐、柠檬酸盐、EDTA 等做抗凝剂；采集后应尽快分离血清并测试，最好在 1 小时内测量，避免与空气接触 CO_2 丢失造成 pH 值升高；避免标本溶血；测定标本最好使用血清，血浆或全血中的纤维蛋白会沉积在管道内壁造成堵塞或部分堵塞，难以自动清洗干净。

(2) 应严格按要求定期对电极进行保养和维护，以保证测量的准确性，延长电极使用寿命。

(3) 应当定期进行质控测量，一般每天一次或 20 个样本一次，最好使用定值质控血清或厂家配套提供的高、中、低专用质控液。

【临床意义】

(1) 血清钾：血清钾增高(达到 5.5 mmol/L)见于医源性的输钾不当，以及急性和慢性肾功能衰竭、肾上腺皮质功能减退、组织挤压伤、大面积烧伤、重度溶血、酸中毒等。血清钾降低(小于 3.5 mmol/L)见于严重呕吐、腹泻、利尿、禁食、碱中毒、肾上腺皮质功能亢进等。

(2) 血清钠：血清钠增高(达 145 mmol/L)常见于严重高渗性脱水、原发性醛固酮增多症。血清钠降低(小于 136 mmol/L)常见于胃肠道丢失过多，如严重呕吐、腹泻、胃肠引流等；尿钠排出增多，利尿剂使用过多及糖尿病等；皮肤失钠，如大量出汗时，只补水而不补钠；大面积烧伤、创伤，液体及钠从创口大量丢失等。

(3) 血清氯与血清钠的临床意义基本一致。

①血清氯化物增高：见于高钠血症、失水大于失盐、高氯性代谢性酸中毒、过量注射生理盐水等。

②血清氯化物减少：临床上低氯血症较多见，常见原因有氯化钠丢失或摄入减少，如严重呕吐、腹泻、胃液、胆汁或胰液大量丢失，长期限盐饮食，艾迪生病，抗利尿激素分泌增多的稀释性低钠、低氯血症。

脑脊液低氯症：常用于区分结核性脑膜炎和化脓性脑膜炎，前者氯化物显著降低，而后者正常或偶见轻度降低。

(4) 离子钙：血清离子钙增高见于原发性甲状腺功能亢进，恶性肿瘤，维生素 A、D 中毒。血清离子钙降低常见于甲状腺功能低下、维生素 D 缺乏、慢性肾炎、肾病综合征、恶性肿瘤骨转移、急性胰腺炎等。

七、血气分析

(一) 血液 pH、PO_2、PCO_2 测定(血气分析仪)

【目的】 通过示教，使学生掌握血气分析的原理，熟悉操作过程，了解注意事项和临床意义。

【准备】

(1) 器材准备：血气分析仪。

(2) 标本准备：采集 2 mL 肝素抗凝动脉血气标本。

(3) 试剂准备：有商品试剂盒供应。各厂家生产的仪器所需试剂都是配套供应。所用试剂与 pH、PO_2、PCO_2 电极应用的缓冲液和标准液组合在一起，包括标准气体、标准液、质控物等。

【操作步骤】

(1) 仪器标化：自动血气酸碱分析仪 24 小时开机，能定时自动定标，使仪器随时处于待机状态。

（2）测定血样：测定前将标本再次混匀，打开进样器，自动或手动进样，进样前挤去针筒头部血液少许。若用毛细血管血，选择毛细管方式进样。血液必须无凝块，否则会造成细管道堵塞。

（3）输入相关数据：如大气压、患者体温、患者血红蛋白浓度、吸入氧浓度、呼吸商等。现今大部分仪器能自动测量大气压和患者血红蛋白浓度。呼吸商一般已设定为0.8～0.85。

（4）测量：仪器自动测量并根据仪器内设定的公式计算出其他酸碱参数并打印结果，发出报告。

（5）仪器再度处于准备状态，随时接受下一个标本。

【注意事项】

（1）为使仪器始终处于稳定的工作状态，有利于对电极的保护，应使仪器24小时开机运转。由于种种原因不能24小时开机运转的，开机后应使仪器预热到37 ℃维持1～2小时后再使用，否则可能出现明显的漂移现象。

（2）血样采集是影响血气分析的重要因素，有时血样因素引起的误差大于仪器因素。血样用肝素抗凝，无凝块；动脉血样不能接触空气，不能含气泡，必须及时送检。

（3）测定前血样必须充分混匀，特别是对那些能测定血红蛋白的全自动血气分析仪更应该注意。

（4）正确输入患者体温、血红蛋白浓度、吸入氧浓度等数据，否则对测定结果有较大影响。

（5）定期定时做好仪器的质量控制，仪器生产商一般都可提供商品质控物，分三个或两个不同浓度，可按规定进行。如遇到失控情况，注意观察和寻找原因，及时保养仪器、更换电极膜等。

【临床意义】

血气分析在临床上主要用于判断低氧血症、呼吸衰竭、低碳酸血症、高碳酸血症，以及酸碱失衡状态的分析。

八、肝功能试验

（一）血清胆红素测定（改良 J-G 法）

【目的】 掌握改良 J-G 法测定血清胆红素的实验原理与方法；明确各实验试剂的作用及配制要求；学会查标准曲线，熟悉相当浓度的计算方法。

【准备】

(1) 器材准备：生化分析仪。

(2) 标本准备：收集无肝炎病毒、无溶血、无脂浊的人混合血清。

(3) 试剂准备：血清胆红素测定（改良 J-G 法）商品试剂盒。

【操作步骤】

取试管三支，标明测定管、标准管和空白管，按下表进行操作。

改良 J-G 法测定血清胆红素操作表

加　入　物	总胆红素管	结合胆红素管	空白管
血清/mL	0.2	0.2	0.2
咖啡因试剂/mL	1.6	—	1.6
5 g/L 对氨基苯磺酸/mL	—	—	0.4
重氮试剂/mL	0.4	0.4	—

结合胆红素管在加入重氮试剂混匀后，维持 1 分钟，再加入 5 g/L 叠氮钠溶液 0.05 mL 和咖啡因试剂 1.6 mL，混匀；总胆红素管室温放置 10 分钟，然后向各管加入碱性酒石酸钠 1.2 mL，混匀；用 660 nm 波长的分光光度计，以空白管调零，读取各管吸光度，从标准曲线上查出总胆红素和结合胆红素浓度。

【标准曲线绘制】

配制五种不同浓度的胆红素标准液，各管充分混匀，然后按照血清总胆红素方法进行测定。每一浓度平行做 3 管，以不同浓度管的吸光度平均值为纵坐标，以相应的胆红素浓度为横坐标，绘制标准曲线，如下表所示。

改良 J-G 法测定血清胆红素标准曲线制作表

加入物	测定对照管	1	2	3	4	5
胆红素标准液/mL	—	0.4	1.0	2.0	3.0	4.0
混合血清稀释剂/mL	4.0	3.6	3.0	2.0	1.0	—
相当于胆红素浓度/(μmol/L)	0	34.2	85.5	171	256.5	342

【注意事项】

胆红素对光敏感,标准品及标本均应尽量避光。

【参考范围】

血清总胆红素:5.1～17.1 μmol/L。血清结合胆红素:0～6 μmol/L。

结合胆红素/总胆红素:20%～35%。

【临床意义】

血清总胆红素测定对诊断黄疸及判断黄疸程度有非常重要的意义,总胆红素 17.1～34.0 μmol/L 为隐性黄疸;大于 34 μmol/L 时,皮肤、黏膜、巩膜出现黄染,称临床黄疸。

血清结合胆红素与总胆红素一起测定,根据其百分比可鉴别黄疸类型:①溶血性黄疸时,血清总胆红素升高,其中主要是未结合胆红素升高,结合胆红素只占总胆红素 20%以下;②肝细胞性黄疸时,结合胆红素可占总胆红素 35%以上;③阻塞性黄疸时,主要是结合胆红素升高,结合胆红素占总胆红素 50%以上。

结合胆红素升高而总胆红素含量几乎不变时,可见于病毒性肝炎前期或无黄疸型肝炎、胆道部分阻塞或肝癌。

再生障碍性贫血、癌症或慢性肾炎所致的继发性贫血时,血清总胆红素降低。

【方法评价】

(1) 轻度溶血无影响,但严重溶血可使总胆红素测定值偏低。脂血和脂溶色素对测定有干扰,应尽量取空腹血。

(2) 本法在 10～37 ℃范围内测定,不受温度变化的影响,2 小时内呈色非常稳定，灵敏度较高。

(3) 叠氮钠能破坏重氮试剂，终止偶氮反应。凡用叠氮钠作为防腐剂的质控血清，可引起反应不完全，甚至不呈色。

(4) 本法灵敏度高，抗干扰能力强，是测定胆红素的参考方法，缺点是不便于上机分析。

(5) 本法线性范围可达 342 μmol/L，胆红素含量超过 342 μmol/L 时，应减少标本用量或将标本稀释后重测。参考值浓度时精密度较差。

(二) 血氨测定(速率法)

【目的】

熟悉血氨测定(速率法)的原理，测定参数的设置及实验结果的计算。能及时发现和解决实验中出现的问题。

【准备】

(1) 器材准备：生化分析仪。

(2) 标本准备：血浆(EDTA 抗凝)。

(3) 试剂准备：血氨测定(速率法)商品试剂盒。

【操作步骤】 严格遵守试剂盒提供的操作规程。

例如：血浆(EDTA-血浆)1.0 mL，加试剂Ⅰ1.0 mL，放置 10 分钟，再加试剂Ⅱ 40 μL，10 秒后吸入生化分析仪。

上机操作参数：延迟时间 30 秒；监测时间 60 秒；波长 340 nm；温度 37 ℃。

【计算】

$$\text{血氨浓度}(\mu\text{mol/L})=\frac{\Delta A_{\text{样品}}}{\Delta A_{\text{标准}}}\times\text{标准液浓度}(\mu\text{mol/L})$$

【参考范围】

18～72 μmol/L(或参考试剂盒提供的参考范围)。

【临床意义】

血氨升高常见于肝昏迷。

【方法评价】

该方法是较为理想的氨分析方法，具有分析时间短、特异性强等优点。pH 值低于 7.0 以及血浆分离不及时都将影响结果的准确性。

（三）血清总胆汁酸测定（3-α 羟类固醇脱氢酶法）

【目的】

熟悉血清总胆汁酸（TBA）测定（3-α 羟类固醇脱氢酶法）的原理，操作方法。能及时发现和解决实验中出现的问题。

【准备】

（1）器材准备：生化分析仪。

（2）标本准备：血浆（EDTA 抗凝）或血清。

（3）试剂准备：血清总胆汁酸测定（3-α 羟类固醇脱氢酶法）商品试剂盒。

【操作步骤】

严格按试剂盒操作规程操作。例如：

血清 4 μL，加 R1 270 μL，37 ℃孵育 3 分钟，加 R2 90 μL，37 ℃继续孵育 3 分钟，立即吸入生化分析仪中。

上机操作参数：根据各实验室仪器的型号及操作说明书设置。

【参考范围】

0～10 μmol/L（或参考试剂盒提供的参考范围）。

【临床意义】

（1）可作为肝胆疾病的初筛试验。

（2）作为低活性肝病的鉴别试验：慢性肝病在肝功能其他指标正常情况下，如果胆汁酸测定结果升高，说明肝病处于活动期。

（3）作为肝硬化的辅助诊断：餐后胆汁酸异常升高。

（4）作为胆汁酸淤积的辅助诊断：在胆管阻塞过程中，胆汁酸升高后保持不变化，而胆红素、ALP 保持升高，各种方法（如引流）解除肝叶胆管阻塞后，胆汁酸迅速降低，而胆红素、ALP、ALT 等缓慢降低。

【方法评价】

该方法适用于自动生化分析仪，具有简便、快速、准确和适用的特点。不足之处是试剂较贵，不易保存。对酶量要求严格，酶量不足可产生误差。该法的线性范围是 1～180 μmol/L。

九、肾功能试验

（一）血清尿素测定(酶偶联速率法)

【目的】

掌握血清尿素测定(酶偶联速率法)的原理,测定参数的设置。能及时发现和解决实验中出现的问题。

【准备】

(1) 器材准备:生化分析仪。

(2) 标本准备:血清。

(3) 试剂准备:血清尿素测定(酶偶联速率法)商品试剂盒。

【操作步骤】

严格按试剂盒操作规程操作。例如:

血清 5 μL,加工作液 300 μL,混匀,37 ℃孵育 1 分钟,吸入生化分析仪。

上机操作参数:根据各实验室仪器的型号及操作说明书设置。

【计算】

$$\text{尿素(mmol/L)}=\frac{A_{\text{min}\cdot\text{测定}}}{A_{\text{min}\cdot\text{标准}}}\times \text{标准液浓度 (mmol/L)}$$

式中:A_{min}表示每分钟吸光度变化值。

【参考范围】

血清尿素 1.79～7.14 mmol/L (或参考试剂盒提供的参考范围)。

【临床意义】

(1) 血清尿素浓度增高

①生理性增高:见于高蛋白质饮食。

②病理性增高:a. 肾前性:如失水、水肿、循环功能不全、心功能不全,休克等引起的肾血流量减少,肾小球滤过率降低而使血中尿素潴留。b. 肾性:急性肾小球肾炎、肾病晚期、肾功能衰竭、慢性肾盂肾炎及中毒性肾炎都可出现血中尿素含量增高。c. 肾后性疾

病:如前列腺肿大、尿路结石、尿道狭窄、膀胱肿瘤致使尿道受压等都可能使尿路阻塞引起血液中尿素含量增加。

(2) 血清尿素减少:较少见,尿素减少表示严重肝病,如肝炎合并广泛性肝坏死。

【方法评价】

该方法灵敏度和准确度较高,适用于各类自动生化分析仪和半自动生化分析仪。试剂与实验器皿的氨污染,将影响试验结果的准确性。

(二) 血清肌酐测定(碱性苦味酸法)

【目的】

掌握碱性苦味酸法测定血清肌酐的实验原理与方法;进一步熟悉离心机使用和无蛋白滤液的制备;巩固吸取上清液的技能。

【准备】

(1) 器材准备:生化分析仪。

(2) 标本准备:血清。

(3) 试剂准备:血清肌酐测定(碱性苦味酸法)商品试剂盒。

【操作步骤】

(1) 离心管中加血清 0.5 mL,加入 35 mmol/L 钨酸溶液 4.5 mL,充分混匀,静置 5 分钟,3000 r/min 离心 10 分钟,取上清液;若为尿液标本,用去离子水按 1∶200 的比例稀释。

(2) 取试管三支,标明测定管、标准管和空白管,按下表进行操作。

碱性苦味酸法测定血清肌酐操作表

加　入　物	测定管	标准管	空白管
无蛋白滤液(或按 1∶200 的比例稀释尿液)	3.0	—	—
10 μmol/L 肌酐标准应用液/mL	—	3.0	—
去离子水/mL	—	—	3.0
苦味酸溶液/mL	1.0	1.0	1.0
氢氧化钠溶液/mL	1.0	1.0	1.0

混匀后室温放置15分钟，波长510 nm，以空白管调零，读取各管吸光度A。

【计算】

$$血清肌酐(\mu mol/L)=\frac{A_{测定}}{A_{标准}}\times 10\times 10(\mu mol/L)=\frac{A_{测定}}{A_{标准}}\times 100$$

$$24\ h尿肌酐(\mu mol/L)=\frac{A_{测定}}{A_{标准}}\times 10\times 200\times [24\ h尿量(L)]$$

【注意事项】

(1) 苦味酸属于易爆危险品，应妥善保存，以防意外。

(2) 血清标本不能及时测定，应置4 ℃冰箱保存，最多3天，若要保持较长时间，宜－20 ℃保存。

【参考范围】

血清肌酐：男性44～133 μmol/L；女性70～106 μmol/L。

【临床意义】

血肌酐测定对晚期肾脏病有较大的临床意义。在正常肾血流条件下，血清肌酐升高至176～353 μmol/L，提示为中度至严重的肾损害。

肌肉萎缩时血中肌酐含量可降低。

【附】

血清尿素/肌酐的临床意义：①正常尿素/肌酐为(15～24)∶1；②肾脏疾病血尿素增高比肌酐更为显著；③肾前原因(尤其是肠道出血)所引起的尿素滞留者，其比值高达40∶1，肌酐值正常；④尿道阻塞时，二者成比例地增高；⑤肾小管严重损害时，其比值降至10∶1。

【方法评价】

(1) 反应温度以15～25 ℃为宜，10 ℃以下会抑制Jaffe反应。温度升高，可使碱性苦味酸溶液显色增深，但测定管较标准管更为明显。

(2) 呈色后标准管色泽较稳定，但测定管吸光度随时间延长而增加，故在加显色剂后30分钟内进行比色为宜。

(3) 本法回收率受 pH 值影响,无蛋白滤液 pH 值在 2 以下时,回收率可达 100%。

(4) 本法线性范围可达 1320 μmol/L。

(三) 血清尿酸测定(尿酸酶-过氧化物酶偶联法)

【目的】

熟悉血清尿酸(serum uric acid,SUA)测定(尿酸酶-过氧化物酶偶联法)的原理,操作方法,能及时发现和解决实验中出现的问题。

【准备】

(1) 器材准备:生化分析仪。

(2) 标本准备:血清。

(3) 试剂准备:血清尿酸测定(尿酸酶-过氧化物酶偶联法)商品试剂盒。

【操作步骤】

严格按试剂盒操作规程操作。例如:血清 8 μL,加工作液 300 μL,37 ℃孵育 5 分钟,吸入生化分析仪。

上机操作参数:根据各实验室仪器的型号及操作说明书设置。

【计算】

$$\text{血清尿酸}(\mu\text{mol/L})=\frac{\text{测定管吸光度}}{\text{标准管吸光度}}\times \text{标准液浓度}\ (\mu\text{mol/L})$$

【注意事项】

该法要求血清标本为宜,不能用 EDTA 和 NaF 作为抗凝剂,试剂空白吸光度小于 0.300。

【参考范围】

血清(成人):男 210~430 μmol/L;女 150~370 μmol/L。

尿液:15~45 mmol/24 h。

【临床意义】

(1) 测定尿酸对痛风症最有意义,痛风患者血清尿酸增高,但有时也会出现正常。

(2) 血清尿酸增高还可见于:白血病、多发性骨髓瘤、真性红细胞增多症、肾功能减退、氯仿中毒、四氯化碳中毒、铅中毒、子痫、妊娠反应等。

【方法评价】

该方法操作简便，适用于全自动生化分析仪或半自动生化分析仪，现已广泛应用于临床，是目前尿酸测定的首选方法。所用的色素有邻联茴香胺、酚和 4-氨基安替比林、3-甲基-2-苯并噻唑酮腙(MBTH)和二甲苯胺(DMA)，生成的颜色强度与血清中尿酸含量成正比。线性范围为 0～1.19 mmol/L。

(陈雪花　余少培)

第十一章　微生物学检验

一、细菌形态结构观察

【内容】

(1) 实验室规则。

(2) 细菌的基本形态和特殊结构的观察。

【目的】

认识细菌的基本形态和特殊结构。

【方法】

(1) 细菌的基本形态观察：注意大小、形态、排列、染色性。

①葡萄球菌、链球菌、肺炎球菌、淋球菌标本片。

②大肠杆菌、志贺菌、伤寒沙门菌、结核杆菌标本片。

③水弧菌标本片。

(2) 细菌的特殊结构的观察

①荚膜标本片：(肺炎球菌)，注意菌体与荚膜是否染色，荚膜的大小与菌体的关系。

②芽胞标本片：(破伤风杆菌)，注意菌体与芽胞是否染色，芽胞的形状、大小与位置。

③鞭毛标本片：(伤寒沙门菌)，注意鞭毛的形态、数目及位置。

【实验报告】

绘出镜下所见细菌的基本形态和特殊结构。

二、革兰染色液配制

(一) 染液种类

(1) 结晶紫染液。

(2) 卢戈氏碘液。

(3) 95%酒精。

(4) 稀释复红或沙黄。

(二) 配方

1. 结晶紫染液

取结晶紫 14 g 加 95%酒精 100 mL,吸取 20 mL,加 1%草酸铵溶液 80 mL,混合过滤即得。

2. 卢戈氏碘液

取碘化钾 2 g,加 10 mL 蒸馏水,稀释后加碘 1 g,溶解后加蒸馏水 200 mL 即得。

3. 95%酒精

取 95%酒精即得。

4. 复红配制

取碱性复红 4 g,加 95%酒精 100 mL,取 10 mL 加 5%石炭酸 90 mL,然后取 10 mL,加蒸馏水 90 mL 即得。

三、革兰染色

(一) 显微镜及使用

1. 构造

机械部分:镜座、镜柱;载物台、转换器、粗细调节;镜筒。

光学部分:反光镜;集光器及光圈、接物镜;接目镜。

2. 使用

(1) 采光:低倍镜采光。

(2) 调焦。

(3) 使用。

(4) 维护。

(二) 细菌染色标本的制作

1. 细菌染色的基本程序

涂片(干燥)—固定—染色(媒染)—(脱色)——(复染)。

2. 细菌染色的基本方法

(略)。

（三）革兰染色

1. 方法

制标本片—结晶紫染1分钟后水冲洗—碘液染1分钟后水冲洗—95%酒精脱色30秒后水冲洗—复红染1分钟后水冲洗—干后显微镜查。

2. 结果

革兰阳性菌:紫色。革兰阴性菌:红色。

3. 影响因素

(1) 操作技术因素。

涂片:不要太厚,细菌应分散。

固定:避免局部过热。

脱色时间:适度,以脱色剂流下无色为止。

(2) 染液因素。

防止水分丢失影响浓度。

碘液防止氧化。

脱色剂以95%酒精为宜。

(3) 细菌本身因素。

一般以培养18～24小时细菌为宜。

【实验报告】

记录革兰染色过程,并对结果进行分析。

四、培养基制备

（一）制备的一般程序

调配→溶化→矫正pH值→过滤澄清→分装→灭菌→鉴定、保存、备用。

（二）培养基配制的种类

1. 普通琼脂(营养琼脂)

方法:肉汤或肉膏汤1000 mL加琼脂20 g混合,加热融化,趁热分装于试管或锥形瓶,加塞后103.43 kPa、20分钟高压蒸汽灭菌，取出试管摆成斜面，得到琼脂斜面培养基。锥形瓶中的琼脂冷至 50 ℃左右倾注灭菌平皿，得到普通琼脂平板培养基。

用途：一般细菌培养用，可作为无糖基础培养基。

2. 肉膏汤

方法：蒸馏水 1000 mL（锥形瓶或大容量烧杯中）加牛肉膏 3 g、蛋白胨 10 g、NaCl 5 g，加热溶解后调 pH 值至 7.6，煮沸 3～5 分钟，过滤分装，高压蒸汽灭菌 20 分钟后 4 ℃保存备用。

用途：作为无糖基础培养基用，适于营养要求一般的细菌。

3. 半固体培养基

方法：肉汤或肉膏汤 1000 mL 加琼脂 5 g 混合，加热融化后分装于小试管，每管 2 mL，高压蒸汽灭菌 20 分钟后，直立待凝即成。

用途：观察细菌动力和保存菌种。

五、细菌接种练习

（一）无菌技术

（略）。

（二）细菌的接种程序

灭菌接种环，待冷，蘸取细菌标本进行接种（包括启盖或塞、接种划线、加盖或塞）。

（三）接种与分离技术

1. 平板划线接种法

（1）目的：将混有多种细菌的培养物或标本中的多种细菌使其分散生长，形成单个菌落或分离出单一菌株（又称分离培养）。

（2）种类。

①分区划线法。

方法：图示并演示。

应用：粪便等含菌量较多的标本。

②连续划线法。

方法:图示并演示。

应用:分离含菌量不太多的标本或培养物。

(3) 平板划线的注意事项。

①力量适中,接种环与培养基表面的夹角为45°左右。

②切勿划破平板表面。

③划线要密而不重复,充分利用平板表面。

④严格无菌操作。

2. 斜面接种法

(1) 目的:纯培养、保存菌种或鉴定。

(2) 方法:图示并演示。

3. 液体接种法

图示并演示。

4. 穿刺接种法

图示并演示。

六、细菌接种操作考核

(一) 目的

进一步掌握细菌接种的几种常见的方法及其要领。

(二) 考核内容

(1) 平板划线接种:以分区划线为主,要求划线密而不重复,不能划破平板,无菌操作,做好标记。

(2) 斜面接种。

(3) 液体培养基接种。

(4) 半固体培养基穿刺接种。

七、细菌接种与培养

按下表要求操作。

细菌接种与培养操作表

	培养基	接种细菌	接种方法	目的	备注
1	普通平板	金葡、大肠	分区划线法	观察生长情况	每小组2个
2	肉膏汤	金葡、大肠	液体接种法	观察生长情况	每小组2个
3	蛋白胨水	肺炎、大肠	液体接种法	I试验	每小组2个
4	葡萄糖溶液	肺炎、大肠	液体接种法	M、V	第小组4只
5	半固体	金葡、伤寒	穿刺接种法	M、V	每小组2只
6	双糖铁	伤寒、大肠	斜面＋穿刺	生化试验	每小组2只
7	枸橼酸盐	伤寒、肺炎	穿刺(微量管培养基)	C试验	每小组2只

注:细菌名称见后文。

要求:

(1) 2人为一实验小组。

(2) 严格按要求无菌操作,避免差错,接种完毕做好标记,置35 ℃培养18～24小时后观察。

(3) 菌种。

金葡＝金黄色葡萄球菌。

肺炎＝肺炎克雷伯杆菌。

伤寒＝伤寒杆菌。

大肠＝大肠杆菌。

八、细菌生化反应

(一) 观察

观察上次实验结果,记录细菌在培养基中的生长情况。

(1) 普通平板:观察菌落大小、形状、突起、边缘、表面、颜色、透明度等。

(2) 肉膏汤:观察液体中细菌的生长现象。

(3) 半固体:观察细菌有无动力,穿刺线。

(二) 生化试验

测定细菌分解代谢产物,用来鉴定细菌的生物化学反应称为生化试验。

1. 葡萄糖发酵试验

(1) 确定有无细菌生长,有则培养管混浊。

(2) 确定对糖的分解情况。

不分解:颜色与培养前无变化,记录为“-”。

分解糖产酸不产气:培养基中的指示剂(嗅甲酚紫)由紫色变为黄色,记录为“+”。

分解糖产酸产气:培养基中的指示剂变黄,液体培养基中的倒管有气泡,半固体培养基内出现气泡或琼脂断裂,记录为“⊕”。

(3) 大肠杆菌分解葡萄糖和乳糖产酸产气;伤寒杆菌分解葡萄糖产酸不产气,不分解乳糖。

2. V-P 试验

红色为“+”(大肠杆菌);无色为“—”(肺炎克雷伯杆菌)。

3. 甲基红试验

红为阳,黄为阴。

4. 吲哚试验(靛基质试验)

原理:细菌分解色氨酸产生吲哚类物质,吲哚类物质与吲哚试剂形成红色化合物。

方法:将上述两种细菌分别接种于蛋白胨水培养基中,35 ℃培养 18~24 小时后,在培养物中沿管壁加入吲哚试剂数滴,静置半分钟使成两层,在培养物液面的上层呈玫瑰红色为+(大肠杆菌),不变色为—(肺炎克雷伯杆菌)。

5. 枸橼酸盐利用试验

变色为阳性,不变为阴性。

6. 克氏双糖铁复合试验

原理:以酚红作为指示剂,在酸性时呈黄色,在碱性时呈红色。

方法:底层穿刺、上层斜面划线,35 ℃培养 24 小时。

结果:如发酵了葡萄糖和乳糖产酸产气,则斜面和底层均呈黄色,且有气泡。如只发酵了葡萄糖而未发酵乳糖,因葡萄糖含量少约为乳糖的 1/10,斜面所生成的少量酸可因接触空气而氧化挥发,从而保持原来的红色；底层由于是在相对缺氧状态下，生成的酸类物质不被氧化而仍保持黄色。如细菌分解蛋白质产生硫化氢，则与硫化亚铁作用生成黑色的硫化铁，使培养基变黑。

九、细菌分布、皮肤消毒试验

（一）紫外线杀菌试验

1. 原理

微生物被照射后，细胞内 DNA 吸收紫外线，分子构型发生改变，从而干扰 DNA 的复制。轻者发生突变，重者导致死亡。此外，紫外线可使分子氧变成臭氧，也具有杀菌能力。

2. 方法

（1）取平板 1 个，密集划线接种大肠杆菌。

（2）以无菌镊子将长方形黑纸片贴于平板表面中央部分。

（3）打开平板盖置紫外线灯下距离 20～30 cm 处照射约 30 分钟后除去黑纸片，然后盖好平皿盖，37 ℃温箱培养。对于空气消毒有效距离不超过 2 m，时间 30～60 分钟。

（4）次日观察结果。

（二）皮肤消毒试验

1. 目的

了解细菌在皮肤的分布情况及酒精、碘酒的消毒作用。

2. 方法

用灭菌平板分格进行。

（三）空气中细菌的检查

用自然沉降法测定细菌总数。

1. 目的

了解细菌在空气中的分布情况。

2. 材料、方法

室内任选一处，将平皿盖打开，暴露空气中 5 分钟，然后置 37 ℃培养 24 小时计数菌落数（平皿内径 9 cm）。

3. 结果

每平方厘米细菌数＝157×菌落数。

A:平板面积(cm^2)。

T:平板暴露时间(分钟)。

N:平板平均菌落数(cfu)。

十、细菌对抗菌药物的敏感试验(药敏试验:AST)

(一) 目的

(1) 指导用药。

(2) 积累细菌耐药性的流行病学资料。

(3) 用于新抗菌药的研究:评价新抗菌药物的抗菌谱和抗菌活性等药效学特性,为新药的研究和评估提供有价值的信息。

(4) 对细菌的耐药谱进行分析和分型,用来做某些菌种的鉴定。

(二) 需氧菌和兼性厌氧菌的药物敏感试验

1. 原理

含有定量抗菌药物的纸片贴在已接种测试菌的琼脂平板上,纸片中所含的药物吸取琼脂中的水分溶解后便不断地向纸片周围区域扩散,形成递减的梯度浓度。在纸片周围一定范围内的细菌的生长被抑制,形成透明的抑菌圈。其大小反映了测试菌对测定药物的敏感程度,并与该药对测试菌的最低抑菌浓度(MIC)呈负相关,即抑菌圈愈大,MIC 愈小。

2. 材料

(1) MH 培养基(水解酪蛋白琼脂):pH 值为 7.2;内径 9 cm;平皿倾注 25～30 mL;培养基厚度 4 mm。

(2) 抗菌药物纸片:直径 6.35 mm。

(3) 菌液:10^8 cfu/mL。

3. 操作步骤

(1) 试验菌的接种:K-B 划线法。

（2）药敏纸片的贴放：各纸片中心距离不小于 24 mm，纸片距平板内缘应大于 15 mm。内径 9 cm 平皿可贴 6 张纸片。

4. 结果

（1）敏感。

（2）中度敏感。

（3）中介度。

（4）耐药。

5. 影响结果的因素

（1）培养基：质量、pH 值、厚度、表面温度等。

（2）抗菌药物纸片：影响抑菌圈大小的主要因素。

（3）菌量：相对固定。

（4）操作质量：

①培养基的厚度。

②接种菌贴纸片。

③培养温度 35 ℃，堆放平板不超过 2 块。

④测量抑菌圈应仔细、精确。

药敏纸片的选择：

金黄色葡萄球菌用。

1 组：①苯唑青霉素；②阿奇霉素；③红霉素；④呋喃妥因；⑤万古霉素。

2 组：①青霉素；②林可霉素；③氯霉素；④四球素；⑤利福平。

大肠杆菌用。

1 组：①氨苄青霉素；②头孢唑啉；③环丙沙星；④复合磺胺；⑤卡那霉素。

2 组：①庆大霉素；②丁胺卡那霉素；③头孢三嗪；④妥布霉素；⑤氟哌酸。

十一、动物实验

（一）目的（用途）

（1）分离、鉴定病原微生物。

(2) 测定细菌的毒力。

(3) 制备免疫血清及鉴定生物制品的安全和毒性试验。

(4) 制备培养基的实验材料等。

(二) 常用的实验动物

小白鼠、大白鼠、豚鼠、家兔、绵羊。

(三) 实验动物的分类

1. 遗传学控制方法分类

(1) 近交系动物。

(2) 突变种纯系动物。

(3) 封闭群杂种动物。

(4) 杂交一代动物。

(5) 杂种动物。

2. 微生物学控制方法分类

(1) 无菌动物。

(2) 悉生动物。

(3) 无特殊病原体动物。

(4) 清洁动物或最低限度疾病动物。

(5) 普通动物。

(四) 实验动物的选择

选择实验动物时应考虑以下几点。

(1) 选择敏感动物。

(2) 根据实验的性质和要求选择不同种类和品系的动物。

(3) 选用动物的数量必须符合统计学上预计数字的需要。

(4) 选择生理性指标符合要求的健康动物。

(五) 实验动物的接种方法和途径

1. 接种前的准备

(1) 选择动物与标记。

(2) 接种材料的处理。

(3) 接种部位消毒。

(4) 其他准备工作。

2. 接种途径和方法

(1) 皮内接种:接种量 0.1～0.2 mL。

(2) 皮下接种:接种部位为腹部、背部或腹股沟等处。

接种量 0.2～1.0 mL。

(3) 肌肉接种:接种部位为臀部及大腿部肌肉。禽类接种部位为胸肌。

接种量 0.2～1.0 mL。

(4) 静脉接种:家兔以耳外缘静脉为宜。

接种量 0.1～1.0 mL。

(5) 腹腔接种:常用小白鼠。

接种量 0.2～2.0 mL。

(6) 脑内接种:常用于小白鼠。

接种量 0.01～0.03 mL。

(7) 脚掌(垫)接种法:接种量 0.1～0.5 mL。

(六) 接种后的观察与解剖

(略)。

(七) 动物采血法

(1) 心脏采血:豚鼠及家兔为主。

(2) V 采血法。

十二、球菌培养基制备

(一) 程序

调配—溶化—矫正 pH 值—滤过澄清—分装—灭菌—鉴定—保存、备用。

(二) 制作种类

(1) 血琼脂平板:倾倒平板。

制作方法:将灭菌后的普通琼脂培养基(pH 7.6)加热融化,冷至 50 ℃左右,以无菌操作加入 10%无菌脱纤维羊血(临用前置

37 ℃水浴 30 分钟)，轻轻摇匀(避免产生气泡)，分装于无菌平皿内，凝固后即成血琼脂平板。

(2) 营养琼脂：倒平板。

(3) 高盐甘露醇：倒平板。

(4) 葡萄糖肉汤：中试管每管分装 5 mL。

(5) 巧克力琼脂：倒平板。

(6) 抽兔血。

巧克力色琼脂制作方法：

与血液琼脂相同，但在培养基中加入血液混匀后，须再置85 ℃水浴 10～15 分钟，使血液的色泽由鲜红色转变为巧克力色。取出后冷却至 50 ℃左右，倾注平板，经无菌试验后置冰箱备用。

十三、球菌的接种与培养

方法：按下表要求操作。

球菌接种与培养操作表

	金黄色葡萄球菌	甲型链球菌	乙型链球菌	肺炎克雷伯菌	脑膜炎球菌	脓汁	接种法	备注
血平板	1	1	1	1		1	连续划线法	2 人 3 个
巧克力平板					1		连续划线法	2 人 1 个
高盐甘露醇	1						连续划线法	2 人 1 个
葡萄糖肉汤	1	1	1	1	1		液体接种	2 人 2 管
麦芽糖		1	1	1	1		微量管穿刺	2 人 4 管
甘露醇	1					1	微量管穿刺	2 人 2 管
蔗糖		1		1	1		微量管穿刺	2 人 3 管
菊糖		1		1	1		微量管穿刺	2 人 3 管

备注：

(1) 菌种每大组共用一套。

(2) 按要求认真操作，避免出现差错。

(3) 脓汁标本中病原性球菌的鉴定如下。

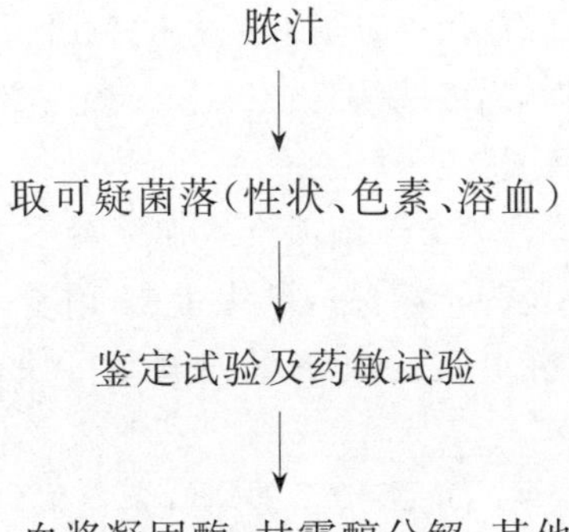

↓

涂片染色、血浆凝固酶、甘露醇分解、其他药敏试验

↓

报告结果

(4) 脓汁标本:先涂片染色,每 2 人 1 个平板(血)分离培养。

十四、球菌培养物观察、血浆凝固酶试验加革兰染色

(一) 球菌培养物观察

1. 平板上

(1) 血平板上:菌落特征。

(2) 巧克力平板上:菌落特征。

(3) 高盐甘露醇平板:菌落。

2. 肉汤中

(略)。

(二) 涂片革兰染色镜检

(略)。

(三) 生化反应

1. 触酶试验

(1) 原理:葡萄球菌产生的触酶(过氧化氢酶)能将对细菌有害的 H_2O_2 分解成无害的水和氧气。

(2) 结果判断、解释和报告:于半分钟内产生大量气泡,为触酶试验阳性,而不产生气泡者为阴性。本试验用于鉴别葡萄球菌和链球菌,前者为阳性,后者为阴性。

2. 血浆凝固酶试验

(1) 原理:金黄色葡萄球菌能产生血浆凝固酶,可使血浆中可溶性的纤维蛋白原变为不溶性的纤维蛋白,附着于细菌表面,在载玻片上形成凝块;游离型的血浆凝固酶则可使试管中血浆发生凝固。

(2) 方法(玻片法):取未稀释的新鲜兔血浆(或人血浆)和生理盐水各 1 滴分别滴于载玻片上,挑取待检葡萄球菌菌落少许,分别与生理盐水和血浆混合,立即观察结果。此法用于测定结合型凝固酶(凝聚因子)。

3. 胆汁溶菌试验

原理:胆汁或胆盐能活化肺炎链球菌的自溶酶,促进细菌细胞膜破损或菌体裂解自溶。

4. 氧化酶试验

原理:奈瑟菌等产生氧化酶,能将盐酸二甲基对苯二胺或盐酸四甲基对苯二胺氧化成有色的醌类化合物。

5. 菊糖发酵试验

原理:肺炎链球菌能发酵菊糖产酸,使培养基 pH 值降低,颜色改变。

十五、肠道菌培养基制备

培养基制备的种类及数量如下。

(1) SS:共 1200 mL,分为每瓶 400 mL,倒 60 个平板(2 个小组做)。

(2) MAC:共 1200 mL,分为每瓶 400 mL,倒 60 个平板(2 个小组做)。

(3) MIU:用中试管,每管 6 mL,共 60 管。

(4) 葡萄糖蛋白胨水:小试管分装,每管 2 mL,分装于 120 支试管中。

(5) KIA：用中试管分装，每管 6 mL，分装于 60 支试管中。

十六、肠道菌培养

肠道菌培养操作表

	培养基	接种细菌	目的	接种方法	备注
1	SS	大肠、伤寒、乙副、福氏志贺、变形、粪便标本	观察生长特性	分区划线	4人6
2	MAC	(同上)	(同上)	(同上)	(同上)
3	葡萄糖蛋白胨水	(同上)	M、V 试验	液体	4人8
4	肉膏汤	(同上)	生长特性生化反应	(同上)	(同上)
5	双糖铁	(同上)	生化试验	穿刺+斜面	4人6
6	MIU	(同上)	生化试验	穿刺	(同上)
7	枸橼酸盐	(同上)	C 试验	(同上)	(同上)
8	蛋白胨水	(同上)	I 试验	(同上)	(同上)

几点说明：

(1) 按上表要求操作，菌种为 4 人共用一套，每 4 人为一实验小组（“4 人 6”表示 4 人做 6 个平板），做好分工合作，避免差错。

(2) 按种完毕，做好标记，35 ℃培养 18～24 小时观察。

十七、肠道菌培养物观察加生化反应

1. 观察记录生长特性

(1) SS：

①大肠杆菌：圆形、凸起、边缘整齐、粉红色光滑型菌落。

②志贺菌：中等大小、无色半透明 S 型菌落。

③沙门菌：S 型、产 H_2S 菌株，形成中心黑褐色菌落（乙副、丙副最多）。

④变形杆菌:与沙门菌落相似。

(2) MAC:与 SS 相似。

2. KIA、MIU

菌种	斜底	产气	H_2S 动	IV	触酶	氧化酶	M	V	C
大肠杆菌	AA	+	−+	+−	+	−	+	−	−
乙型副伤寒沙门菌	KA	+	+/−+	−−	+	−	+	−	−
伤寒杆菌	KA	−	+/−+	−−	+	−	+	−	−
福氏志贺菌	KA	−	−−	−−	+	−	+	−	−
变形杆菌	KA	+	++	++	+	−	+	−	−

十八、临床标本细菌学检验——血标本检查、尿培养结果观察细菌鉴定

(一) 血标本细菌学检验

1. 标本采集

(1) 采血时间:发热初期,抗菌药使用前。

(2) 选择采血部位、采血量。

(3) 采血标本进行适当处理。

2. 检验程序

(略)。

3. 检查方法

(1) 增菌培养后,观察。

(2) 疑有细菌生长:涂片 G 染色,分离培养皿平板,37 ℃培养 18～24 小时观察结果。

(3) 观察生长情况:染色特性,菌落特性,鉴定,进行药敏试验。

(4) 报告结果。

(二) 尿培养结果观察

如两平板有菌生长,不分解乳糖,可进行革兰阴性菌肠杆菌科

鉴定(肠道菌生化反应编码鉴定管)。

(三) 尿细菌计数

选择菌落数在 30～300 之间的平板做菌落计数检查,取其平均值:菌落平均数×稀释倍数=细菌数。

十九、临床标本的细菌学检验——尿液标本的细菌学检验

(一) 标本采集

1. 导尿法

(略)。

2. 中段尿采集法

总细菌数小于 10^5 个/mL。

3. 膀胱穿刺采集法

(略)。

4. 留尿法

取 24 小时尿。

(二) 细菌学检验

1. 检验程序

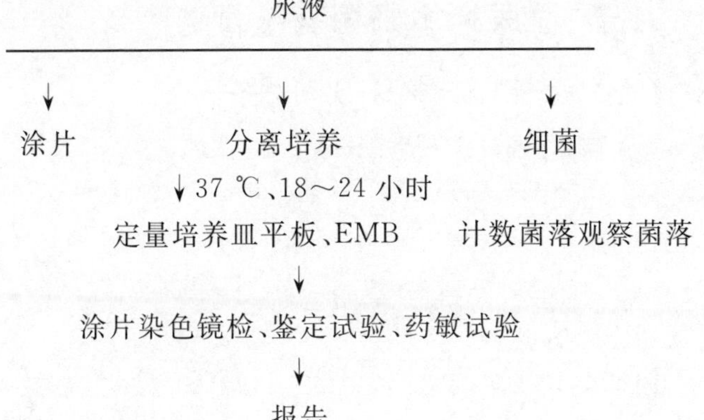

2. 检验方法

1）一般细菌涂片　取尿液 10～15 mL，以 3000 r/min 的转速离心 15 分钟，沉淀物涂片 G 染色镜检。报告：找到××性××菌或未找到细菌及脓细胞。

2）一般细菌培养　尿沉淀→血平板、EMB、肉汤培养基各 1 支 37 ℃培养 18～24 小时，根据结果做进一步鉴定。

3）尿细菌计数

(1) 倾注平板法：

①选择 5 个稀释度：1/10；1/100；1/1000；1/10000。

②将稀释好后的尿液置于无菌平皿内。

③将融化而冷至 45～50 ℃的肉汤琼脂倾注入无菌平皿内，摇匀，冷凝固后，37 ℃培养 24～48 小时观察结果。

④选择菌落数在 30～300 个之间的平板做菌落计数检查，取其平均数。菌落平均数×稀释倍数＝尿细菌数/mL。

例如，0.1 mL 尿＋9.9 mL 肉汤→1∶100→1 mL 加入 9 cm 平皿内，倾入 50 ℃普通琼脂→35 ℃培养 18～24 小时后计算菌落数：菌落数×100＝每毫升尿菌数。

(2) 平板接种法：5 μL 或 10 μL 尿。

(3) 定量接种环涂抹法：1/100。

二十、血尿标本细菌药敏试验

（一）材料、方法(K-B 划线法)

(1) 试验菌液：按要求配制，培养、比浊。

(2) 药敏纸片：专用直径 6.35 mm。

(3) MH 培养基。

（二）实验细菌接种

用无菌棉签。

用 K-B 划线法接种。

（三）药敏纸片贴放

按要求进行。

（四）实验菌培养

35 ℃培养 18～24 小时后观察测量抑菌圈直径。

（五）结果报告

按要求报告结果。

（李　垒　王纯伦）

第十二章　血液学检验

一、血细胞过氧化物酶染色

【目的】　掌握过氧化物酶染色的方法。

【准备】　载玻片，涂片，染色架，蜡块，染液。

【步骤】

(1) 制备新鲜的涂片，干燥。

(2) 涂片在固定液中固定 15 秒，水洗。

(3) 加染液染 4～5 分钟，流水冲洗，待干。

(4) 复染，水洗，干后镜检(先低倍镜，后油镜)。

(5) 观察结果。

【注意事项】

(1) 标本需新鲜制作，涂片厚薄适宜。

(2) 染色液临用前应新鲜配制。

(3) 用健康人末梢血片做阳性对照。

二、骨髓细胞形态学检查

【目的】　掌握骨髓细胞形态学检查方法及内容。

【准备】

(1) 制备良好的骨髓涂片。

(2) 显微镜、镜油。

【步骤】

(1) 在显微镜低倍镜下观察。

①全片观察：取材、涂片，观察染色情况。

②观察有核细胞增生情况，如下图。

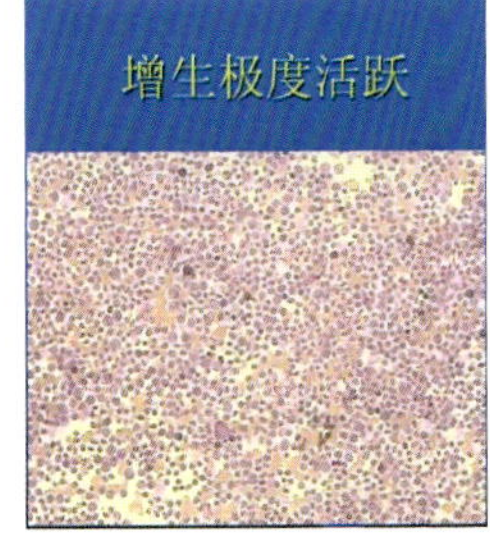

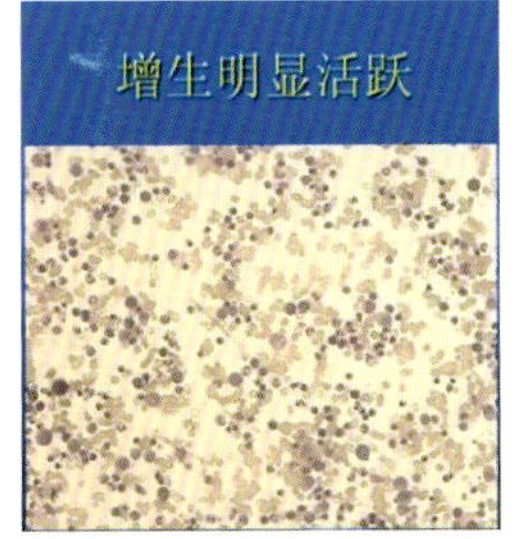

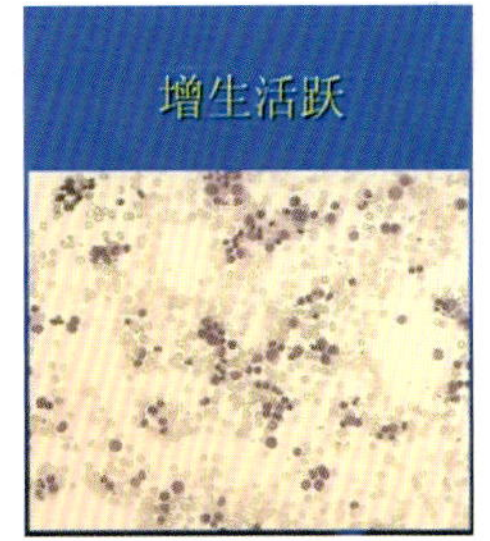

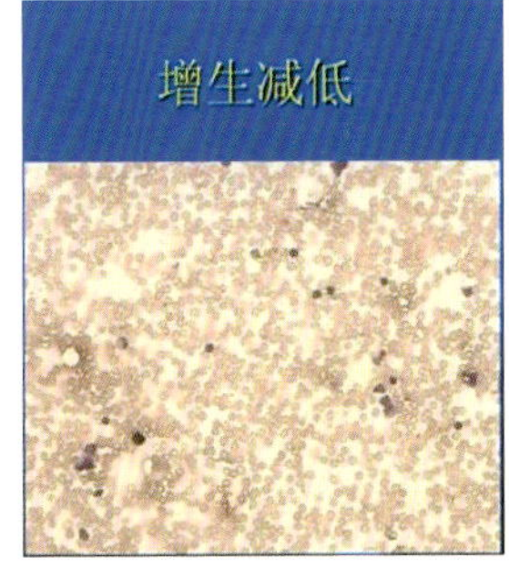

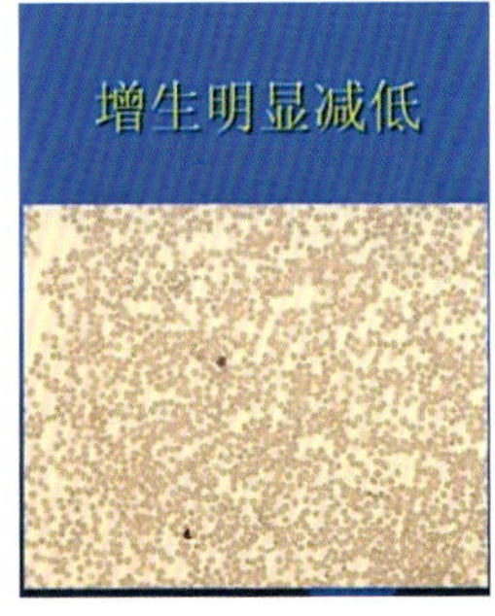

③对全片巨核细胞进行计数，如下图。

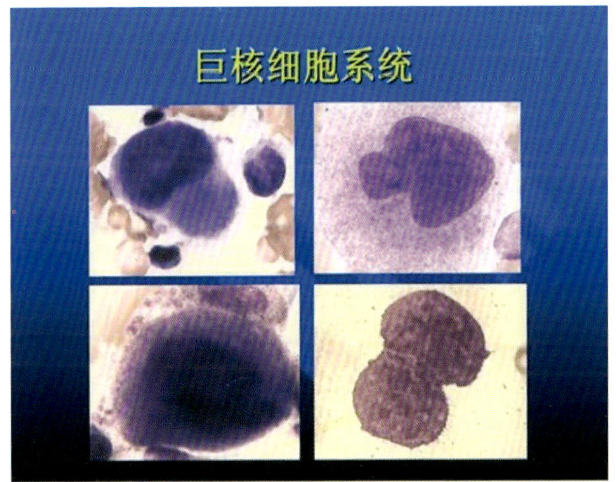

④观察全片有无异常细胞和寄生虫。

（2）选择分布均匀区域，滴镜油，换油镜对细胞进行分类计数，如以下五幅图所示。

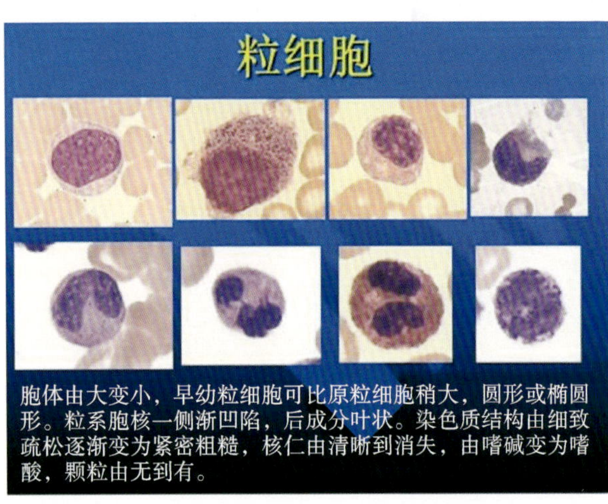

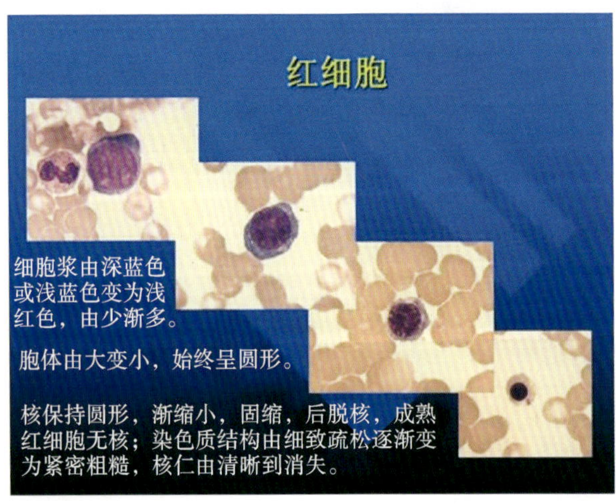

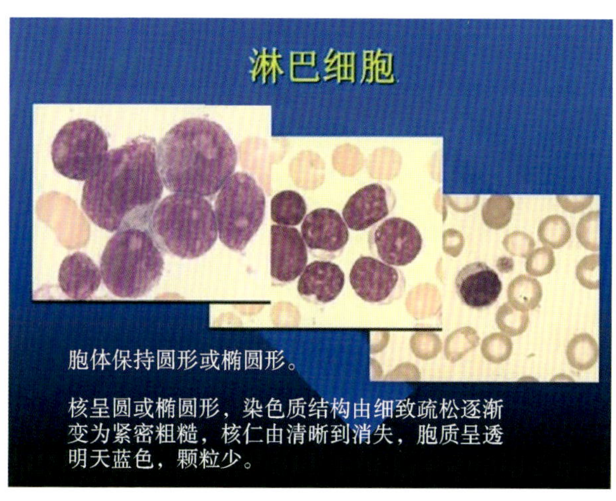
淋巴细胞
胞体保持圆形或椭圆形。
核呈圆或椭圆形，染色质结构由细致疏松逐渐变为紧密粗糙，核仁由清晰到消失，胞质呈透明天蓝色，颗粒少。

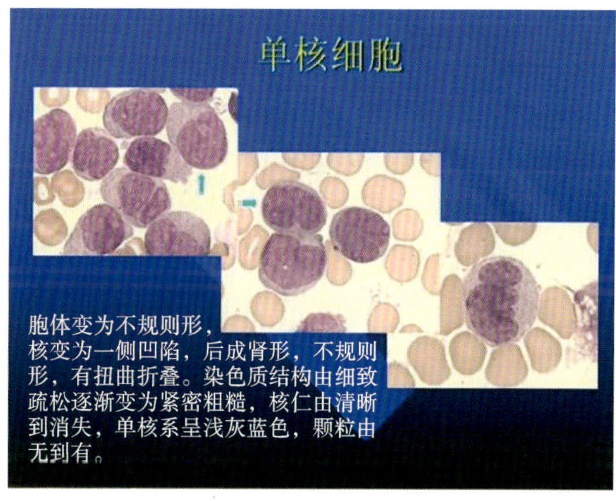
单核细胞
胞体变为不规则形，
核变为一侧凹陷，后成肾形，不规则形，有扭曲折叠。染色质结构由细致疏松逐渐变为紧密粗糙，核仁由清晰到消失，单核系呈浅灰蓝色，颗粒由无到有。

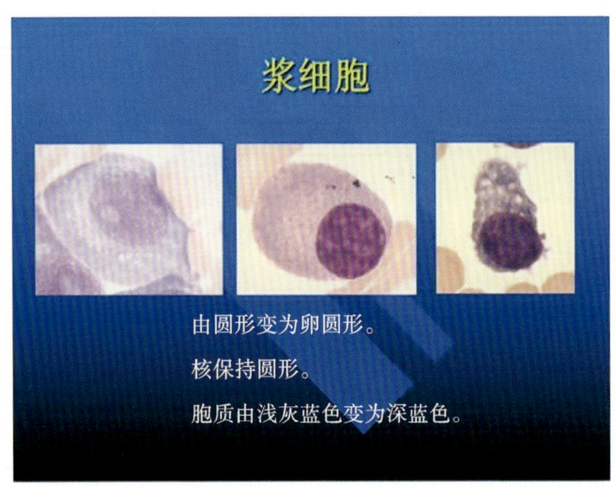

(3) 计算各种细胞各阶段所占百分比和粒虹比值。

(4) 填写骨髓报告单。

(5) 对标本进行保存、存档。

【注意事项】

(1) 骨髓涂片的制备很关键。

(2) 形态辨认要选择分布均匀区域。

(3) 显微镜用完后目镜要去油。

三、凝血项的检查(APTT手工法)

【目的】 掌握 APTT 手工法测定血浆凝固时间的方法。

【准备】

水浴箱、一次性注射器、塑料试管、离心机。

109 mmol/L 枸橼酸钠、APTT 试剂、25 mmol/L 氯化钙、健康人混合冻干血浆。

【步骤】

(1) 血液与抗凝剂 9∶1 混匀,3000 r/min 离心 15 分钟,分离血浆。

(2) 预温的健康人血浆和 APTT 试剂各 0.1 mL 混匀,37 ℃

水浴中预温 3 分钟并轻轻振摇。

(3) 在试管中加入预温的氯化钙 0.1 mL。

(4) 观察血浆凝固时间。

【注意事项】

(1) 抗凝剂为 109 mmol/L 枸橼酸钠。

(2) 血液与抗凝剂的比例为 9∶1。

(3) APTT 试剂和氯化钙试剂要预温。

(张立梅)

附　　录

附录一　《诊断学》课程标准

附录二　内科学课程标准

附录三　内科学实训指导

附录四　妇产科学课程标准

附录五　儿科学课程标准

附录六　成人临床检验正常参考值

附录七　医学影像诊断学课程标准